Kohlhammer

Die Herausgebenden

Hermann Brandenburg, Altenpfleger, Univ.-Prof. für Gerontologische Pflege, zurzeit assoziiert an der Universität Witten/Herdecke.

Astrid Giebel, Krankenschwester, Dr. theol., Dipl. Diakoniewissenschaftlerin, Theologin im Vorstandsbüro der Diakonie Deutschland im Evangelisches Werk für Diakonie und Entwicklung e.V., beauftragt mit der theologischen Grundsatzarbeit für die sozialpolitischen Handlungsfelder.

Daniela Kiefer-Fischer, Krankenschwester, Hospiz- und Palliativpflegeperson, Trainerin für Palliative Care und SpeCi DGP; MAS Palliative Care, M. Sc. Pflegewissenschaft und CHN ehem. PTH Vallendar, Trauerbegleiterin (nach BVT) und Musikgeragogin, Praxisbegleiterin respectare®

Hermann Brandenburg/
Astrid Giebel/
Daniela Kiefer-Fischer

Spiritualität in der Pflege

Grundlagen und Praxis – eine Standortbestimmung

Verlag W. Kohlhammer

1. Auflage 2026

Gesamtherstellung: W. Kohlhammer GmbH, Heßbrühlstr. 69, 70565 Stuttgart
produktsicherheit@kohlhammer.de

Print:
ISBN 978-3-17-045950-2

E-Book-Formate:
pdf: ISBN 978-3-17-045951-9
epub: ISBN 978-3-17-045952-6

Geleitwort der Diakonie Deutschland

Rüdiger Schuch

Als Diakonie Deutschland unterstützen wir das Anliegen, Spiritual Care im fachlichen Handeln der Gesundheits- und insbesondere der Pflegeberufe neu zu verankern. Denn Mitarbeitende in der Pflege werden in besonderer Weise angefragt, wenn Menschen aufgrund einer schweren Erkrankung in existenzielle Krisen oder spirituelle Nöte geraten. Spiritualität ist integraler Bestandteil pflegerischen Handelns, das erfahren Mitarbeitende als Querschnittsdimension in ihren alltäglichen Aufgaben. Häufig möchten sie in ihrem persönlichen Berufs- und Kompetenzverständnis im Sinne einer umfassenden Begleitung wirksamer sein – sprich »dem Mensch ein Mensch sein« (L. Juchli) – die Rahmenbedingungen erhöhen oftmals jedoch nur den moralischen Stress.

Viele schwerkranke und sterbende Menschen haben Angst, leiden unter Schmerzen, und stellen sich existenzielle Fragen. Sie benötigen dringend in ihrer seelischen Not entsprechende Begleitung, finden derzeit aber in unserem Gesundheitssystem selten Ansprechpersonen. Cicely Saunders, britische Ärztin und Begründerin der modernen Hospizarbeit, hat den Begriff *Spiritual Pain* (seelischer Schmerz) geprägt. Wenn die eigene Verletzlichkeit erlebt wird, z. B. durch einen schweren Unfall oder die Diagnose einer chronischen oder lebensbedrohlichen Erkrankung, berührt dies den Lebenssinn, die Lebenskraft, den Lebenswillen. Schwer kranke Menschen können durch eine adäquate spirituelle Begleitung – auch und gerade in der Pflege – in ihrem seelischen Leid und ihren existenziellen Fragen wahrgenommen und aufgefangen werden. Spiritual Care setzt bei den Bedürfnissen der Betroffenen an und hilft, existenzielle Krisen wahrzunehmen und zu bestehen. Spiritualität ist eine hochindividuelle Ressource – auch und gerade in der Pflege und für die Pflegenden selbst. Sie ist geprägt durch die eigene Lebens- und Weltanschauung und den persönlichen Glauben. Die spirituelle Dimension ist eine wesentliche Grundlage des persönlichen Halts, den ein Mensch in einer schwierigen Lebenssituation findet. Gesundheitseinrichtungen dürfen daher ihre Mitarbeitenden auch als Adressat:innen hierfür sehen und die Wertekonstruktionen und Leitbilder mit neuen Impulsen hierzu vitalisieren.

Spirituelle Begleitung hat in einem viel größeren Maß als bisher angenommen Einfluss auf die Lebensqualität von Menschen. Dem Bedürfnis nach spiritueller Begleitung steht bis heute – außer zumeist in der Hospiz- und Palliativversorgung – kein adäquates Angebot gegenüber. Denn unser Gesundheitssystem berücksichtigt diese Dimension bislang nicht ausreichend – und die helfenden Berufe sind bisher kaum darauf vorbereitet. In einer plural-säkularen Gesellschaft ist ein fachkundiges Erkennen und Eingehen auf spirituelle Bedürfnisse heute Teil der professionellen Dienstleistung im Gesundheitswesen. So weisen die WHO-Definition von Palliative Care (2002), die EU Recommendation 23 (2003) und die deutsche Charta zur Betreuung schwerstkranker und sterbender Menschen (2016) Spiritualität als vierter der menschlichen Grunddimensionen den gleichen Stellenwert zu wie der physischen, psychischen und sozialen

Dimension und beschreiben Spiritual Care als vierte Säule in der Betreuung erkrankter Menschen und ihrer Zu- und Angehörigen. Spirituelle Begleitung ist – unabhängig von religiöser Prägung oder weltanschaulicher Überzeugung – von signifikantem allgemein-gesundheitlichen und genesungsspezifischen Nutzen, dies ist mittlerweile durch eine Reihe von Studien belegt. Spiritual Care sollte jedoch nicht nur in der *End-of-Life Care*, sondern auch frühzeitig im Erkrankungsverlauf und routinemäßig in das Betreuungskonzept bzw. die Patient:innenbegleitung einbezogen werden.

Spiritual Care sollte selbstverständlicher Bestandteil der Leistungen in unserem Gesundheitssystem sein. Die Implementierung von Spiritual Care in den Versorgungsalltag stärkt den Teamgeist, wirkt sich positiv auf die Berufszufriedenheit aus und kann somit in Zeiten großer Personalnot den Problemen der emotionalen Distanzierung und der Berufsflucht entgegenwirken. Die mit der Sorge für den kranken Menschen betrauten Berufsgruppen – insbesondere Pflegekräfte, die die spirituelle Dimension als eine wesentliche zu beachtende Dimension der Aktivitäten, sozialen Beziehungen und existenziellen Erfahrungen des täglichen Lebens (ABEDL, M. Krohwinkel, 1984) betrachten – ordnen den Bereich der Spiritual Care zwar ihrem Aufgabenbereich zu, fühlen sich mehrheitlich hierfür jedoch nicht ausreichend qualifiziert. Bei Mitarbeitenden in den Pflegeberufen gibt es angesichts der spirituellen Bedürfnisse und existenziellen Nöte von Patient:innen und Bewohner:innen eine hohe Bereitschaft zur Fortbildung im Bereich Spiritual Care. Spiritual Care sollte perspektivisch grundsätzlicher Teil der Ausbildung helfender Berufe im Sozial- und Gesundheitswesen werden. Das Modell SpECi (https://speci-deutschland.de/) und die seitens der Diakonie, Caritas, der Deutschen Gesellschaft für Palliativmedizin (DGP) und des Deutschen Hospiz- und PalliativVerbandes (DHPV) entwickelten SpECi-Kurse können hier wegweisend sein. Kurse des Curriculums SpECi für Mitarbeitende im Gesundheitswesen sowie die SpECi-Trainer:innenausbildung werden durch die DGP qualitätsgesichert und zertifiziert. (https://www.dgpalliativmedizin.de/weiterbildung/spiritual-existential-care-interprofessionell-speci).

SpECi-Schulungen sollten seitens der Leistungs- und Kostenträger anerkannt und finanziell gefördert werden, um z.B. Freistellungen im Dienstplan zu ermöglichen. Qualifizierte Spiritual-Care-Leistungen müssen sowohl zum Wohl der Betreuten und ihrer Zu- und Angehörigen als auch der Betreuenden/Pflegenden rechtlich abgesichert werden, in die Entgeltsysteme (z.B. InEK) aufgenommen sowie anschließend in die Qualitätssicherungssysteme (z.B. Prüfungskataloge des Medizinischen Dienstes der Krankenkassen) übernommen werden.

Die Berücksichtigung der spirituellen Dimension von Gesundheit und Krankheit sollte unerlässlicher Teil des fachlichen Handelns von Pflegekräften sein können. Denn spirituelle Fragen werden häufig, wenn nicht sogar täglich, an Pflegekräfte adressiert.

Die vom Deutschen Netzwerk für Qualitätsentwicklung (DNQP) entwickelten *Expertenstandards Pflege* tragen dazu bei, eine hohe Qualität der Pflege sicherzustellen und weiterzuentwickeln. Sie versetzen Pflegekräfte in die Lage, eine konsistente und qualitativ hochwertige Versorgung zu bieten und für die nötigen Rahmenbedingungen einzutreten.

Die Diakonie steht für ein umfassendes Pflegeverständnis ein, das die bio-psycho-soziale und spirituelle Dimension des Menschen einbezieht. Dabei richtet sich die Pflege nicht nur auf den Pflegebedarf aufgrund von Alter oder Erkrankung aus, sondern auch auf Gesundheitsförderung, Prävention und Rehabilitation. Den längst begonnenen Paradigmenwechsel von einem krankheits- und defizitorientierten zu einem gesundheits- und ressourcenorientierten Pflegeverständnis treiben wir weiter voran und sehen die Kompetenz unsere Mitarbeitenden als wichtigste Ressource für unsere Anvertrauten. Die Weiterentwicklung der Pflegeberufe mit dem Ziel, den Anforderungen der pflegerischen Versorgung auch in Zukunft zu entsprechen, fordert von allen Beteiligten Innovationskraft und Mut zu Entscheidungen. Als Diakonie Deutschland begrüßen wir es, dass sich der Lenkungsausschuss des Deutschen Netzwerk für Qualitätsentwicklung in seinen Beratungen mit der Entwicklung eines *Expertenstandard Spiritualität der Pflege* befasst hat und eine grundsätzliche Relevanz sieht. Wir freuen uns, dass dieser Band zur vertieften Befassung beiträgt und zahlreiche Aspekte zur Erarbeitung eines solchen *Expertenstandards Spiritualität der Pflege* stark macht. Denn – und dies unterstreichen wir ausdrücklich – eine solche Qualitätssicherung im fachlichen pflegerischen Handeln benötigen wir in unseren Einrichtungen und Diensten!

Rüdiger Schuch
Präsident der Diakonie Deutschland
Berlin, im April 2025

Geleitwort der Deutschen Gesellschaft für Pflegewissenschaft

Inge Eberl

Dieses Buch widmet sich einem sehr praxisrelevanten Thema der professionellen Pflege.

In einer Zeit, in der die pflegerische Versorgung durch Effizienz, Technisierung und Fachpersonalmangel geprägt ist, gewinnt die spirituelle Dimension des Menschseins und damit die Auseinandersetzung mit Spiritual Care als professionelle Expertise wieder an Bedeutung. Bei dem Bedürfnis nach Ganzheitlichkeit in der interprofessionellen Versorgung, einer zunehmend multikulturell-pluralistisch geprägten Gesellschaft und dem Verständnis einer personzentrierten Versorgung müssen sich alle Gesundheitsfachberufe und damit auch die professionellen Pflegefachpersonen kritisch mit Spiritual Care auseinandersetzen.

Spiritual Care ist kein neues Handlungsfeld professioneller Versorgung. Bereits 1984 wurde von der Weltgesundheitsorganisation ein wesentlicher Grundstein für die Spiritualität in der Gesundheitsversorgung gelegt und deren gesundheitspolitische Bedeutung bekräftigt. Ein Pflegeverständnis, das auch Spiritual Care im Blick hat, lässt sich auch aus dem Ethikkodex des International Council of Nurses von 2021 ableiten. Entsprechend soll Spiritual Care für die pflegerische Versorgung von Menschen aller Altersgruppen und in allen pflegerischen Settings fundamentales Element einer evidenzbasierten, professionellen Pflege sein. Dies umfasst die (Für)Sorge für die Betroffenen mit ihren An- und Zugehörigen sowie die achtsame Sorge für sich selbst und das interprofessionelle Versorgungsteam.

Betrachtet man relevante Studien der Interventions- und Outcomeforschung zu den Effekten von Spiritual Care Modellen und -Interventionen, zeigen Forschungsergebnisse positive Auswirkungen für Patientinnen und Patienten sowie ihre An- und Zugehörigen. Beispielsweise werden eine verbesserte Schmerzkontrolle sowie ein beschleunigter Heilungsprozess beschrieben. Des Weiteren kann Spiritualität die Krankheitsbewältigung und die mentale Gesundheit der Betroffenen positiv beeinflussen. Studien belegen zudem, dass die Anwendung von Spiritual Care bei den Gesundheitsfachpersonen die Fähigkeit zur Selbstreflexion steigern und arbeitsbezogenes Stressempfinden reduzieren kann. Trotz der Resultate sind weiterführende pflegebezogene Interventions- und Outcomestudien zu pflegerischen Spiritual Care-Interventionen bei den verschiedenen Zielgruppen und die jeweiligen Settings pflegerischer Versorgung einschließlich deren Wirksamkeit erforderlich.

Für den pflegewissenschaftlichen Diskurs und die Theoriebildung zu Spiritual Care ist es wichtig, vorhandene Spiritual Care-Modelle, deren zugrunde liegenden Konzepte und Annahmen sowie deren Verbindungen zu pflegespezifischen Phänomenen und den Zielgruppen pflegerischer Versorgung kritisch zu prüfen und anschließend anhand empirischer Forschung weiterzuentwickeln.

Damit sich Spiritual Care im gesamten Versorgungsprozess als erfolgreich erweist, müssen Pflegefachpersonen in Spiritual Care kompetent sein. Diese Kompetenzen müssen sowohl berufsgruppenübergreifend aber auch professionsspezifisch gelehrt und gelebt werden. Die Verankerung erforderlicher Kompetenzen in Ausbildung und Studium sind essenziell für eine erfolgreiche praktische Anwendung von Spiritual Care. Um eine systematische Einschätzung der Spiritual Care Kompetenzen vornehmen zu können, gibt es mittlerweile standardisierte Instrumente. Diese müssen in weiterführenden Studien auf Validität geprüft und adaptiert werden, um passende Ausbildungs- und Trainingskonzepte für Pflegefachpersonen konzipieren zu können. Entsprechende Instrumente und Kompetenzbeschreibungen müssen fester Bestandteil pflegerischer Ausbildung – berufsschulisch und hochschulisch – sein. Hierzu zählt auch die Kompetenz, spirituelle Bedürfnisse von Personen mit Pflegebedarf sowie ihren An- und Zugehörigen systematisch erfassen, diese benennen und passende Spiritual Care-Interventionen anwenden und evaluieren zu können, beispielsweise durch die Einbindung eines spirituellen Assessments in den pflegediagnostischen Prozess und damit eine bedarfsgerechte Ausgestaltung des pflegerischen Versorgungsprozesses. Entsprechende Inhalte zur Einbindung von Spiritual Care einschließlich erforderlicher Kompetenzbeschreibungen sind bisher in Deutschland im Rahmenlehrplan der Pflegeausbildung nur unzureichend abgebildet. Des Weiteren sollte die Verankerung von Spiritual Care in interprofessionellen Leitlinien und pflegerischen Qualitätsstandards diskutiert werden.

Spiritual Care-Kompetenzen sind nicht nur für eine bedarfsgerechte pflegerische Versorgung notwendig, sie bilden auch die Basis für eine gelingende und nachhaltige Implementierung von Spiritual Care in den jeweiligen Gesundheits- und Pflegeeinrichtungen.

Das Verständnis und die Umsetzung von Spiritual Care in der pflegerischen Versorgung erfordert eine entsprechende Führungs- und Teamkultur mit einer Organisationskultur, welche die erforderlichen Rahmenbedingungen für die Ausgestaltung einer personzentrierten Praxis ermöglicht. Damit muss die Auseinandersetzung mit Spiritual Care auch Auftrag der pflegebezogenen Implementierungs- und Evaluationsforschung sein.

Bei der kritischen Auseinandersetzung mit Spiritual Care sollte auch die Makroebene mitgedacht werden, da die Ausrichtung auf einen pflegerischen und interprofessionellen Versorgungsprozess der achtsamen (Für)Sorge das gesamte Gesundheitssystem betrifft. Entsprechend müssen in weiterführenden Aktivitäten auch gesundheitspolitische Akteure eingebunden werden.

Das Buch leistet einen wichtigen Beitrag zur kritischen Auseinandersetzung mit dem komplexen Feld von Spiritual Care auf individueller, organisationsspezifischer und gesundheitspolitischer Ebene, sowohl aus der Perspektive der Profession Pflege als auch aus der Perspektive der Personen, die Pflege benötigen sowie ihren An- und Zugehörigen.

Ich wünsche diesem Buch viele interessierte Leserinnen und Leser aus der Pflegepraxis, der Pflegewissenschaft, der Pflegepädagogik, dem Management von Gesundheits- und Pflegeeinrichtungen sowie relevanten Akteuren der Gesundheitspolitik.

Prof. Dr. Inge Eberl
Vorsitzende der Deutschen Gesellschaft für Pflegewissenschaft

Geleitwort des Deutschen Berufsverband für Pflegeberufe

Bernadette Klapper

Dass Spiritualität in der Pflege eine Bedeutung hat, werden viele Pflegefachpersonen bejahen, wenn man sie spontan dazu befragte – selbst Pflegefachpersonen, die nicht in einem Palliativpflegebereich oder einem Hospiz tätig sind. Gleichwohl würden die Befragten nur wenig Genaues dazu sagen können, was Spiritualität in der Pflege ausmacht oder was man als Pflegefachperson konkret tut in diesem Zusammenhang. Denn Spiritual Care ist (noch) kein selbstverständliches Konzept in der beruflichen Pflege. Es fehlen dazu in Deutschland eine Reihe von Voraussetzungen.

Spiritual Care als Teil professioneller Pflegepraxis braucht eine theoretische Fundierung, inwieweit und in welcher Hinsicht und aufgrund welchen Weltverständnisses Spiritualität als Pflegebedarf oder -bedürfnis verstanden werden kann. Sodann braucht das pflegerische Handeln leitende Ansätze, mit diesen Bedarfen oder Bedürfnissen umzugehen und den begleiteten Personen eine Unterstützung anbieten zu können. Es ist eine große Aufgabe für die Pflegewissenschaft, hier anhand und im Einklang mit den Pflegetheorien eine Orientierung für die Praxis zu entwickeln. Offenkundig ist, dass es keine Orientierung im Sinne von Checklisten oder ähnlichen Arbeitshilfen sein kann. Spiritual Care wird auch in der alltäglichen Berufspraxis Reflexion und höchst individuelle Antworten zu wahrgenommenen Bedarfen und Bedürfnissen erfordern. In einer Pflegepraxis, die sich wesentlich über Routinen herstellt und von Organisationszwängen geprägt ist, kann dieses Vorgehen jedoch nicht den erforderlichen Raum finden. Eine noch zu gestaltende Praxis von Spiritual Care ist daher zwingend angewiesen auf die Umsetzung des Pflegeprozesses, die in weiten Teilen in den Einrichtungen – ob Krankenhaus oder Pflegeheim – noch aussteht. Weitere Fragen schließen sich an, zum Beispiel wie und in welchem Ausmaß Spiritual Care in Ausbildung und Studium zu verankern ist, ob sie Gegenstand von Qualitätssicherung sein soll, ob und wie sie in die Vergütungsschemata beruflicher Arbeit passt etc.

Ohne die (in weiten Teilen noch ausstehende) Antwort auf die Frage, für was professionelle Pflege zuständig ist oder sein sollte, bleibt auch der Stellenwert von Spiritualität in der Pflege schwebend. Sie zum Teil professioneller Pflegepraxis werden zu lassen, braucht zudem ein sensibles Vorgehen, um Pflege – angesichts bestehender begrenzender Rahmenbedingungen – nicht noch defizitärer erscheinen zu lassen.

Am Anfang steht die Auseinandersetzung mit dem Konzept und den Möglichkeiten und Hindernissen seiner Umsetzung. Das vorliegende Buch leistet in dieser Hinsicht einen wesentlichen und wertvollen Beitrag. Es ist zu wünschen, dass es weite Verbreitung findet und einen breiten fachlichen Austausch anregt, damit in der berufspolitischen Arbeit klarer Rückenwind gegeben werden kann.

Dr. Bernadette Klapper
Bundesgeschäftsführerin Deutscher Berufsverband für Pflegeberufe DBfK e.V.
April 2025

Geleitwort der Pflegekammer Nordrhein-Westfalen

Sandra Postel

Sehr geehrte Leserinnen und Leser,

als Präsidentin der Pflegekammer Nordrhein-Westfalen freue ich mich, Sie zur Lektüre des Bandes »Spiritualität in der Pflege – Grundlagen und Praxis: eine Standortbestimmung« willkommen zu heißen. Diese Publikation liefert einen fundierten Überblick über die Chancen und Herausforderungen, die mit der Integration spiritueller Aspekte in den Pflegealltag verbunden sind und zeigt, wie Spiritual Care einen bedeutenden Beitrag zur ganzheitlichen Versorgung leisten kann.

Die Autorinnen und Autoren beleuchten zentrale Fragen, wie zum Beispiel die Rolle von Spiritual Care im Rahmen einer ganzheitlichen Versorgung, die Notwendigkeit einer adäquaten Qualifizierung der Pflegekräfte sowie die Bedeutung einer veränderten Wahrnehmung von Pflege als Beruf, in dem neben der physischen und psychischen auch die spirituelle Dimension Berücksichtigung findet. Dabei werden auch kritische Aspekte – etwa die Gefahr einer Überforderung der Pflegekräfte oder die unzureichenden Rahmenbedingungen – differenziert und mögliche Lösungsansätze aufgezeigt. Diese fundierte Auseinandersetzung bietet allen Beteiligten wertvolle Denkanstöße, um Herausforderungen im Pflegealltag neu zu denken und praktikable Wege für eine zukunftsorientierte Pflegepraxis zu eröffnen.

Diese Publikation bietet nicht nur einen aktuellen Überblick über den Stand der Forschung, sondern liefert auch konkrete Impulse für die Weiterentwicklung der Pflegepraxis. Die systematische Analyse und der interprofessionelle Diskurs, die diesem Werk zugrunde liegen, tragen dazu bei, die Umsetzung von Spiritual Care in den pflegerischen Alltag transparent und praxisgerecht zu gestalten. Die hier präsentierten Erkenntnisse fordern uns dazu auf, über die traditionellen Aufgabenbereiche hinauszugehen und den Menschen in seiner Ganzheit – also in Körper, Geist und Seele – wahrzunehmen.

Für die Arbeit der Pflegekammer ergeben sich aus diesem Buch wichtige Impulse. Es unterstreicht die Notwendigkeit, den Pflegeberuf ganzheitlich zu fördern und dabei neue Qualifizierungsansätze zu integrieren, die den komplexen Anforderungen der heutigen Pflege gerecht werden. Die darin enthaltenen Erkenntnisse und Vorschläge bieten Anknüpfungspunkte, um strukturelle Herausforderungen anzugehen und die Arbeitsbedingungen nachhaltig zu verbessern. So können wir gemeinsam dazu beitragen, den Pflegealltag nicht nur effizienter, sondern auch menschlicher und wertschätzender zu gestalten.

Ich wünsche Ihnen viele inspirierende Einblicke, anregende Diskussionen und wertvolle Impulse für Ihre tägliche Arbeit. Möge dieses Buch Ihnen neue Perspektiven eröffnen und Sie in Ihrem Engagement bestärken.

Mit herzlichen Grüßen

Sandra Postel
Präsidentin der Pflegekammer Nordrhein-Westfalen

Inhalt

Anhang

Spiritualität in der Pflege – eine Standortbestimmung für Deutschland

Hermann Brandenburg, Astrid Giebel & Daniela Kiefer-Fischer

Anliegen des Buches ist es nicht, der Vielzahl medizinischer und theologisch-ethischer Publikationen zum Thema »Spiritual Care« (SpC) eine weitere hinzuzufügen. Vielmehr ist der Fokus dieses Buches ein pflegebezogener – und zwar von theoretisch und praktisch ausgewiesenen Experten und Expertinnen[1] aus dem Feld der Pflege. Es geht darum, den spirituellen Kern der Pflege(-praxis) zu bestimmen – und zwar aus der Perspektive verschiedener Disziplinen. Im Zentrum steht die systematische Literaturrecherche, die dem *Deutschen Netzwerk für Qualitätsentwicklung* (DNQP) in der Pflege im Februar 2024 zugeleitet wurde. Im Vorfeld gab es diverse Online-Meetings mit zentralen Akteuren. Ergänzend wurden Experteninterviews realisiert, dabei auch die Perspektive der Pflegepraxis mit einbezogen.

Folgende fünf Schwerpunktbereiche ziehen sich im Querschnitt der Beiträge und der dahinter liegenden Diskussionen und Prozesse durch diese Publikation:

Begriffserklärung: Grundlegend ist die Klärung, was unter Spiritualität (in) der Pflege verstanden werden soll. Bereits eine kurze Recherche in Bibliothekskatalogen, Datenbanken und im Internet zeigt eine unüberschaubare Vielzahl und Bandbreite von Publikationen – angefangen von der Auseinandersetzung mit Begriff und Bedeutung von SpC in verschiedenen Disziplinen, einer Verankerung des Konzepts in Leitbildern, Curricula und Kompetenzkatalogen sowie erste Hinweise zu Implementierungsstrategien für Gesundheitseinrichtungen. Dabei ist die internationale Debatte fortschritten, es gibt auch in den deutschsprachigen Ländern eine Tradition. Aber was bedeutet gesundheitsbezogene SpC – auch in Abgrenzung zur seelsorglichen SpC? Hierzu werden eine Reihe von Fachbeiträgen aus pflegewissenschaftlicher, medizinischer und theologischer Perspektive eingebunden. Erkennbar wird dabei, dass die deutschsprachige Pflegewissenschaft dieses Themenfeld selbst nicht diskutiert und in die Fragen der Fachlichkeit transformiert.

Systematische Literaturanalyse: Aufbauend auf dieser Definition geht es um die Ergebnisse unserer Literaturanalyse, die wir für das DNQP erstellt haben (und die weiterhin ergänzt wird). Ein Scoping Review war ursprünglich geplant, mit einem Rapid Review müssen wir uns (vorerst) zufriedengeben. Wir haben internationale Datenbanken recherchiert und konnten zumindest einen ersten Überblick über den Stand der Diskussion ermitteln; dabei hat uns natürlich immer wieder der Bezug zur deutschsprachigen Forschung interessiert. Wir zeigen zunächst, dass SpC positive Auswirkungen

1 Genderhinweis: Da wir im Sinne der Gleichbehandlung immer alle Geschlechter meinen, verwenden wir zum Beispiel Doppelnennungen, geschlechterneutrale Begriffe, Pluralformen, Funktionsbezeichnungen oder abwechselnd die männliche und die weibliche Form, manchmal auch den Gender-Doppelpunkt. Wenn gelegentlich nur eine Form genannt wird, um bessere Lesbarkeit zu erreichen, gilt diese im Sinne der Gleichbehandlung für alle Geschlechter und Personengruppen. Mit dieser Vorgehensweise beabsichtigen wir keinerlei Wertung.

auf den Gesundheitszustand hat – aber an bestimmte personale, organisationale und institutionelle Voraussetzungen und Rahmenbedingungen gebunden ist. Ebenfalls wird deutlich, dass SpC nicht allein auf die Palliativ- und Hospizpflege beschränkt ist, sondern auch andere Settings, Lebensphasen und Krankheitsbilder umfasst. Am Ende wird herausgearbeitet, dass ein existenzieller Zugang – und darum handelt es sich bei unserem Thema – sehr breit und umfassend verstanden werden muss und nicht auf ein bestimmtes Setting, onkologische Erkrankungen oder eine spezifische Personen- oder Altersgruppe reduziert sein darf.

Ergebnisse eines Expertenpanels: Ein dritter Schritt fasst die Debatten vom 19.12.2023 zusammen, bei denen Theolog:innen, Mediziner:innen wie auch Pflegewissenschaftler:innen involviert waren. Diskutiert wurden nicht nur die Grundlagen von SpC, sondern auch die Relevanz und Umsetzung in der Pflege (sowohl für Gesundheit/Wohlbefinden der Betroffenen wie auch der Pflegenden). Ebenfalls ging es um die Frage welche Aufgaben- und Kompetenzprofile mit dem Thema in der Pflege konkret verbunden sind. Im Ergebnis wurde folgendes deutlich: Trotz überwiegender positiver Effekte, die in der Forschung herausgearbeitet wurden, muss auch auf Grenzen verwiesen werden. So legen neuere Untersuchungen nahe, dass mit der Einführung ein moralischer Anspruch entsteht, der unter den gegenwärtigen Rahmenbedingungen nicht bzw. kaum von den Pflegepersonen eingelöst werden und Moral Distress eventuell noch erhöhen kann. Dieser Befund verweist noch einmal darauf, dass es mit einer Schulung und Qualifizierung allein nicht getan ist, denn schlussendlich geht es um die Veränderung von Arbeitsbedingungen einerseits und Begleitung, Supervision und Unterstützung der Pflegenden andererseits.

Umsetzung von SpC in die Praxis: Weiterführend thematisiert ein vierter Abschnitt den Theorie-Praxis Transfer. Welche Erfahrungen liegen hier vor? Welche fördernden und hemmenden Faktoren müssen genannt und bearbeitet werden? Und vor allem – wie muss die Fort- und Weiterbildung aufgestellt sein, dass sie einerseits die adäquaten Kompetenzen vermittelt (und erweitert), andererseits aber auch die geringe »Didaktisierbarkeit« des Gegenstandsbereichs und die schwierigen Rahmenbedingungen der pflegerischen Praxis reflektiert? Wir haben zwei Experteninterviews durchgeführt, deren Ergebnisse wir zusammenfassend darlegen. Der wichtigste Punkt – es ist nicht nur die Bereitschaft der Pflege vor Ort entscheidend. Wichtig ist auch eine Organisationskultur, die als Resonanz für die Aktualisierung der spirituellen Dimension in der Pflege fungieren kann.

Das abschließende *Resümee* bringt die Dinge noch einmal auf den Punkt, akzentuiert die Chancen (aber auch die Grenzen) der Einführung von SpC, adressiert vor allem aber die Voraussetzungen, unter denen es gelingen kann: Klares Konzept, adäquate Fortbildung/Supervision, reflektierter Transfer in die Praxis (mit entsprechender Praxisentwicklung). Und dazu gehört auch, dass am Ende eine gute Mischung zwischen einem strukturierten »Assessment« und einer Offenheit für nicht standardisierbare Begegnungen gefunden wird.

Insgesamt zeigt eine Zusammenschau konfessionell und nicht konfessionell gebundener Sicht- und Deutungsweisen, dass Spiritualität ein tiefes Verlangen nach Lebenssinn ausdrückt. Und glaubwürdige Antworten auf existenzielle Fragen können gegenwärtig »offensichtlich nur noch in sehr lockerer Verschränkung mit konfessionellen Deutungsmustern gegeben werden«, betont Hartmut Remmers (Remmers, 2021, S. 913). Remmers verwies dabei auf zwei Konsequenzen: Erstens erschöpft sich der Fixpunkt einer Suche nach Lebenssinn nicht in somatischen und physischen Abläufen. Und das ist für die Pflege – in welchen Settings auch immer – bedeutsam. Und zweitens sei Spiritualität charakterisiert durch eine »›transformative‹ Verwirklichung des Ichs über die materiellen und dinglichen Gegebenheiten hinaus« (Weismayer & Rauch, 2005, zitiert nach Remmers, 2021, S. 914).

Wir danken den Autorinnen und Autoren dieses Bandes sehr herzlich, die durch ihre Beiträge zahlreiche pflegefachliche und interprofessionelle Zugänge zu der zentralen Fragestellung dieses Bands: »*Soll es einen Expertenstandard Spiritualität der Pflege geben*«? eröffnet haben!

So hebt *Rüdiger Schuch*, Präsident der Diakonie Deutschland, in seinem Geleitwort hervor: »Die Diakonie steht für ein umfassendes Pflegeverständnis ein, das die bio-psycho-soziale und spirituelle Dimension des Menschen einbezieht. Als Diakonie Deutschland unterstützen wir das Anliegen, SpC im fachlichen Handeln der Gesundheits- und insbesondere der Pflegeberufe – auch Qualitätsgesichert – neu zu verankern. Denn unser Gesundheitssystem berücksichtigt diese Dimension bislang nicht ausreichend – und die helfenden Berufe sind bisher kaum darauf vorbereitet.« *Inge Eberl*, Vorstandsvorsitzende der Deutschen Gesellschaft für Pflegewissenschaft unterstreicht: Damit sich SpC im gesamten Versorgungsprozess als erfolgreich erweist, müssen Pflegefachpersonen in SpC kompetent sein. Diese Kompetenzen müssen sowohl berufsgruppenübergreifend aber auch professionsspezifisch gelehrt und gelebt werden. Die Verankerung erforderlicher Kompetenzen in Ausbildung und Studium sind essenziell für eine erfolgreiche praktische Anwendung von SpC. Seitens des Deutschen Berufsverband für Pflegeberufe stellt *Bernadette Klapper* als Bundesgeschäftsführerin heraus: »Spiritual Care als Teil professioneller Pflegepraxis braucht eine theoretische Fundierung, inwieweit und in welcher Hinsicht und aufgrund welchen Weltverständnisses Spiritualität als Pflegebedarf oder -bedürfnis verstanden werden kann. Sodann braucht das pflegerische Handeln leitende Ansätze, mit diesen Bedarfen oder Bedürfnissen umzugehen und den begleiteten Personen eine Unterstützung anbieten zu können. Es ist eine große Aufgabe für die Pflegewissenschaft, hier anhand und im Einklang mit den Pflegetheorien eine Orientierung für die Praxis zu entwickeln.« *Sandra Postel*, Präsidentin der Pflegekammer Nordrhein-Westfalen, weist auf die Notwendigkeit hin, den Pflegeberuf ganzheitlich zu fördern und dabei neue Qualifizierungsansätze zu integrieren, die den komplexen Anforderungen der heutigen Pflege gerecht werden. Ihrer Ansicht nach fordern die in diesem Band präsentierten Erkenntnisse dazu auf, über die traditionellen Aufgabenbereiche hinauszugehen und den Menschen in seiner Ganzheit – also in Körper, Geist und Seele – wahrzunehmen. *Annette Meussling-Sentpali* eröffnet in ▸ Kap. 1 den Reigen der Grundlagenbeiträge, indem sie die Relevanz, Akzeptanz und Umsetzung von SpC in der deutschen Pflegepraxis aus pflegewissenschaftlicher Sicht beleuchtet. Um SpC als festen Bestandteil der Versorgung zu etablieren, bedarf es einer Refinanzierung durch die Kostenträger. Pflegekräfte benötigen gezielte Aus- und Weiterbildungsangebote, um spirituelle Bedürfnisse zu erkennen und angemessen darauf reagieren zu können. Dabei sollte keinesfalls SpC zur individuellen Optimierungsstrategie oder zur Bewältigung von Personalmangel instrumentalisiert werden. Der Beitrag von *Christel Kumbruck* (▸ Kap. 2) setzt sich mit dem Ethos fürsorglicher Praxis in der Pflege und der Veränderungen aufgrund großer Umwälzungen der Rahmenbedingungen von Pflege auseinander: Das Ethos fürsorglicher Praxis in der Pflege ist aufgrund seiner christlichen Konstituierung, aber auch der besonderen Aufgabe von Pflegekräften, an den existenziellen Schnittstellen der Menschen – Leben und Tod sowie Krankheit und Behinderung – zu helfen, immer schon auf Kraftquellen, in der Arbeitspsychologie ›Ressourcen gegen

Stress‹ genannt, angewiesen. Hierzu dienen den Pflegekräften auch spirituelle Ressourcen. Angesichts einer zunehmenden Zahl von Pflegebedürftigen und Betroffenenklientel aus unterschiedlichen religiösen und kulturellen Hintergründen ist Spiritualität auch unter dem Gesichtspunkt von Interreligiosität und Interkulturalität als Herausforderung in der Pflege zu bewältigen. *Simon Peng-Keller* (▶ Kap. 3) reflektiert die in diesem Band geführte Diskussion um eine pflegeberufliche SpC aus theologischer Sicht. Da SpC eine interprofessionelle Aufgabe der Gesundheitsversorgung darstellt, steht die Pflege vor der doppelten Herausforderung: einerseits ihre Sicht auf diese gemeinsame Aufgabe zu entfalten und in das interprofessionelle Gespräch einzubringen, andererseits den pflegespezifischen Beitrag zu bestimmen und diesen in ihr eigenes Tätigkeitsfeld zu integrieren. Dabei wird der Wandel dargestellt, den die pflegefachliche SpC im 20. Jahrhundert durchlaufen hat und der auch die gegenwärtige Entwicklung prägt und der Frage nachgegangen, ob SpC wesentlich zum professionellen Profil der Pflege gehört oder es sich eher um eine Zusatzkompetenz handelt, die manche, aber nicht unbedingt alle, haben (sollten). *Astrid Giebel* (▶ Kap. 4) zeigt den Zusammenhang von SpC, Existential Care & Self Care auf: SpC knüpft bei den spirituellen Bedürfnissen von Patienten oder Bewohnerinnen und deren Angehörigen an, versucht sie zu verstehen, spirituelle Ressourcen zu entdecken und professionell mit ihnen umzugehen. Im Sinne des ›*Emotionalen sich Sorgens um*‹ richtet Existential Care den Blick auf den Umgang mit existenziellen Erfahrungen, die die Fragen nach Halt und Trost, nach Sinn und Ursache, nach Zukunft und Hoffnungsperspektiven betreffen. Zu jeder anspruchsvollen und strapaziösen Berufstätigkeit und Berufsrolle hinzugehörend sollte auch die Unterstützung der *Selbstsorge* von Mitarbeitenden durch die Unternehmen nicht zu kurz kommen, nämlich die Verantwortungsübernahme für sich selbst, das Erkennen der eigenen Grenzen und die Sorge dafür, dass die Quellen für eine sinnstiftende Grundhaltung und das eigene geistliche Leben nicht verstopfen. In ▶ Kap. 5 mit Schwerpunkt auf die Pflegepraxis erinnert *Gabriele Beckert* daran, dass u.a. auch der internationale Ethikkodex für Pflegefachpersonen, International Council of Nurses (ICN) in seiner Präambel eine respektvolle Pflege uneingeschränkt der religiösen und spirituellen Überzeugungen fordert. In der Charta zur Betreuung schwerstkranker und sterbender Menschen in Deutschland wird das »Recht auf eine umfassende medizinische, pflegerische, psychosoziale und spirituelle Betreuung und Begleitung« gefordert. Sie unterstreicht: Die Pflege steht vor vielschichtigen Herausforderungen. Eine umfassende, finanzierbare und innovative Pflegepolitik, die alle Dimensionen des menschlichen Wohlbefindens einbezieht, ist entscheidend, um die Qualität der Pflege zu sichern und den steigenden Anforderungen der Zukunft gerecht zu werden. Die Einführung eines Expertenstandards »Spiritualität in der Pflege« kann dazu beitragen, das Angenommensein, das Wohlbefinden der Pflegeempfänger:innen zu steigern und die Qualität der Pflege auf eine neue Ebene zu heben. *Marianne Kloke* (▶ Kap. 6) befasst sich mit den drei Themen SpC in besonderen Erkrankungs- und Lebenssituationen, Pflegekonzepte als SpC Intervention und SpC im multiprofessionellen Team. Ihr Fazit: SpC ist integraler Bestandteil einer umfassenden Sorge für den hilfebedürftigen / hilfesuchenden Menschen und gehört somit in den Aufgabenbereich jeder gesundheitsberuflich tätigen Person. *Gwendolin Wanderer* (▶ Kap. 7) benennt, dass – im Gegensatz zu den nur reduzierten Möglichkeiten einer seelsorglichen Versorgung – auch für die Pflege offensichtlich die Möglichkeit gegeben sein muss, die Dimension der SpC in ihrem Pflegehandeln zu berücksichtigen. Im Krankenhaus und in den Pflegeeinrichtungen sind es die Pflegekräfte, die rund um die Uhr erreichbar sind, vor allem auch nachts, wenn Schmerzen und Sorgen die Patientinnen und Patienten wachhalten. *Daniela Kiefer-Fischer* (▶ Kap. 8) problematisiert, dass Berührung und die professionelle Reflexion von Berührungsarbeit in der Pflege nicht als bedeutsam wahrgenommen zu werden scheint und stellt als Gegenentwurf das Berührungskonzept respectare® vor. Anhand der Ergebnisse einer empirischen Studie zeigt sie auf, wie spirituelle und existenzielle Dimensionen der Berührungsangebote in den pflegerischen Zugängen übersetzt und damit handhabbar werden können. Denn: ob ambulant oder stationär, in Rehabilitation, Prävention, Kuration, Palliation, in Einrichtungen, im Sozialraum, in Psychiatrie oder Kinderheilkunde sind »heilkundliche« Tätigkeiten der Berufsgruppe Pflege über respektvolle Berührungen existenziell. Eine Standortbestimmung für die Pflege in Deutschland wird in ▶ Teil II vorgenommen, insbesondere im Hinblick auf das Erfordernis einer fachlichen/qualitativen Verankerung von SpC in den Pflegeberufen. *Hermann Brandenburg* (▶ Kap. 9) fasst zunächst die Ergebnisse eines dreistündigen Expertenpanels zu Spiritualität (in) der Pflege zusammen, das digital am 19.11.2023 stattfand. Im Hinblick auf einen möglichen Expertenstandard 'Spiritual Care in der Pflege' diskutierten die Teilnehmenden, welcher Mehrwert in der Zielsetzung – auch im Unterschied zum Expertenstandard »Beziehungsgestaltung« – damit verbunden sei: *(1)* Ist das Ziel, dass Pflegekräfte sich intensiv auseinandersetzen können mit den Fragen der Lebenskonzeption angesichts von Krankheit? *(2)* Geht es um eine Awareness, dass diese Fragen natürlich relevant sind und im Raum stehen und hier eine besondere Sensibilität erreicht werden soll? *(3)* Steht eine Haltungserweiterung im Zentrum? *(4)* Oder die Fähigkeit, bestimmte Herausforderungen und Themen weiter zu vermitteln, etwa an den Seelsorgenden im Haus? Im Folgebeitrag führen *Christa Olbrich und Daniela Kiefer-Fischer* (▶ Kap. 10) ein Expertinnengespräch zu »Entwicklung eines Expertenstandard Spirituelle Kompetenz« (Gespräch am 08.04.2024). Beide betonen: Pflege macht wirklich Heilkunde, weil sie den Menschen mit allen Bezügen im Blick hat, sie sieht den Menschen ganzheitlich. Erläutert wird hier unter anderem die geistige Dimension von Spiritualität und ihre Ableitung aus der Physik; zudem gehen beide der Frage nach, wie Pflege spirituelle Kompetenz entwickeln kann. Im letzten Beitrag dieses Kapitels erörtern *Heiner Friesacher, Daniela Kiefer-Fischer und Hermann Brandenburg* (▶ Kap. 11) multiperspektivisch die Frage »Sollte es einen Expertenstandard Spiritualität der Pflege geben?« (Interview am 08.05.2024). Ein Expertenstandard sollte nicht nur das erfassen, was technokratisch geht, was quantifizierend erfassbar ist, denn dies wird dem Kern von Pflege als Hilfehandeln, wird guter Pflegequalität nicht gerecht. Sinnfragen, Wertefragen sind Teil jedes Pflegesettings. Das Existenzielle gehört in jeder Pflegesituation hinzu. Beim Expertenstandard ›Beziehungsgestaltung bei Menschen mit Demenz‹ sei der Weg aus einer reinen Verrichtungslogik schon herausgebahnt worden und ein Schwerpunkt auf die Beziehungsgestaltung gelegt worden. Interessant sei, dass hier zwar auf Tom Kitwood (2008) Bezug genommen wird, der Trost und Identität aufführt, dies jedoch in diesem Expertenstandard nicht weiter aufgegriffen wird. Spiritualität der Pflege – so der Tenor – ist nicht etwas Additives. Es ist Teil dessen, was Pflege ausmacht. Das Herzstück dieses Buches bildet das ▶ Kap. 12. *Hermann Brandenburg, Daniela Kiefer-Fischer, David Leopold und Nicole Stöbich* stellen hier die von ihnen gemeinsam erstellte Expertise für den Lenkungsausschuss des Deutschen Netzwerkes für Qualitätsentwicklung (DNQP) vor zum Thema »Spiritual Care in der Praxis – ein Thema für einen Expertenstandard in der Pflege?«, die sie am 15.02.

2025 diesem vorgelegt haben. Diese Expertise mit systematischer Literaturrecherche wurde im Rahmen des Modellprojektes *Spirituelle Begleitung am Lebensende* (SpECi, siehe www.speci-deutschland.de) erstellt. Das Projekt, angesiedelt bei der Diakonie Deutschland, in gleichberechtigter Projektträgerschaft der Evangelischen Kliniken Essen-Mitte und Universität Witten/Herdecke (UWH), wurde im Zeitraum 09/2020 bis 04/2024 durchgeführt. Die Expertise der vier Autoren und Autorinnen zielt darauf ab, den Forschungsstand zu Spiritualität in der Pflege auf den Punkt zu bringen und eine Entscheidung des Lenkungsausschusses des DNQP im Hinblick auf ein Pro oder Contra für einen Expertenstandard zu unterstützen. Im ▸ Kap. 13 bündeln *Hermann Brandenburg, Astrid Giebel, Daniela Kiefer-Fischer* noch einmal in ihrem Ausblick zusammenfassend Konsequenzen und Perspektiven einer künftigen SpC der Pflege.

Als Herausgebende dieses Buches haben wir eine klare Position eingenommen. Wir sind der Meinung, dass mit dem Thema »Spiritualität der Pflege« eine Chance für die deutsche Pflege verbunden ist – aber eben auch eine Zumutung. Denn sie ist vor die Frage gestellt, worum es im Kern bei Pflegearbeit geht – und worum nicht. Es ist dabei leicht, den Orientierungen anderer Disziplinen zu folgen oder sich der Logik der Kostenträger und der Politik zu beugen. Herausfordernd ist es aber, sich immer wieder neu Rechenschaft über das eigene Selbstverständnis abzulegen und aus seiner »selbst verschuldeten Unmündigkeit« (Immanuel Kant) auszubrechen. Aus unserer Sicht geht es um einen gesellschaftlich dringend erforderlichen Paradigmenwechsel im Pflegeverständnis, um ein ganzheitliches Pflegeleitbild, um die grundlegenden Fragen der Pflegeprofession selbst – um beider willen, der Pflegenden wie der Pflegebedürftigen.

Im Mai 2026

Hermann Brandenburg, Astrid Giebel, Daniela Kiefer-Fischer

Teil I Grundlagen

1 Spiritual Care in der deutschen Debatte – der pflegewissenschaftliche Blick

Annette Meussling-Sentpali

Der Beitrag beleuchtet die Relevanz, Akzeptanz und Umsetzung von Spiritual Care (SpC) in der deutschen Pflegepraxis aus pflegewissenschaftlicher Perspektive. Spiritualität hat in den letzten Jahrzehnten an Bedeutung gewonnen und SpC ist als Konzept in Leitlinien und Curricula verankert. Dennoch bestehen Herausforderungen bei der Akzeptanz, in der Implementierung und innerhalb der Pflegepraxis. Der Beitrag diskutiert die Spannungsfelder zwischen wissenschaftlichem Diskurs und pflegepraktischer Realität, die Rolle von Pflegekräften sowie strukturelle und ökonomische Rahmenbedingungen. Pflegekräfte spielen aufgrund ihres engen Patient:innenkontakts eine zentrale Rolle, jedoch spiegelt sich das in der pflegewissenschaftlichen Rezeption von SpC kaum wider. Die geringe Beteiligung der Pflegewissenschaft an der SpC-Diskussion führt zu einer Dominanz theologischer und medizinischer Perspektiven. Zudem erschweren Personalmangel, unklare Finanzierung und fehlende Kompetenzen die Umsetzung. Um SpC nachhaltig in der Pflege zu etablieren, bedarf es interdisziplinärer Zusammenarbeit, klarer Kompetenzdefinitionen und struktureller Veränderungen.

1.1 Stand der Diskussion

Nachdem Spiritualität in den letzten zwei Jahrzehnten einen Boom erlebt, SpC als Konzept seine Grundlegung erfahren hat, breit diskutiert wurde und eine Verankerung in Leitbildern, Curricula und Kompetenzkatalogen fand, soll in diesem Beitrag die Frage nach der Relevanz, der Akzeptanz und den Konsequenzen in der Pflegepraxis aufgeworfen und kritisch auf damit verbundene pflegewissenschaftliche Entwicklungen geblickt werden.

Zu SpC liegen umfängliche Begriffsklärungen vor und der interdisziplinäre wissenschaftliche Diskurs zu Spiritualität, Religion und Glaube inclusive ihrer Bedeutung für Gesundheit und Wohlbefinden wird als bekannt vorausgesetzt. Eine kurze Literaturrecherche zeigt bereits die unüberschaubare Vielzahl und Bandbreite von Publikationen – angefangen von der Auseinandersetzung mit den Begriffen, der Einführung des Konzepts SpC in die Scientific Community bis zu Implementierungsstrategien für Gesundheitseinrichtungen. Es wurde über Abgrenzungen, Überschneidungen und Spannungsfelder zwischen Seelsorge und SpC geforscht (z. B. Nauer, 2015), spirituelle Bedürfnisse wurden untersucht, Spiritualität im internationalen Kontext beleuchtet und Assessments entwickelt (z. B. Frick, 2019). In Netzwerken, Praxisprojekten und Weiterbildungsangeboten wurden die

Schärfung des christlichen Profils von Organisationen, die Erweiterung des Versorgungsangebotes, Personalentwicklungsprozesse, die Gesundheitsförderung durch Spiritualität als Ressource u. v. m. fokussiert (Gerundt, Büssing & Giebel, 2023; Linseisen, Frick & Mächler, 2020; Lubatsch, 2012; Maidl, Frick, Mayr & Voll, 2018; Reber, 2012; Utsch, 2010). In der Publikationslandschaft finden sich Forschungsarbeiten einschlägig bekannter Autorinnen und Autoren (z. B. Büssing, Frick) und Positionspapiere von Kirchen, Verbänden und medizinischen Fachgesellschaften (Die Deutschen Bischöfe – Pastoralkommission, 2021; Evangelische Kirche Deutschland, 2020) oder Curricula (Giebel, Lubatsch & Meussling-Sentpali, 2014).

SpC sollte Bestandteil einer professionellen Pflege sein. Die positiven Auswirkungen, insbesondere bei Patientinnen und Patienten in existenziellen Lebenssituationen, sind gut belegt. Forschungsarbeiten und Praxisprojekte fokussieren hierbei nicht mehr nur die Patientenseite, sondern befassen sich inzwischen auch zunehmend mit den Mitarbeitenden. Aus pflegewissenschaftlicher Sicht ist beispielsweise zu untersuchen, ob die Implementierung in der Pflegepraxis – auch ansatzweise – gelungen ist oder inwieweit SpC für Pflegekräfte eine Ressource sein kann. Führt sie gegebenenfalls nicht sogar zu zusätzlichen Belastungen? Es liegt die Vermutung nah, dass mit der Einführung von SpC ein moralischer Anspruch entsteht, der unter den gegenwärtigen Rahmenbedingungen nicht, bzw. kaum von den Pflegekräften eingelöst werden und *Moral Distress* eventuell noch erhöhen kann. Trotz aller Kritik und berechtigter Bedenken in Bezug auf die Umsetzbarkeit von SpC dürfte die Bedeutung unbestritten sein. Es gilt also, nach einem Ansatz zu suchen, der eine Implementierung ermöglicht, beziehungsweise unterstützt.

Besonders stark ist SpC im Palliative-Care-Setting verortet, wozu Cicely Saunders Konzept vom *Total Pain* beigetragen haben dürfte (Chilian, 2022). Dies spiegelt sich unter anderem in der viel zitierten WHO-Definition von Palliative Care (World Health Organisation) sowie der S3-Leitlinie Palliativmedizin (Leitlinienprogramm Onkologie, 2021) wider, wo spiritueller Schmerz und spirituelle Bedürfnisse explizit Erwähnung finden. Befördert wurde die Verbreitung zusätzlich durch die Professuren für SpC in München (LMU: Roser, Frick, TU: Frick) und Zürich (Peng-Keller), durch Fachgesellschaften wie die IGGS (Internationale Gesellschaft für Gesundheit und Spiritualität) und FISG (Forschungsinstitut für Spiritualität und Gesundheit), oder die Sektion Spiritual Care der Deutschen Gesellschaft für Palliativmedizin, sowie durch Projekte wie SpECi (Büssing, Gerundt, Giebel & Kloke, 2024).

1.2 Auseinandersetzung mit den Begriffen

Direkt übersetzt kann es sich bei SpC um *spirituelle Sorge*, um *Spiritualität der Sorge* oder/und um *Sorge um die Spiritualität* handeln. Hier werden von Autorinnen und Autoren unterschiedliche Akzente gesetzt.[2] Das diesem Beitrag zugrundliegende Ver-

2 Vgl. z. B. Chilian (2022) oder Heller, B. und Heller (2014).

ständnis findet sich am ehesten in der Beschreibung von Peng-Keller als »bewusster Einbezug der spirituellen Dimension in die Gesundheitsversorgung« (Peng-Keller, 2019). Peng-Keller konkretisiert dies durch die Einführung der Begriffe »gesundheitsberufliche« versus »seelsorgerliche« SpC (Peng-Keller, 2020). Auf dieser Basis wird SpC hier stark verkürzt als: »Einbezug der spirituellen Dimension in die Pflege/durch die Pflege« bezeichnet.

Mit dem Pflege-Begriff sind unterschiedliche Implikationen verbunden und es liegt eine Fülle an Definitionen vor. Diese entstammen überwiegend den Pflegetheorien des letzten Jahrhunderts und sind von der Absicht ihrer Verfasserinnen gekennzeichnet, das originär Pflegerische zu beschreiben, sich von der Deutungshoheit insbesondere der Medizin zu lösen, Pflegeverständnis und Aufgabenspektrum neu zu bestimmen und dadurch letztendlich einen Wandel der Pflegepraxis herbeizuführen (Giebel et al., 2014). Diese Definitionen haben ein hohes Abstraktionsniveau sowie normative Implikationen und stellen Pflege dar als das, was sie sein sollte. Für die Pflegepraxis hat das weitreichende Folgen. Es wird ein idealtypisches Bild gezeichnet, bei dem die Rahmenbedingungen weitgehend unberücksichtigt bleiben und deren Einfluss auf alle Aspekte der Pflege wenig beziehungsweise sehr allgemein (beispielsweise als Umweltfaktoren) thematisiert wird. So entsteht eine Vorstellung von guter Pflege, der professionell Pflegende kaum gerecht werden können. Vergleichbare Formulierungen finden sich auch in Pflegeleitbildern, wenn beispielsweise von »ganzheitlicher« oder »umfassender« Pflege die Rede ist (ebd.). Noch höhere Ansprüche finden wir, wenn von »diakonischer Pflege« (ebd. S. 18) oder »christlicher Pflege« (Meussling-Sentpali, 2011) gesprochen wird.

Auch bei dem Konzept der »Ganzheitlichkeit« handelt es sich um einen normativ aufgeladenen Begriff, einen Euphemismus, der suggeriert, Menschen könnten in all ihren Befindlichkeiten, ihrem vielfältigen Schmerz, ihrer Geschichte usw. gesehen und verstanden (im biblischen Sinne »erkannt«) werden und es sei möglich, sie in Bezug auf alle Dimensionen angemessen zu versorgen und zu begleiten[3]. Versteht man Pflege als Care-Arbeit, wird der Begriff zusätzlich mit den »Care-Charakteristika« verbunden und es können Linien zu Gendertheorien und Care-ethischen Überlegungen gezogen werden, die zur Erklärung der Abwertung von Care-Arbeit (wie auch professioneller Pflege) wertvolle Beiträge liefern. Emshoff untersucht den Care-Begriff in der Pflegetheorie von Benner und Wrubel und zeigt anhand feministischer Kritik bereits lange vor der Diskussion um Care-Arbeit in Deutschland auf, dass mit dem Care- bzw. Sorge-Begriff »traditionell geprägte Geschlechterrollen nicht aufgelöst, sondern eher reproduziert und dadurch verfestigt werden« (Emshoff, 2000). Das klingt zunächst weit hergeholt, sollte aber bei der Verwendung in »Spiritual Care« mitgedacht werden.

Insbesondere im palliativen Setting und bei Menschen mit Tumorerkrankungen werden spirituelle Bedürfnisse als bedeutsam und SpC als hilfreich für Patientinnen und Patienten angesehen. Als Beispiel kann hier die Nennung von spirituellen Bedürfnissen in der S3-Leitlinie Palliativmedizin bei Tumorpatienten genannt werden. Im »Umgehen müssen« mit Leid und Endlichkeit stellen sich für viele Menschen existenzielle Fragen und Spiritualität gewinnt für die Betroffenen an Bedeutung. Trotzdem wird bei Menschen mit Krebserkrankungen, für die sich Fragen nach dem Lebenssinn stellen, kaum auf ihre spirituellen Anliegen eingegangen (Zumstein-Shaha & Alder, 2018).

3 Aus diesem Grund wird der Begriff »ganzheitlich« in Anführungszeichen gesetzt.

SpC wird – ganz im Sinne einer hospizlichen Haltung – interdisziplinär gedacht und ist somit nicht allein der Seelsorge oder einem der Gesundheitsfachberufe wie der Pflege zuzuordnen, sondern schließt alle beruflich am Genesungsprozess, der Pflege oder der Sterbebegleitung Beteiligten mit ein. Was zunächst gut klingt, wirft jedoch Fragen auf, an denen sich kontroverse Diskussionen entzünden können. Als Beispiel sei hier nur die Frage nach dem Verhältnis von Klinischer Seelsorge und SpC genannt. Auch wenn für SpC nicht eine Berufsgruppe allein die Verantwortung trägt, sondern ein interprofessioneller Ansatz zugrunde liegt, zeigen Paal und Grabenweger auf, dass derzeit die »interprofessionelle Zusammenarbeit im Gesundheitswesen, wie auch innerhalb der SpC eher als (…) eine Idealvorstellung gesehen werden kann, als eine Praxis, in der Kollaboration gefördert wird.« (Paal & Grabenweger, 2024, S. 78)

1.3 Pflegewissenschaftliche Perspektive

Aus Sicht der Pflegewissenschaft sind insbesondere die Relevanz und die Übertragbarkeit von SpC in die Pflegepraxis zu fokussieren und fördernde und hemmende Rahmenbedingungen, Kompetenzen und (gefühlten) Verantwortlichkeiten in den Blick zu nehmen. Fällt SpC überhaupt in den Aufgabenbereich von Pflegekräften? Eine Interviewpartnerin sagte mir in diesem Zusammenhang: »Sind wir jetzt auch noch fürs Beten da?« Oder anders formuliert: Weil Pflegekräfte den intensivsten Patientenkontakt haben – Pflege ein »Beziehungs- und Berührungsberuf« (Uzarewicz, C. & Uzarewicz, 2005) ist, muss SpC als selbstverständlicher Aspekt von Pflege – der Pflege inhärent – angesehen werden?

Soll dem leidenden Menschen »ganzheitlich« begegnet werden, können seine spirituellen Befindlichkeiten nicht abgespalten werden und müssen neben den körperlichen, psychischen und sozialen gesehen und berücksichtigt werden. Da es schwerfällt, zu verstehen, dass Menschen Körper, Seele und Geist *sind* (und nicht haben), kann diese Fragmentierung als Hilfsmittel bei der Sicht auf den ganzen Menschen und seine Bedürfnisse dienen. Besonders gut eignet sich das Modell des »Total pain« nach C. Saunders. Seine Bedeutung liegt m. E. darin, dass es keine Bedürfnispyramide gibt, sondern psychische, soziale und spirituelle Bedürfnisse gleichberechtigt neben den körperlichen Nöten stehen und damit besonders für Beginner mit in den Blick genommen werden – erst, wenn ich etwas kenne, kann ich es erkennen. Trotz der Beschreibung dieser verschiedenen Dimensionen von Leid und ihrer Aufnahme in Curricula, Leitbilder, usw. scheint die Rezeption vor allem im hospizlichen Kontext und weniger in der Akutversorgung und der Langzeitpflege zu gelingen.

Pflegende können für SpC zuständig sein, weil sie in der Sorge um Patientinnen und Patienten die qualitativ und quantitativ höchste Präsenz haben. Pflegende sind sehr ›nah‹ am Leidenden und können Befindlichkeiten, Wünsche und Bedürfnisse am besten wahrnehmen und entsprechend darauf reagieren. Dies ist insbesondere vor dem Hintergrund der Unzulänglichkeit von standardisierten Erhebungsinstrumenten zur Erfassung von Spiritualität zu bedenken und auf dieses, z. T. implizite Wissen, kann bei Teambesprechungen oder ethischen Fallbesprechungen zurückgegriffen werden. Pflegerische Interventionsmöglichkeiten in

Bezug auf SpC sind vielfältig, erfordern eine bestimmte Haltung und erstrecken sich sowohl auf das persönliche Handeln, die Entwicklung von Lösungsansätzen im interdisziplinären Team, das Hinzuziehen der Seelsorge und auf Maßnahmen auf der organisatorischen Ebene, wie die Sensibilisierung und Wissensvermittlung sowie das Schaffen von Räumen.

Der ›Spiritualitätsboom‹ ist für den Pflegeberuf keine neue Entwicklung, kein moderner Trend, sondern ist eher als eine Hinwendung zu den Wurzeln und eine (Rück-) Besinnung auf eine ›ganzheitliche‹ Ausgestaltung der Pflege zu verstehen. Die Geschichte der Pflege ist gleichzeitig Religionsgeschichte – sie kann zurück verfolgt werden bis in die biblischen Zeugnisse der Urgemeinde, sie wird weitergeführt in der Geschichte der Ordensgemeinschaften und der Diakonissenschwesternschaften, sie ist zu sehen in der Architektur von Gebäuden wie dem Hôtel Dieu in Beaune, sie findet ihren Niederschlag in den Biografien von Personen wie Florence Nightingale oder Cicely Saunders und zeigt sich noch heute in konfessionellen Einrichtungen wie evangelischen und katholischen Krankenhäusern. Die Pflegetätigkeit im europäischen und amerikanischen Raum kann als tief verwurzelt im christlichen Glauben bezeichnet werden. Inwieweit diese »tätige Nächstenliebe« als Wesensäußerung der Kirche deckungsgleich mit dem war, was heute unter Spiritualität in der Pflege verstanden wird, wäre zu diskutieren. Festzustellen bleibt, dass christlicher Glaube identitätsstiftend und Spiritualität in unterschiedlichen Ausprägungen der Pflege immer inhärent war. Der Bruch in der Geschichte der Pflege, der sich in einer Abkehr von der religiös geprägten Pflegepraxis vollzog, fand nicht plötzlich statt, sondern muss als ein sich in unterschiedlichen Geschwindigkeiten vollziehender Prozess gesehen werden, der durch vielfältige Faktoren beeinflusst wurde. Historische und aktuelle gesellschaftliche Entwicklungen, die zunehmende Dominanz des biomedizinischen Paradigmas, die weniger werdenden christlichen Gemeinschaften, eine pluralere, multikulturelle Gesellschaft und die Ökonomisierung im Gesundheitsbereich dürften nur einige dieser Einflüsse sein. Es wäre allerdings falsch, alle Veränderungen, die Pflegetätigkeit und Pflegeberuf durchlaufen haben, zu bedauern. Sie trugen wesentlich dazu bei, dass aus der Pflegetätigkeit als Liebesdienst ein Beruf wurde, der sich auf dem Weg befindet, eine Profession zu werden (Meussling-Sentpali, 2019) und eine – wenn auch nicht vollständig erfolgte – Emanzipation der Pflege von den jeweils herrschenden Systemen wie Geistlichkeit und Medizin erreichte.

1.4 Blick in die Pflegepraxis

Dass sich in der Pflegepraxis auf diese Wurzeln bezogen wird, die vormals identitätsstiftenden Elemente des Berufsfeldes aufgegriffen werden und der viel beschriebene *spiritual turn* stattfindet, soll hier nicht bestritten, aber zumindest in Frage gestellt werden. Die Auseinandersetzung mit Spiritualität und SpC scheint ein sehr akademischer Diskurs zu sein, in dem sich mit viel Engagement einzelner Personen[4] bemüht

4 Z. B. Maya Zumstein-Shaha, Constanze Giese, Astrid Giebel u. a.

wird, die Perspektive der Pflege einzunehmen und SpC in die Pflegepraxis zu integrieren, der sich aber in den letzten Jahren immer weiter von der Lebensrealität von Pflegekräften entfernt und die Pflegepraxis nur punktuell erreicht hat. Es entsteht der Eindruck einer vorwiegend wissenschaftlichen Rezeption, die dem pflegerischen Alltag nicht gerecht wird und demzufolge kaum in die Praxis diffundiert und nicht handlungsleitend wirksam wird. Diese provokative These soll im Folgenden argumentativ gestützt werden. Die Befunde, die diesen Überlegungen zugrunde liegen, sind zum Teil gut belegt und einige können als bekannt vorausgesetzt werden. Teilweise gibt es »nur« eine »anekdotische Evidenz«, die aus Erfahrungen aus Lehrveranstaltungen und Besuchen in Praxiseinrichtungen resultieren.

1. *Die Pflege ist am Diskurs um SpC kaum beteiligt*
   Pflegewissenschaft und Pflegepraxis sind von dem Diskurs um SpC weitgehend ausgeschlossen, beziehungsweise nehmen ihn wenig zur Kenntnis. Durch diese marginale Beteiligung in der Scientific Community überlässt die Pflege die Deutungshoheit anderen Berufsgruppen. Die Hauptakteure kommen aus der Medizin und der Theologie, was in der Natur des Gegenstandes liegt, aber nicht begründet, warum die Vertreterinnen des Care-Berufes schlechthin so wenig beteiligt sind. Beides, Theologie und Medizin sind Professionen mit einer alten akademischen Tradition, die über die klassischen Professionsmerkmale verfügen – eine akademische Tradition mit wissenschaftlichem Wissenskanon (Wissenschaftlichkeit), eine von der Gesellschaft akzeptierte Zentralwertbezogenheit, Autonomie (z. B. durch starke Standesvertretungen) und Handlungsorientierung (Weidner, 1999). Bedenkenswert ist, dass es sich bei den diskursleitenden, ihn bestimmenden Akteuren um die handelt, aus deren Zugriff sich die Pflege befreit hat, bzw. immer noch zu befreien versucht. Als weitere Ursache kann die nur geringfügig akademisch ausgebildete Berufsgruppe mit einer jungen Wissenschaft bezeichnet werden, die noch nicht über ausreichend Rollen und Ressourcen verfügt, um sich stärker am wissenschaftlichen Diskurs beteiligen zu können.
2. *Die Rahmenbedingungen erschweren eine Dissemination*
   Als weiterer Grund für die marginale Rezeption von Themen um Spiritualität und SpC in der Pflegewissenschaft und den geringen Niederschlag in der Pflegepraxis sind die Rahmenbedingungen für die Pflegetätigkeit und insbesondere die Personalsituation anzusehen. Dem in der letzten Zeit von den Medien redundant kommunizierten Personalmangel gehen jahrelange, zum großen Teil ungehört verhallende Statements von pflegepolitisch aktiven Personen voraus, in denen sie auf den kommenden und damals in Teilen schon bestehenden Pflegenotstand aufmerksam machten. Der zu Versorgungsengpässen führende Pflegekräftemangel zeigt sich nicht nur quantitativ, sondern betrifft ebenso Kompetenzen und Qualifikationen – Skills und Grades. Besonders eindrücklich offenbarte sich der Notstand während der Corona-Pandemie. Das Ausmaß zeigt sich in der zahlenmäßigen Beschreibung des Bedarfs, die Bedeutung erschließt sich innerhalb der Gesellschaft allerdings vorwiegend durch persönliche Betroffenheit von Pflegebedürftigen, Angehörigen und Pflegekräften.
3. *Die Finanzierung von SpC ist ungeklärt*
   Ein mit dem Pflegenotstand eng verbundenes Problem ist die Unterfinanzierung von Pflege insbesondere im Bereich der Pflegeversicherung (SGB XI). Sollte SpC ein reguläres Angebot innerhalb der Versorgung und eine der Pflege klar zuge-

ordnete Aufgabe sein, müssten diese Leistungen inclusive der dafür notwendigen Voraussetzungen wie Qualifikationsprogramme refinanziert werden. Die Ständige Konferenz für Seelsorge (SKS) in der Evangelischen Kirche Deutschland empfiehlt »Spiritual Care in diesem Sinn zu fördern, (…) die noch ausstehende Refinanzierung von kirchlicher Seelsorge im Rahmen von Spiritual Care in der stationären palliativmedizinischen Komplexbehandlung sowie der SAPV bei gleichzeitiger kirchlicher Entsendung anzustreben und entsprechende Modelle dafür zu entwickeln« (EKD 2020, S. 20). Mir ist nicht bekannt, dass es ähnliche Forderungen aus der pflegerischen Berufsgruppe beziehungsweise den Trägern von Pflegeeinrichtungen gibt und diese an die Kostenträger adressiert wurden.

4. *SpC setzt Kompetenz voraus*
   Beim Eingehen auf spirituelle Bedürfnisse wird von den Fachpersonen zunächst eine Haltung der Wertschätzung in Bezug auf die jeweils individuellen – und nicht unbedingt den Erwartungen entsprechenden Bedürfnisse (bzw. deren Nichtvorhandensein) – vorausgesetzt. Die Pflegepersonen sollten sich ihrer Haltung und Werte bewusst sein und sich mit ihrer eigenen Spiritualität auseinandergesetzt haben. Es wird als selbstverständlich angesehen, dass es nicht darum gehen kann, Menschen von etwas zu überzeugen, gar missionieren zu wollen. Außer persönlichen und sozialen Kompetenzen sollte das Wissen um Ausdrucksformen von Spiritualität und um spirituelle Nöte, sowie über Handlungsoptionen und Begrenzungen im eigenen Berufsfeld vorhanden sein. Um über diese Kompetenzen zu verfügen, reicht die pflegerische Berufsausbildung nicht aus. Sie können entwickelt werden, wenn ein persönliches Interesse besteht, zusätzliche Aus- oder Fortbildungen wahrgenommen werden und innerhalb der Institution geklärt ist, welcher Stellenwert SpC beigemessen wird. Bei allen Schulungsangeboten ist zu bedenken, dass es Themen gibt, die sich nicht einfach ›didaktisieren‹ lassen und Lernmethoden an ihre Grenzen stoßen, weil das Ziel nicht allein Wissen, beziehungsweise ein bestimmtes Lernergebnis ist, sondern sich prozesshaft eine Haltung, eine Sensibilität und Bildung im Sinne von ›Herzensbildung‹ entwickeln. Gingen wir von einem eher engen, individuell bestimmten Spiritualitätsbegriff aus, wäre Spiritualität genau wie Glaube nicht nur nicht ›lernbar‹ und überprüfbar, sondern gänzlich unverfügbar. Ebenso schwierig ist es, eine Kultur der Achtsamkeit mit sich und anderen zu entwickeln und eine Haltung der wertschätzenden Kommunikation einzunehmen. Mangelnde Kompetenzen sind allerdings nicht ausschließlich in der geringen ›Didaktisierbarkeit‹ der Gegenstandsbereiche, sondern auch in den schwierigen Rahmenbedingungen der pflegerischen Praxis zu sehen ist (Giebel et al., 2014). Auch wenn Pflegekräfte in der Pflicht stehen, Patienten individuell und würdevoll zu betreuen und es in den Ethik-Kodizes der Pflege, in der Pflegecharta und diversen Leitbildern festgeschrieben ist, dass kulturelle, religiöse und spirituelle Bedürfnisse beachtet werden, muss vor dem Hintergrund der erforderlichen Kompetenzen und dem zumindest teilweise unverfügbaren Wesen von Spiritualität in Frage gestellt werden, ob SpC etwas ist, was von jeder Pflegefachperson erwartet werden kann und darf.
5. *SpC ist keine persönliche Optimierungsstrategie*
   In Organisations- und Personalentwicklungsprojekten konfessioneller Einrichtungen wird SpC eingeführt, um Mitarbeiterinnen und Mitarbeiter nicht nur zu befähigen, Spiritualität von Patientinnen und Patienten sowie Angehörigen wahr-

zunehmen und kompetent darauf eingehen zu können, sondern auch für sich selbst auf gesundheitsfördernde und gesunderhaltende Ressourcen zurückgreifen und präventiv gegen eine emotionale Distanzierung, eine Berufsunzufriedenheit und einen Berufsausstieg wirksam werden zu können (Gerundt et al., 2023). SpC dient somit auch als Ressource für die Organisation, bzw. die einzelne Person. Ohne bezweifeln zu wollen, dass Spiritualität eine Kraftquelle sein kann, muss hier die Frage erlaubt sein, inwieweit es sich um eine Instrumentalisierung im Unternehmensinteresse und eine Technik zur Selbstoptimierung handelt und die Verantwortung für die psychische Gesundheit damit individualisiert und der einzelnen Person zugewiesen wird.

6. *SpC kann Moral Distress mindern oder verstärken*
   Es verwundert nicht, dass die Pflegewissenschaft den Begriff des *Moral Distress* aufgegriffen hat, ist es doch ein alltägliches Phänomen im Pflegealltag, den eigenen oder als richtig erkannten (moralischen) Anforderungen nicht gerecht werden zu können. Monteverde schlägt vor, zwischen moralischem Stress (Moral Distress) und moralischem Unbehagen zu unterscheiden und beide als Reaktionen zu verstehen, die aus einem Bündel an Wahrnehmungen – der moralischen Unerwünschtheit – entstehen (Monteverde, 2019). Die Reaktionen unterscheiden sich darin, dass in Situationen, aus denen moralischer Stress entsteht, den Pflegenden bewusst ist, welche moralischen Verpflichtungen sie hätten, allerdings für sie kein Handlungsvermögen besteht. In Situationen, die moralisches Unbehagen auslösen, besteht hingegen keine Klarheit in Bezug auf die bestmögliche Vorgehensweise (ebd.). Beide Formen können eine Belastung darstellen, erfordern jedoch unterschiedliche Zugänge, um sie zu bearbeiten. Moralisches Unbehagen kann beispielsweise in ethischen Fallbesprechungen oder in Fallanalysen reflektiert und bearbeitet werden. Hierfür stehen Methoden wie zum Beispiel die *Existenzielle Fallbesprechung* zu Verfügung (Ehm, 2016). Bei moralischem Stress hingegen muss die Gültigkeit der verletzten Werte anerkannt und für Rahmenbedingungen gesorgt werden, die für die Betroffenen Handlungsfähigkeit ermöglichen oder wieder herstellen (ebd.). Den Unterschied zwischen beiden Reaktionen zu kennen, kann Pflegenden helfen, Entlastung zu erfahren, genauso wie das Wissen, ob ein Problem auf sozialethischer oder individualethischer Ebene verortet ist. Obwohl Pflegekräfte SpC als Ressource ansehen, scheinen sie nicht ausreichend über Kenntnisse zu verfügen, wie sie SpC nutzen können, um *Moral Distress* zu reduzieren (Kubitza, Große, Schütte-Nütgen & Frick, 2023). Außerdem gibt es Hinweise darauf, dass die Erwartung an Pflegekräfte, sich mit Spiritualität, spirituellen Bedürfnissen und Ressourcen auseinanderzusetzen und SpC anzuwenden, die Personen zusätzlich unter Druck setzt, den moralischen Stress erhöht und die Pflegetätigkeit noch unzulänglicher erscheinen lässt. Möglicherweise legen Personen, für die Spiritualität eine hohe Bedeutung hat, auch von vornherein einen höheren moralischen Maßstab an und leiden daher in größerem Ausmaß an der Unerfüllbarkeit (ebd.).

1.5 Ausblick

Um die Deutungshoheit nicht allein Medizin und Theologie zu überlassen, ist eine aktive Beteiligung von Pflegewissenschaftlerinnen und -wissenschaftlern am theoretischen Diskurs zu SpC notwendig. Dies erfordert gezielte Forschungsförderung, interdisziplinäre Zusammenarbeit und die Integration von SpC-Themen in Pflegestudiengängen.

Damit SpC in der Pflegepraxis stärker verankert werden kann, sollte neben einer pflegetheoretisch ausgerichteten wissenschaftlichen Auseinandersetzung das Augenmerk auf der Identifizierung von realistischen Handlungsspielräumen, Möglichkeiten und Grenzen von Kompetenzentwicklung und der Veränderung von politischen, ökonomischen und institutionellen Rahmenbedingungen liegen. Sowohl die Pflegewissenschaft wie auch die Pflegepraxis müssen ihre Rolle im interdisziplinär ausgerichteten Feld von SpC definieren und sich gleichberechtigt in den theoretischen Diskurs und Versorgungspraxis einbringen.

Um SpC als festen Bestandteil der pflegerischen Versorgung zu etablieren, bedarf es einer Refinanzierung durch die Kostenträger. Projekte wie SpECi bedürfen der Überführung vom Modellcharakter in die Regelversorgung mit entsprechender Finanzierung.

Pflegekräfte benötigen gezielte Aus- und Weiterbildungsangebote, um spirituelle Bedürfnisse von Patientinnen und Patienten zu erkennen und angemessen darauf reagieren zu können. Schulungskonzepte sollten nicht nur Wissen vermitteln, sondern auch die Sensibilisierung für spirituelle Themen fördern und SpC als persönliche Ressource erschließen. SpC darf aber nicht zur individuellen Optimierungsstrategie oder zur Bewältigung von Personalmangel instrumentalisiert werden. Stattdessen müssen Rahmenbedingungen geschaffen werden, die Pflegekräfte dabei unterstützen, Spiritualität als Kraftquelle zu nutzen, ohne zusätzlichen Druck oder moralische Belastungen zu erfahren. SpC darf nicht zu ethischen oder moralischen Konflikten führen. Klare Zuständigkeiten, interdisziplinäre Fallbesprechungen und ethische Reflexionsformate können dazu beitragen, Unsicherheiten zu reduzieren und Pflegekräfte in der Umsetzung von SpC zu unterstützen.

1.6 Literatur

Büssing, A., Gerundt, M., Giebel, A. & Kloke, M. (2024). SpECi – Ein Modellprojekt zur Implementierung spiritueller Kompetenz im Gesundheitswesen. In: *Spiritual Care, 13* (1), S. 14–22.

Chilian, L. (2022). *Ethik und Spiritualität im Gesundheitswesen.* Spiritual Care in theologisch-ethischer Diskussion (Ethik – Grundlagen und Handlungsfelder, Bd. 17, 1. Auflage). Stuttgart: W. Kohlhammer Verlag. Verfügbar unter http://www.content-select.com/index.php?id=bib_view&ean=9783170420595.

Die Deutschen Bischöfe – Pastoralkommission. (2021). *»Bleibt hier und wacht mit mir!«* (Mt 26,38). Palliative und seelsorgliche Begleitung von Sterbenden (Nr. 51). Bonn.

Ehm, S. (2016). Existenzielle Fallbesprechung – ein Führungsinstrument zur Entlastung Pflegender. In: *Spiritual Care, 5* (1), S. 25–32.

EKD. Spiritual Care durch Seelsorge. Zum Beitrag der evangelischen Kirche im Gesundheitswesen. Eine Handreichung der Ständigen Konferenz für Seelsorge in der EKD.

Emshoff, G. (2000). Probleme des Sorge-Begriffs in der Pflegetheorie von Patricia Benner und Judith Wrubel unter besonderer Berücksichtigung der geschlechtsspezifischen Arbeitsteilung.In: *Pflege und Gesellschaft, 5* (3).

Evangelische Kirche Deutschland. (2020). *Spiritual Care durch Seelsorge.* Eine Handreichung der Ständigen Konferenz für Seelsorge in der EKD.

Frick, E. (2019). Spirituelle Anamnese. In T. Roser (Hrsg.), *Handbuch der Krankenhausseelsorge* (5., überarbeitete und erweiterte Auflage, S. 291–300). Göttingen: Vandenhoeck & Ruprecht.

Gerundt, M., Büssing, A. & Giebel, A. (2023). SpECi – Spiritual und Existential Care interprofessionell: Kurzvorstellung eines Modellprojekts zur Spirituellen Begleitung am Lebensende, seiner Ziele und erwarteten Effekte. In: *Zeitschrift für Palliativmedizin, 24* (02), S. 76–84.

Giebel, A., Lubatsch, H. & Meussling-Sentpali, A. (2014). *DiakonieCare. Existenzielle Kommunikation, Spiritualität und Selbstsorge in der Pflege.* Curriculum und Arbeitshilfe zur Organisationsentwicklung. Gottingen: Vandenhoeck & Ruprecht. Verfügbar unter https://ebookcentral.proquest.com/lib/kxp/detail.action?docID=6027299

Heller, B. & Heller, A. (2014). Spiritualität und Spiritual Care. Orientierungen und Impulse (*Palliative Care, 1.* Aufl.). Bern: Huber. Verfügbar unter http://elibrary.hogrefe.de/9783456953526/U1

Kubitza, J., Große, G., Schütte-Nütgen, K. & Frick, E. (2023). Influence of spirituality on moral distress and resilience in critical care staff: A scoping review. In: *Intensive & critical care nursing, 76*, 103377.

Leitlinienprogramm Onkologie (Hrsg.). (2021). *S3-Leitlinie Palliativmedizin.* Version 2.3. Zugriff am 30.06.2023. Verfügbar unter https://www.leitlinienprogramm-onkologie.de/leitlinien/palliativmedizin/

Linseisen, E., Frick, E. & Mächler, R. (2020). MUTASPIR – Stärkung der Menschen in Pflege- und Gesundheitsberufen. In: *Spiritual Care, 9* (2), S. 201–203.

Lubatsch, H. (2012). *Führung macht den Unterschied.* Arbeitsbedingungen diakonischer Pflege im Krankenhaus (SI konkret, Bd. 5). Berlin: LIT.

Maidl, L., Frick, E., Mayr, B. & Voll, K. (2018). Entwicklung eines Moduls zu »Spiritualität und Gesundheitsfürsorge« für den Arbeitsschutz. In: *Spiritual Care, 7* (3), 305–308.

Meussling-Sentpali, A. (2011). »Christliche Pflege« oder »als Christen pflegen«? In: R. Köller & G. Schiffner (Hrsg.), *Christliche Heilkunde, Zugänge. Mit Beiträgen aus Theologie, Medizin, Pflege, Psychologie, Diakonie, Weltkirche* (Erstaufl., S. 39–50). Ahnatal: Fornacon.

Meussling-Sentpali, A. (2019). Professionalisierung und Geschlechterverhältnisse in der Pflege. In C. Rudolph & K. Schmidt (Hrsg.), *Interessenvertretung und Care. Voraussetzungen, Akteure und Handlungsebenen* (Arbeit – Demokratie – Geschlecht, Band 26, 1. Auflage, S. 37–53). Münster: Westfälisches Dampfboot.

Monteverde, S. (2019). Komplexität, Kompliziität und moralischer Stress in der Pflege. In: *Ethik in der Medizin, 31* (4), S. 345–360.

Nauer, D. (2015). *Spiritual Care statt Seelsorge?* Stuttgart: Kohlhammer Verlag. Verfügbar unter http://nbn-resolving.org/urn:nbn:de:bsz:24-epflicht-1288567

Paal, P. & Grabenweger, R. (2024). Spiritual Care als interprofessioneller Ansatz in der Gesundheitsversorgung. In A. Büssing, A. Giebel & T. Roser (Hrsg.), *Spiritual Care & Existential Care interprofessionell* (S. 73–80). Berlin, Heidelberg: Springer Berlin Heidelberg.

Peng-Keller, S. (2019). Spiritual Care im Gesundheitswesen des 20. Jahrhunderts. In: S. Peng-Keller & D. Neuhold (Hrsg.), *Spiritual Care im globalisierten Gesundheitswesen. Historische Hintergründe und aktuelle Entwicklungen* (S. 13–71). Darmstadt: WBG academic.

Peng-Keller, S. (2020). Spiritual Care: Grundgestalten, Leitmodelle und Entwicklungsperspektiven. In: *Spiritual Care, 9* (2), S. 127–135.

Reber, J. (2012). Spiritualität in sozialen Unternehmen – vom spirituellen Angebot zu einer (christlich-) spirituellen Unternehmenskultur. In J. Stockmeier, A. Giebel & H. Lubatsch (Hrsg.), *Geistesgegenwärtig pflegen. Existenzielle Kommunikation und spirituelle Ressourcen im Pflegeberuf* (S. 228–239). Band 1. Neukirchen-Vluyn: Neukirchener Theologie.

Utsch, M. (2010). Spiritualität in Medizin und Pflege. In: Kottnik, Klaus-Dieter, Giebel, Astrid (Hrsg.), *Spiritualität in der Pflege* (S. 21–33). Neukirchen-Vluyn: Neukirchener.

Uzarewicz, C. & Uzarewicz, M. (2005). *Das Weite suchen. Einführung in eine phänomenologische Anthropologie für Pflege* (Dimensionen sozialer Arbeit und der Pflege, Bd. 7). Stuttgart: Lucius und Lucius.

Weidner, F. (1999). Was bedeutet Professionalisierung für die Pflegeberufe? Annäherung an einen strapazierten Begriff. In: D. Sauter & D. Richter (Hrsg.), *Experten für den Alltag. Professionelle Pflege in psychiatrischen Handlungsfeldern* (S. 18–38). Köln.

World Health Organisation. *Palliative Care.* Zugriff am 30.06.2023. Verfügbar unter https://www.who.int/health-topics/palliative-care

Zumstein-Shaha, M. & Alder, J. (2018). Welche Fachpersonen zeigen sich in der Literatur zuständig für die spirituellen Bedürfnisse von Patientinnen und Patienten mit einer neuen Krebsdiagnose? In: *Spiritual Care*, 7 (3), S. 281–291.

2 Das Ethos fürsorglicher Praxis in der Pflege – Spiritualität und Interkulturalität

Christel Kumbruck

2.1 Einleitung

In diesem Beitrag geht es um das Ethos fürsorglicher Praxis in der Pflege und auch seine Veränderung aufgrund großer Umwälzungen der Rahmenbedingungen von Pflege (▶ Kap. 2.2). Pflege ist in Deutschland traditionell von christlichen Nonnen und Diakonissen in christlichen Pflegeeinrichtungen durchgeführt worden; sie wurde ab Mitte des 20. Jahrhunderts in die allgemeine Ökonomie eingegliedert und ist inzwischen ein normaler Beruf mit Auswirkungen auf das Ethos. Diese werden anhand empirischer Studien aufgezeigt (▶ Kap. 2.3). Das Ethos fürsorglicher Praxis in der Pflege ist aufgrund seiner christlichen Konstituierung, aber auch der besonderen Aufgabe von Pflegekräften an den existenziellen Schnittstellen der Menschen, Leben und Tod sowie Krankheit und Behinderung, zu helfen, immer schon auf Kraftquellen, in der Arbeitspsychologie ›Ressourcen gegen Stress‹ genannt, angewiesen. Hierzu dienen den Pflegekräften auch spirituelle Ressourcen (▶ Kap 2.4). Angesichts einer zunehmenden Zahl von Pflegebedürftigen mit einem anderen religiösen und kulturellen Hintergrund ist Spiritualität auch unter dem Gesichtspunkt von Interreligiosität und Interkulturalität als Herausforderung in der Pflege zu bewältigen (▶ Kap. 2.5).

2.2 Das Ethos fürsorglicher Praxis in der Pflege

Pflegebedürftigkeit im Alter und bei Behinderung ist Ausdruck einer abnehmenden Fähigkeit der Selbstversorgung. Pflegebedürftigkeit kann auch ein vorübergehender Zustand aufgrund akuter Krankheit und Beeinträchtigung sein, wo Pflege und Medizin dann der Heilung dienen. Die Beeinträchtigung kann ihren Schwerpunkt sowohl auf der somatischen als auch der psychischen Ebene haben, wobei beide Zustände mehr oder weniger ausgeprägt betroffen sind.

Eine Grundbedingung von Pflege ist, dass die Pflegebedürftigen existenziell angewiesen auf die sie pflegenden Personen sind, seien es die sie betreuenden Angehörigen oder die professionellen Pflegekräfte. D. h. die Vorstellung, dass Pflegebedürftige Kunden einer Dienstleistung seien, ist vielleicht in der Warenwelt eine naheliegende Metapher, aber sie trifft den Zustand der Kranken, Behinderten und Alten nicht, weil diese nicht beliebig den Ort des Geschehens verlassen und einen anderen aufsuchen können. Außerdem ist ihr Bedarf nicht beliebig erfüllbar, sondern es geht dabei um Leben und Tod. Aus diesem Grund sind die Pflegebedürftigen auf ein Ethos fürsorglicher Praxis der Pflegenden angewiesen.

Definition des Ethos fürsorglicher Praxis in der Pflege:
Die Grundhaltung eines Verständnisses für die leibseelische Verletzlichkeit menschlicher Existenz und einer beziehungsorientierten Zuwendung im praktischen Tun kennzeichnet das Ethos fürsorglicher Praxis. Dieses Ethos ist allerdings wandelbar. Es ist je historisch geprägt von tief verankerten gesellschaftskulturellen Wertevorstellungen.

Wesentliche Merkmale der Pflege, die essenziell für das Ethos fürsorglicher Praxis sind, fanden sich in unseren qualitativen empirischen Studien (Kumbruck & Senghaas-Knobloch, 2006):

1. Menschen sind existenziell auf Für-Sorge durch andere Menschen angewiesen, insbesondere zu Beginn und zum Ende des Lebens, aber auch in Lebensphasen wie Krankheit.
2. Der Zugang zum Pflegebedürftigen erfolgt über dessen Leiblichkeit (leib-seelische Bedürfnisse).
3. Pflege arbeitet mit natürlichen Rhythmen und Prozessen: Waerness (2000) setzt deshalb der Zweckrationalität, die in vielen industriellen Arbeitsprozessen gilt, die für die Pflege notwendige *Fürsorgerationalität* gegenüber (denn: »Sterben geht in 20 Minuten nicht«).
4. Das Ergebnis der Pflegearbeit hängt von der Kooperation mit Pflegebedürftigen ab.
5. Die Pflegebeziehung ist asymmetrisch. Dies erfordert die einfühlsame Gestaltung von Nähe und Distanz.
6. Das Berufsethos orientiert sich an einem Menschenbild, wonach die Würde des Menschen in jeder Lebenssituation zu wahren ist.
7. Pflege in Deutschland hat eine christlich geprägte Tradition: Vor der Beruflichung stand und steht auch heute noch die Berufung im Sinne einer besonderen Berufsmotivation.
8. Interaktionsarbeit ist automatisch bei jeder funktionalen Pflegearbeit dabei. Sie bestimmt das *Wie* der Durchführung. Es handelt sich um die Arbeit an den Gefühlen: als Arbeitsbedingung, Arbeitsmittel, Arbeitsinstrument (u. a. Empathie, sinnliche Wahrnehmung, personenbezogene und situative Flexibilität).

Somit ist das Ethos einerseits von religiösen und kulturellen Werten geprägt und dadurch unterschiedlich, andererseits kann es auch durch gesellschaftliche Veränderungen abgeschwächt werden. Hierzu gehören zum einen Pflegeinstitutionen und Pflegekräfte, die die christlichen Werte nicht teilen, zum anderen Bedingungen für die Umsetzung von Pflege am Arbeitsplatz oder in der häuslichen Situation, die sich restriktiv auf eine ethisch geprägte fürsorgliche Praxis auswirken.

2.3 Veränderungen des Ethos fürsorglicher Praxis in der Pflege

Das Pflegeethos als traditionell christlichen Ethos in Deutschland (Kumbruck, 2009) im Rahmen christlicher Mutterhäuser wurde etwa ab dem Jahr 1836 begründet. In diesem

Jahr, 1836, erfolgte die Gründung der Diakonissenanstalt Kaiserswerth als Ausbildungsstätte für evangelische Pflegerinnen. Davor gab es schon lange katholische Nonnen, die Pflege praktizierten. Ab Mitte des 20. Jahrhunderts wurden zunehmen Diakonissen und Nonnen als Pflegepersonal von weltlichen Pflegekräften abgelöst, die ab 1960 moderne Arbeitsverträge erhielten. In Deutschland ist berufliche Pflege seit den 1990er Jahren mit Hilfe zahlreicher Reformgesetze in die allgemeine Ökonomie eingegliedert worden. Privatwirtschaftliche Planung und Vorgehen bestimmen die stationären und ambulanten Kranken- und Altenpflegeeinrichtungen. Damit verbunden sind Arbeitsintensivierungen und Einsparung von Pflegepersonal. Die Konsequenz besteht in zunehmenden Krankheitsquoten des Pflegepersonals. So steigen die Krankheitsraten der Pflegekräfte, wie der Fehlzeitenreport 2024 (Schenkel et al., 2024) für die Branchen Gesundheits-/Sozialwesen und die Diagnose psychische Krankheiten (ebd., S. 352 ff.) zeigt. Hiermit verbunden ist auch eine zunehmende Flucht aus dem Pflegeberuf und mangelnde Attraktivität des Berufs, sodass inzwischen ein eklatanter Pflegepersonalmangel herrscht, der die Arbeitsbedingungen weiter erschwert.

Die bei den meisten Pflegeauszubildenden anfangs vorhandene Motivation für den Pflegeberuf, der die Berufung ›Menschen zu helfen‹ in sich trägt, erzeugt in der beruflichen Praxis zunehmend Enttäuschung, weil der eigene Anspruch nicht eingelöst werden kann. Selbst innerhalb der Ausbildung zeigen sich schon typische Verhaltensweisen einer Burnout-Erkrankung, nämlich Desinteresse am Pflegebedürftigen bis hin zu Depersonalisation und Zynismus (Greenskills4VET, 2025).

In der Untersuchung in der Intensivstation eines Krankenhauses lassen sich viele Gefährdungen des Ethos fürsorglicher Praxis finden (Kumbruck, 2014), die bei vielen dort tätigen Pflegekräften zum Berufsausstieg führen. Ein Pfleger, der zur Pflegedienstleitung aufgestiegen ist, ist sehr froh, nicht länger in der Intensivstation arbeiten zu müssen, weil er das Gefühl hat, dass die Arbeit inzwischen längst keinen Sinn mehr macht. Besonders kritisch sehen die Pflegekräfte, dass sie nur als »ausführendes Organ«, aber ohne »Einfluss auf Entscheidungen« angesehen werden. Die hier übliche Praxis, noch ›Halbtote zu operieren‹ statt ihr Leiden zu lindern, ist für sie ein Zeichen, dass das Ethos keine Rolle mehr spielt.

Entsprechend negativ ist die Wahrnehmung der Personalsituation durch Pflegekräfte und ihre Reaktion darauf. Sie fällt vermehrt zynisch aus:

> *»Das ist doch deine einzige Abwehr! Du bekommst schwarzen Humor und du wirst sarkastisch.«* (ebd., S. 322)

> *»Solange wir mit diesem knappen [Personal-] Schlüssel da irgendwie durch die Gegend rennen, brauchen wir uns über Ethik und Moral nicht zu unterhalten, weil die nicht vorhanden ist. Die nicht praktiziert werden kann, zumindest nicht von der Pflege.«* (ebd., S. 318)

Die reduzierten Interaktionen am Patientenbett werden mit einer völlig entindividualisierten Arbeit »wie am Fließband« verglichen. Pflegekräfte ›lösen‹ die Zeitmängel, indem sie Dokumentationen ausfüllen, auch wenn sie die eingetragenen Leistungen (z. B. Drehen des Patienten zur Dekubitus-Prophylaxe) nicht erledigt haben. Es erfolgt eine Fokusverlagerung vom Patienten zur Dokumentation mit dem Ziel der »rechtliche(n) Absicherung« anstatt der Orientierung am Ethos (Kumbruck & Senghaas-Knobloch, 2014).

2.4 Spiritualität als Ressource in der Pflege

Das Ethos fürsorglicher Praxis in der Pflege weist verschiedene zentrale Elemente aus, die den Veränderungen unterliegen, nämlich Menschenbild, Spiritualität, Gemeinschaft, Geschlecht, Pflegeverständnis, Zeit sowie Qualität und Ökonomie (Kumbruck & Senghaas-Knobloch, 2006, S. 12ff). Für das Element »Spiritualität« zeigte sind, dass sich dieses in der Pflegetradition in einer selbstverständlichen »religiös begründeten Nächstenliebe« äußerte. Diese Ausrichtung wurde inzwischen abgelöst durch ein »Ringen um spirituelle Ausrichtung«. Dieses umfasste die Aspekte der religiösen Sinnvermittlung im Sinne eines Orientierungsrahmens für existenzielle Fragen, der spirituellen Ressourcen für das pflegerische Handeln und der Sinnstiftung durch den Glauben.

Spiritualität wird ebenso wie Religiosität als anthropologische Grunddimension gesehen, genauso wie die physische, psychische und soziale Dimension. So beschreibt der Psychologe und Philosoph William James (1997) religiöse Erfahrungen als ein konkretes, intuitives und spontan auftretendes Gefühl, das mit der Gewissheit von einer Transzendenz, von einem Mehr als das, was der Mensch ist, einhergeht. Die Betonung liegt nicht in »vergeistigte(r) Weltflucht noch verklärte(r) Selbstaufgabe, sondern hat ihren ›Sitz im Leben‹ in der leiblichen Verfasstheit des Menschen selbst und kommt im Selbstbewusstsein auf.« (Storms, 2024, S. 27)

Anthropologisch fundiert wird Spiritualität definiert »als die subjektive Konzeptualisierung des je eigenen, sich über den Lebensverlauf entwickelnden, existenziellen Relationsverhältnisses von Selbst und Welt. Dieses basiert auf einer affektiven, einer reflexiven und einer performativen Dimension und verbindet die Deutung von Sinn des Lebens und Sinn im Leben mit einem Moment des Transzendierens. – In diesem Sinne ist Spiritualität formal gesprochen ein anthropologisches Existential, das jedem Menschen qua seines Menschseins im Modus von Leiblichkeit, Subjektivität und Moralität zukommt und in dem die je eigenen existenziellen Sichtweisen, Wertevorstellungen und Handlungen verkörpert werden.« (Storms, 2024, S. 30)

Spiritualität ist letztendlich das »Bezogensein auf eine über das unmittelbare Ich und seine Ziele und Bedürfnisse hinausreichende Dimension« (Kohls & Walach, 2011, S. 135); diese ist an unmittelbarer Erfahrung orientiert. Es gibt eine Überlappung mit Religiosität; diese ist stärker an Konzepten orientiert.

In der heutigen Zeit hat sich eine Vielfalt von Ausprägungen von Spiritualität entwickelt, sodass es schwer ist, von Spiritualität und Religiosität zu sprechen. So bringt das Konzept der »impliziten Religiosität« (Schnell, 2008) eine weitere Sicht hinzu; hierbei geht es um all das, was dem Denken, Handeln und Erleben von Menschen der Gegenwart Sinn verleiht und somit Identität stiftet – auch jenseits des kirchlichen Deutungsmonopols.

Es gibt ein funktionalistisches Verständnis von Spiritualität als salutogene Maßnahme, als eine Bewältigungsstrategie für große Herausforderungen. Auch wird sie als ›sanfte‹ Maßnahme im Prozess der Begleitung lebensbedrohlicher Krankheiten oder gar des Sterbeprozesses angesehen, insbesondere, wenn sie im palliativen Kontext zum Einsatz kommt. Dieses Verständnis prägt auch die angelsächsische Spiritual Care (*SpC*) und die diesbezügliche Definition der WHO (2002). Letztendlich geht es hier um existenzielle Fragen, für die Individuen Antworten nach deren Sinn suchen. Dazu gibt es vier spirituelle Themenbereiche, nämlich Bedürfnisse nach innerem Frieden und Generativität sowie existenzielle und religiöse Bedürfnisse. SpC kann offen und bezogen auf individuelle religiöse Orientierungen sein, wird jedoch im angelsächsischen Raum häufig an ganz konkrete Religionen und Konfessionen und deren Schwerpunkten adressiert. So werden beispielsweise Pflegekräfte in Weiterbildungen mit konkretem Wissen über Rituale und Maßnahmen beispielsweise der Sterbebegleitung geschult (Mauk & Schmidt, 2004, S. 139).

Spiritualität wurde in unseren empirischen Untersuchungen von vielen Pflegekräften als Ressource bzw. Kraftquelle beschrieben (Kumbruck, 2008). Auch die Stressforscher Zapf & Semmer (2004, S. 1042) betrachten sie mit Bezug auf das salutogenetische Modell Antonovskys (1979) als »Mittel, um Anforderungen zu bewältigen, um das Auftreten von Stressoren/Risikofaktoren zu vermeiden, ihr Ausmaß zu mildern beziehungsweise ihre Wirkung zu vermindern.« Ein Schlüsselkonzept der Stressbewältigung ist das Kohärenzgefühl, das sich im Laufe des Lebens auf der Basis von Ressourcen entwickelt und aussagt, ob das eigene Leben als verstehbar, bewältigbar und sinnhaft erlebt wird.

Spiritualität hat viele Ausprägungen, u. a. Gebete, Aufenthalt in Kirchen und anderen religiösen Häusern, Meditation. Im Kontext der beruflichen Befassung mit kranken und sterbenden Menschen dient Spiritualität zum einen dem Pflegebedürftigen und seiner Heilung sowie Linderung oder seiner Begleitung auf seinem letzten Weg. Zum anderen wird der Helfende unterstützt, Schmerz und Elend des Pflegebedürftigen auszuhalten, nicht selbst zu verzweifeln und dem Pflegebedürftigen Trost spenden zu können. In unserer Studie mit Repertory-Grid gestützten narrativen Interviews zur Spiritualität in der Pflege zeigte sich, dass Pflegekräfte spirituelle Überzeugungen und Handlungen professionellen gegenüberstellen (Kumbruck & Derboven, 2013; Kumbruck et al., 2009, S. 16–18). Aus beiden Bereichen gewinnen sie Kraft und Entlastung für die Bewältigung ihrer Arbeit. Die spirituellen und professionellen Ressourcen wirken auf unterschiedliche Weise. Die spirituellen Ressourcen zeigen in Organisationen einen ambivalenten Charakter, der den Pflegekräften auch schaden kann. Folgende kritische Situationen wurden von den Interviewpartner:innen thematisiert:

Angesichts existenzieller Situationen mit hohem emotionalen Belastungspotenzial hilft Spiritualität bei der Sinnstiftung. Dies ist eine besonders nachhaltig wirksame Bewältigung. Diese Ressourcenwirkung findet sich beim professionellen Vorgehen nicht. Gehören jedoch zur Pflegeaufgabe als sinnlos angesehene Tätigkeiten, die möglicherweise auch dem spirituell begründeten Verständnis von Menschenwürde widersprechen, z. B. Zwangsmaßnahmen zur Verlängerung des Lebens, wirken diese als besonders belastend. Aus der Spiritualität abgeleitetes moralisches Verantwortungsgefühl auf Seiten der Pflegenden kann bei Personalengpässen sowohl zur Selbstausbeutung führen als auch durch Leitungskräfte mittels moralischen Druckes ausgenutzt werden.

Spirituelle und professionelle Ressourcen können beide Handlungssicherheit als ›Kompass‹ und mittels ›Routinen‹ geben. Spirituelle Lösungen helfen, Sinn auch in harten Schicksalsschlägen oder dem Sterben von Patienten zu erkennen, was professionelle Ressourcen nicht leisten. Spirituelle Ressourcen müssen teilweise durch bestimmte Handlungen (z. B. sich besinnen, beten, Kerze anzünden) erst aktiviert werden. Wenn die hierfür benötigte Zeit im Arbeitsalltag nicht vorhanden ist, stehen diese Ressourcen nicht zur Verfügung. Wichtig für Pflegekräfte, die auf Spiritualität zurückgreifen wollen, ist es, dass Spiritualität internalisiert wird und somit in kritischen Situationen verfügbar ist: zum einen als Überzeugungen, zum anderen als Handlungsmuster. Es gibt auch nicht nachhaltige

Tab. 2.1: Kraftquellen in der diakonischen Pflege (vgl. auch Kumbruck et al., 2009, S. 16–18).

Wirkung	**Ressourcen**	
	Spirituell	**Profan**
Gewissheit im Handeln (Handungssicherheit)	• Aus der Bibel abgeleitete unhinterfragbare Überzeugungen (Barmherzigkeit, Gleichheit aller Menschen) leben (Ü))	• Professionalität leben (Ü) • Routine/Schemata abarbeiten (H)
Vergewisserung (Handlungsorientierung)	• Beten, Zwiesprache mit Gott halten (H)	• In sich hinein hören/die eigene Intuition erspüren (H)
Verantwortung teilen (getragen sein)	• Abgabe von Verantwortung an Gott (H)	• Austausch mit Kolleg:innen (H)
Sinnhaftigkeit erfahren	• Gewissheit haben, dass Krankheiten, leidvolles Altern und Sterben einen Sinn haben (Ü)	
Gelassenheit	• Gebete bei der Sterbebegleitung/religiöse Sterberituale (H)	• Gelassene Persönlichkeit: Geduld haben, Ruhe vermitteln können (Ü)
Distanz	*In der Freizeit:* • Alleine in der Kirche sein (H)	• Grenzen der eigenen Belastbarkeit erkennen und akzeptieren (H) • Abgrenzung gegenüber Patienten und anderen Berufsgruppen (H) • Kleine Rückzugsrituale: eine Zigarette rauchen (H) *In der Freizeit:* • Meditation (H)
Freude	• Religiöse Themen erleichtern die Kommunikation mit Patient:innen (H)	• Dankbarkeit der Patient:innen (Wertschätzung) (H) • Erfolgserlebnisse bei der eigenen Arbeit mit den Patient:innen (H)

Ü = Überzeugung als Ressource; H = (habitualisiertes) Handlungsmuster als Ressource

»Ressourcen«, z. B. das Einnehmen von Betäubungsmitteln.

Sinnvoll ist es in Schulungen, die Pflegekräfte sich mit kritischen Situationen im Arbeitsleben und mit Lösungen dazu befassen zu lassen, damit sie hilfreiche Lösungen (und Ressourcen) erarbeiten können, unwirksame und schädliche »Lösungen« (also vermeintliche Ressourcen wie Zynismus oder unwirksame wie Drogen) herausfinden und sich von ihnen abwenden können. Spiritualität ist somit eine wichtige Kraftquelle (▶ Tabelle 2.1), also Ressource, um existenzielle Herausforderungen in der Pflege zu bewältigen.

2.5 Interkulturalität in der Pflege

In Deutschland gab es in Pflegeeinrichtungen eine starke spirituelle Tradition, die an die christlichen Schwesternschaften und damit an das Christentum gebunden war (Kumbruck, 2009). Nach der Ablösung der Schwesternschaften waren das christliche Verständnis von Heilungs- und Lebensprozessen und deren Begleitung sowie die Praxis christlicher Rituale immer weniger in den Pflegeeinrichtungen präsent, sie wurden teilweise durch Krankenhausseelsorger als Aufgabe übernommen und ansonsten den Pflegekräften als privates Anliegen überlassen. Hierzu gehört beispielsweise das Bestehen auf dem Anzünden von Kerzen nach Eintritt des Todes und Öffnen von Fenstern, damit die Seele hinausfliegen kann. Dies sind Restbestände einer früher die ganze Gesellschaft durchdringenden Religiosität. Der Bedarf danach scheint in existenziellen Situationen auf, wie sie in Pflegeeinrichtungen viel häufiger als in anderen Lebenskontexten vorkommen. Dadurch wird deutlich, dass Spiritualität in Pflegeeinrichtungen Teil des Angebots sein sollte.

Inzwischen gibt es viele Menschen in Deutschland mit anderen religiösen und kulturellen Hintergründen als den beiden christlichen Konfessionen oder ohne Religionszugehörigkeit. Es gibt hier Menschen mit anderen christlich-orthodoxen Ausprägungen sowie Vertreter:innen aller Weltreligionen und deren Ausdifferenzierungen. Die Religionen sind Bestandteil der kulturellen Prägung in den verschiedenen Regionen dieser Welt und geben der jeweiligen Kultur ihr eigenes Gesicht, wie auch die jeweilige Kultur die konkrete religiöse Ausformung bestimmt. Somit ist jede interreligiöse Herausforderung zugleich eine interkulturelle Herausforderung. Diese zeigt sich nicht nur auf der sachlichen Ebene, sondern führt zu affektiven Irritationen angesichts eines oft schwer nachvollziehbaren Verhaltens auf beiden Seiten. Hieraus leitet sich der Bedarf nach spiritueller Begleitung der Pflegebedürftigen mit anderen religiösen und kulturellen Hintergründen ab. Auch sie haben ein Recht darauf, gemäß ihrer kulturell-religiösen Ausrichtung in existenziellen Situationen ihren (ggf. letzten) Weg zu gehen.

In deutschen Pflegeeinrichtungen ist man auf diese Aufgabe interkultureller und interreligiöser Berücksichtigung von spirituellen Bedürfnissen nur teilweise vorbereitet. In der angelsächsischen Welt (Mauk & Schmidt, 2004) ist man weiter und lehrt SpC als Unterrichtsfach in der Pflegeausbildung. So kann eine Pflegekraft, die Pflegebedürftige mit einer konkreten Religion, z.B. Buddhismus, zu betreuen hat, in Handbüchern nachschlagen, auf welche interreligiösen und interkulturellen Situationen sie mit entsprechenden Handlungen reagieren sollte. Hier finden sich u.a. auch Speise- und Berührungs-Tabus. Dieses Wissen ist hilfreich, jedoch ist zu beachten, dass jedes Individuum so einzigartig ist, dass hiermit auch Vorurteile reproduziert werden können, die eine andere Art von Missachtung der Person darstellen.

Einen alternativen Ansatz vertritt die Interkulturelle Psychologie (Kumbruck & Derboven, 2016). Sie sensibilisiert für interkulturelle Situationen, u.a. auch spirituelle Bedürfnisse in Pflegeeinrichtungen. Hier wird anhand von eigenen und vorgegebenen Beispielen die Bearbeitung von Erfahrungen mit spirituellen/religiösen Barrieren angeleitet. Denn: Konkrete Rituale kann man nicht für alle Religionen kennen. Aber Pflegekräfte können zu den religiösen Vorstellungen und Wünschen Fragen stellen. Allerdings gibt es mit Menschen aus anderen Kulturen und Religionen oftmals auch sprachliche Verständnisschwierigkeiten, sodass Gesundheitsdolmetscher eine wichtige organisationale Ressource im Gesundheitssystem sind.

Spiritualität hat folgende Funktionen:
Linderung von Ängsten durch Rituale/Gebete sowie Trost und Sinnstiftung angesichts von Schmerzen und Tod. Und genau diese Funktionen sind auch in den Gesundheitsberufen für Menschen anderer Kulturen relevant. Hier ist es für die Kranken und Sterbenden besonders wichtig, die entsprechend ihrer Religion »richtigen Maßnahmen« zu ergreifen, um göttliche Linderung oder tragfähigen Sinn zu erfahren. Dabei sollte immer wieder deutlich werden, dass es nicht nur um explizite Ausübung von Religion geht, z. B. Beten oder seelsorgerischer Beistand, sondern um die üblichen Gewohnheiten und Praktiken, also den Lebensstil einer religiösen Gruppierung. Von besonderer Bedeutung sind dabei Speiseregeln, Übergangs- und Sterberiten, aber auch die Unterstützung durch Angehörige. Aus religiös begründeten Tabus leiten sich unterschiedliche Anforderungen an die Art und Weise der Annäherung/Berührung an den (entblößten) Körper für Diagnose- und Behandlungszwecke ab. Schließlich tangiert auch die Sicht auf die Bedeutung des menschlichen Lebens an sich die Anforderungen an die Mitarbeitenden im Gesundheitsbereich, z. B. in ethischen Fragen. Andere Kulturen haben teilweise ein anderes religiös begründetes Verständnis von Krankheitsursachen und Heilung, so z. B., wenn im Voodoo von der Entwicklung einer Krankheit durch böse Blicke und Gedanken anderer Menschen ausgegangen wird. Asiatische Religionen haben eigene Heilungssysteme entwickelt, so die Traditionelle Chinesische Medizin (TCM) oder die Ayurvedische Medizin, die von anderen Angriffspunkten des Heilens, z. B. Energiebahnen oder Ungleichgewichte zwischen Körper und Geist, ausgehen als die westliche Medizin. In den USA ist SpC (Mauk & Schmidt, 2004) in die Pflegeausbildung integriert, die diese unterschiedlichen religiös begründeten Notwendigkeiten für das Wohlbefinden von Patienten vermittelt. Somit spielt Spiritualität auch eine Bedeutung in der Interkulturellen Psychologie (Kumbruck & Derboven, 2016, S. 224).

Die Interkulturelle Psychologie hat ein semiotisches Kulturverständnis:
Menschen als Teil einer Gruppe sind in selbst gesponnenen Bedeutungsgeweben verstrickt. Sie bilden durch Kommunikation ihre Kultur, indem sie sich darauf meist unbewusst 'einigen', wie sie die Welt sowie den angemessenen Umgang damit sehen wollen. Mitglieder einer Kultur grenzen sich von anderen sozialen Gemeinschaften ab, indem sie ihren Zeichen eine spezifische Bedeutung geben, die nur von den Angehörigen der eigenen Kultur verstanden wird (Geertz, 1994). Sensibilisierung für die kulturelle Prägung von Menschen erfolgt deshalb über Versuche die kulturell anderen zu verstehen, mittels kommunikativer Mittel wie aktivem Zuhören, Empathie.

Mauk & Schmidt (2004, S. 13, aus dem Engl. übersetzt C. K.) unterscheiden verschiedene Ansätze für »Spiritual Care«:

1. *Persönlich:*
   Die Pflegekraft nutzt Zuhören, Empathie und reflektierende Kommunikationstechniken, um dem Patienten beim Aufspüren der Gefühle, die durch sein Leiden entstehen, zu helfen. Diese Herangehensweise kann auch ohne religiöse Konnotation sein.
2. *Prozedural:*
   Die Pflegekraft nutzt eine logische und technische Methode, um auf spirituelle Bedürfnisse einzugehen, indem sie Patienten in die Klinikkapelle bringt. Eine solche Herangehensweise deutet darauf hin, dass diese Pflegekraft eine Tendenz zur Stereotypisierung von Patienten hat.
3. *Kulturalistisch:*
   Auf Bitte des muslimischen Patienten

beweist die Pflegekraft kulturelles Einfühlungsvermögen, indem sie das Bett im Krankenhauszimmer des Patienten in Richtung Mekka umstellt.

4. *Religiös/Evangelikal:*
   Die selbst einer baptistischen Kirche zugehörige Pflegekraft bekennt sich gegenüber dem ebenfalls baptistischen Patienten zu ihrem Glauben. Bei diesem Vorgehen teilen Pflegekraft und Patient dieselbe Konfessions- oder Glaubensgrundlage.

Diese vier Ansätze zeigen die Vielfalt der spirituellen Anknüpfungspunkte, wie sie in den USA gelehrt werden. Sie sind in der Praxis nicht immer trennscharf zu unterscheiden. In deutschen Pflegeeinrichtungen führen entsprechende Situationen häufig zu Irritationen bis hin zu Konflikten, weil die Pflegekräfte und ihre Pflegeeinrichtungen nicht auf solche »Spiritual Care«-Situationen vorbereitet sind. Gerade da Religionen immer ein wichtiger Hintergrund von Kulturen sind, sind in kulturalistischen Ansätzen immer auch Elemente von Spiritualität betroffen, wie das obere Beispiel der Bitte des muslimischen Patienten, sich im Bett für die täglichen Gebete nach Mekka ausrichten zu können, zeigt. Ein pures Faktenwissen über die Religion hilft jedoch oft auch nicht weiter, denn die religiösen Pflichten und Gebote können von den Patienten unterschiedlich streng ausgelegt werden. Für die Pflegekräfte wird es immer dann schwierig, wenn sie in der Ausübung ihrer pflegerischen Handlung behindert werden oder ihre pflegerischen Ziele in Gefahr sehen, z. B. weil die Gesundung des Patienten nicht oder nur schwer mit seinen religiösen Praktiken vereinbar erscheint oder Patienten und deren Angehörige religiös begründete Erwartungen haben, die im Regelablauf deutscher Pflegeeinrichtungen nicht vorgesehen sind. Hierzu werden einige Beispiele aus unserer interkulturellen Forschung wiedergegeben:

Beispiel 1: Fasten

Bei der Übergabe zum Spätdienst erfährt die Pflegekraft, dass ein ihr zugeteilter muslimischer Patient seit dem Morgen nichts mehr gegessen oder getrunken hat. Der Patient erklärt, dass Ramadan ist und er deshalb fasten möchte. In diesem Zusammenhang verweigert er auch tagsüber die Einnahme von Medikamenten (Kumbruck & Derboven, 2016).

Die Religion ist eng mit dem Alltag und den Gewohnheiten der gläubigen (z. B. muslimischen) Patienten verwoben. So sollten sich die Pflegekräfte bewusst sein, dass manche Missverständnisse, die auf den ersten Blick religiöser Natur zu sein scheinen, auch noch andere Aspekte beinhalten können. Im Fall des Patienten, der fasten möchte, können Angehörige oder ein Vertreter der Gemeinde helfen eine Lösung mit dem Patienten zu finden, denn Kranke müssen an sich nicht fasten. Sie tun dies aber oft doch, weil es angenehmer ist, mit anderen zusammen zu fasten, statt die Fastenzeit nach der Genesung allein nachzuholen.

Beispiel 2: Eine Pflegekraft schildert den Fall einer jungen, europäisch gekleideten muslimischen Frau und ihrem Mann

»Nicht mal Blutdruck messen. Das war eine junge Frau, die war auch ganz normal gekleidet, die war nicht verhüllt, aber der Mann hat darauf bestanden, dass sie nicht von anderen Männern angefasst wird« (Koppe, 2021: S. 241).

Pflege ist körpernah und überschreitet die zwischen Fremden übliche Schamgrenze, insbesondere, wenn die Pflegekraft gegengeschlechtlich ist. In unterschiedlichen Kulturen sind unterschiedliche Köperteile im unbekleideten Zustand tabu für fremde Menschen, also auch für Pflegekräfte. In muslimischen Partnerschaften hat der Ehemann die alleinigen Vorrechte, seine Frau am ganzen Körper zu sehen und anzufassen; tut dies ein anderer Mann, ›beschmutzt‹ er diese Frau. Der Ehemann handelt in diesem patriarchalen Verständnis konsequent, seine junge Frau vor den ›Übergriffen‹ des Pflegers beim Blutdruckmessen an der Tabugrenze Oberarm zu ›schützen‹. Die Krankenhausbeschäftigten könnten das Verhalten des Ehemanns jedoch auch kritisch als ein in einer Demokratie nicht angemessenes Besitzverhalten ansehen, dem man im Krankenhaus nicht nachgeben will. Die Krankenhäuser und Pflegeheime können ohnehin nicht immer adäquat auf die Patient:innenbedürfnisse eingehen, da die Schichten der Pflegekräfte nicht immer mit Männern und Frauen besetzt werden können. (Kumbruck & Koppe, 2025, S. 266).

2.6 Fazit

So wie interkulturelle Handlungskompetenz nicht im Erlernen von Dos and Don'ts aufgeht, ist auch das Interkulturelle Trainingsbuch von Kumbruck & Derboven (2016) kein Rezeptbuch. Aber es bedarf unbedingt der Entwicklung von Lösungen für interkulturelle und interreligiöse Herausforderungen am Arbeitsplatz im Gesundheitsbereich (Koppe, 2021). Bisher ist das Pflegepersonal meist auf eigene Lösungen angewiesen oder hat sich in Weiterbildungen interkulturelle Kompetenzen (Koppe, 2021, S. 428) angeeignet. Aber wenn die Einrichtungen die Probleme ernst nähmen, würden sie das Personal stützende organisationale Lösungen entwickeln. Es bedarf somit individueller interkultureller Kompetenzen, die insbesondere in der Sensibilisierung und dem Empathievermögen für interkulturelle und interreligiöse Herausforderungen bestehen, zudem organisationale Lösungsangebote des präventiven Umgangs mit kritischen interkulturellen Situationen (Kumbruck & Koppe, 2025). Solche organisationalen Hilfen sind beispielsweise Infoblätter an Pflegekräfte sowie an Pflegebedürftige und Angehörige aus anderen Kulturkreisen, möglichst in deren Sprache und Deutsch, die auf bestimmte den Normalablauf irritierende kritische kulturelle Situationen eingehen und Handlungsanweisungen und Erklärungen dazu geben. Aber auch die Bereitstellung von Dolmetscher:innen ist notwendig u. v. m. Dadurch müssen die Pflegekräfte nicht ad hoc und individuell die interkulturellen Herausforderungen lösen, sondern wissen ihre Einrichtung hinter ihnen stehend.

Aber wie bekommt man die Einrichtungen dazu, Spiritualität in die Pflege zu implementieren?

2.7 Literatur

Antonovsky, A. (1979). *Health, stress and coping.* London: Jossey-Bass.

Geertz, C. (1994). *Dichte Beschreibung. Beiträge zum Verstehen kultureller Systeme.* Frankfurt/M: Suhrkamp.

Greenskills4VET: https://www.greenskills4vet.eu/learnbox/herausforderungen-und-coping-in-der-interaktionsarbeit-soziale-nachhaltigkeit-in-der-pflege/ (Abruf 20.02.2025).

James, W. (1997). *Die Vielfalt religiöser Erfahrungen. Eine Studie über die menschliche Natur.* Frankfurt/M.: Insel-Verlag.

Kohls, N., Walach, H. (2011). »Spirituelles Nichtpraktizieren – ein unterschätzter Risikofaktor für psychische Belastung?« In: Büssing, A., Kohls, N. (Hrsg.) *Spiritualität transdisziplinär. Wissenschaftliche Grundlagen im Zusammenhang mit Gesundheit und Krankheit,* S. 133–143. Berlin, Heidelberg: Springer Verlag.

Koppe, A. (2021). *Interkulturelle Kompetenz in der Pflege von Patienten mit Migrationshintergrund Analyse und Erfassung pflegespezifischer Dimensionen Interkultureller Kompetenz im Krankenhaus.* Dissertation Universität Osnabrück.

Kumbruck, C., Koppe, A. (2025). *Interkulturelle Konflikte und Lösungen in Gesundheitseinrichtungen.* In: Abramowski, R., Meyerhuber, S., Rust U. (Hrsg.) *Gewaltfrei arbeiten und leben,* S 251–277. Baden-Baden: Nomos.

Kumbruck, C., Derboven, W. (2013). *Das Repertory-Grid-gestützte narrative Interview als Methode zur Analyse der Bedeutung von spirituellen Ressourcen in der Pflege,* Wirtschaftspsychologie. 2/3, 5–15.

Kumbruck, C., Derboven, W. (2016). *Interkulturelles Training. Trainingsmanual zur Förderung interkultureller Kompetenzen in der Arbeit,* 3. Vollst. überarb. Aufl., Heidelberg: Springer.

Kumbruck, C., Senghaas-Knobloch, E. (2014). *Handlungskoordination oder Komplizenschaft – Was dokumentiert die Dokumentation, wenn Störungen den Pflegealltag beherrschen?* In: Becke, G., Bleses, P. (Hrsg.) *Interaktion und Koordination,* S. 113–134. Wiesbaden: Springer.

Kumbruck, C. (2008). *Spiritualität in der diakonischen Pflege – quo vadis?* Texte aus dem SI. Hannover: Sozialwissenschaftliches Institut der EKD.

Kumbruck, C. (2009). *Diakonische Pflege im Wandel. Nächstenliebe unter Zeitdruck.* Münster: LIT-Verlag.

Kumbruck, C. (2014). *Gefährdungen des Ethos guter Pflege in Intensivstationen.* In: Feministische Studien, 2, 314–326.

Kumbruck, C., Derboven, W., Wölk, M. (2009). *Innere Kraftquellen in der diakonischen Pflege. Wie manifestieren sich Innere Kraftquellen in der Pflege (in diakonischen Einrichtungen).* Texte aus dem SI. Hannover: Sozialwissenschaftliches Institut der EKD.

Kumbruck, C., Senghaas-Knobloch, E. (2006). *Das Ethos fürsorglicher Praxis im Wandel – Befunde einer empirischen Studie.* Artec-paper Nr. 137. Bremen: Universität Bremen.

Mauk, K.L., Schmidt, N.K. (2004). *Spiritual Care in Nursing Practice.* Philadelphia: Lippincott Williams & Wilkins.

Schenkel, S., Krist, K., Meyer, M., Baumgardt, J. (2024). *Krankheitsbedingte Fehlzeiten in der deutschen Wirtschaft im Jahr 2023.* In: Badura, B. et al. (Hrsg.) *Fehlzeiten-Report 2024,* S. 339–426. Heidelberg: Springer.

Schnell, T. (2008). *Implizite Religiosität. Vielfalt von Lebensbedeutungen in religiösen Ausdrucksformen.* In: Gräb, W., Charbonnier, L. (Hrsg.) *Individualisierung – Spiritualität – Religion: Transformationsprozesse auf dem religiösen Feld in interdisziplinärer Perspektive,* S. 83–107. Berlin/Münster: LIT-Verlag.

Storms, A. (2024). *Warum es uns alle angeht. Anthropologische Grundlegung von Spiritualität.* In: Büssing, A., Giebel, A., Roser, T. (Hrsg.) *Spiritual Care & Existential Care interprofessional. Handbuch spiritueller und existentieller Begleitung in der Gesundheitsversorgung,* S. 35–40. Heidelberg: Springer.

World Health Organisation (2002). Definition of palliative Care. https://www.dgpalliativmedizin.de/images/stories/WHO_Definition2002_Palliative_Care_englisch-deutsch.pdf.

Zapf, D., Semmer, N. K. (2004). *Stress und Gesundheit in Organisationen.* In: Schuler, H. (Hrsg.) *Enzyklopädie der Psychologie,* Themenbereich D, Serie III, Band 3 Organisationspsychologie, 2. Aufl.; S. 1007–1112. Göttingen: Hogrefe.

3 Interprofessionelle und pflegefachliche Spiritual Care im säkularen Gesundheitswesen – eine theologische Perspektive

Simon Peng-Keller

Zielsetzung dieses Beitrags ist es, die in diesem Band geführte Diskussion um eine pflegeberufliche Spirtual Care (SpC) aus theologischer Sicht zu reflektieren. Da SpC eine interprofessionelle Aufgabe der Gesundheitsversorgung darstellt, steht die Pflege vor der doppelten Herausforderung, einerseits ihre Sicht auf diese gemeinsame Aufgabe zu entfalten und in das interprofessionelle Gespräch einzubringen, andererseits den pflegespezifischen Beitrag zu bestimmen und diesen in ihr eigenes Tätigkeitsfeld zu integrieren. Die Herausforderungen, die ihr dabei begegnen, gleichen jenen, mit denen auch andere Gesundheitsberufe in diesem Zusammenhang ringen. Sie betreffen sowohl praktische und konzeptionelle Fragen als auch solche des professionellen Selbstverständnisses: Gehört SpC wesentlich zum professionellen Profil der Pflege oder handelt es sich eher um eine Zusatzkompetenz, die manche, aber nicht unbedingt alle, haben (sollten)?

Als jemand, der diese Diskussion aus theologischer und seelsorgetheoretischer Perspektive verfolgt und dabei intensiv mit Pflegewissenschaftler:innen zusammenarbeitet, synthetisiere ich in diesem Beitrag meine diesbezüglichen Beobachtungen der letzten Jahre und greife dabei auch auf frühere Beiträge zurück. Im ersten Abschnitt nehme ich den Wandel in den Blick, den die pflegefachliche SpC im 20. Jahrhundert durchlaufen hat und der auch die gegenwärtige Entwicklung prägt. Um den aktuellen *State of the Art* zu vergegenwärtigen, resümiere ich kurz einige jüngeren Studien zu pflegefachlicher SpC, um mich dann mit einigen gängigen Einwänden gegen eine stärkere Implementierung pflegewissenschaftlicher SpC auseinanderzusetzen. Am Ende skizziere ich einige Perspektiven für die weitere Entwicklung.

3.1 Pflegefachliche Spiritual Care im Wandel

Bis weit in die zweite Hälfte des 20. Jahrhunderts stand das Ringen um eine pflegespezifische SpC im Kontext einer christlich geprägten Gesundheitsversorgung – und in vielen Ländern des globalen Südens ist dies bis heute so. Die religiöse Rahmung der Pflege als karitatives »Glaubenswerk« (Käppeli, 2004) bedeutete allerdings keineswegs, dass das pflegefachliche SpC als Sorge für das spirituelle Wohl von Patient:innen damals als selbstverständlich angesehen wurde. Sr. Liliane Juchlis Bemühen, SpC in eine sich professionell verstehende Pflege zu integrieren, deutet ganz im Gegenteil darauf hin, dass es diesbezüglich keinen allgemeinen Konsens gab. Der Spielraum pflegespezifischer SpC wurde von zwei Seiten eingeschränkt: einerseits von einer zunehmend naturwissenschaftlich orientierten Medizin, die wenig Raum für eine ganzheitliche Versorgung vorsah, andererseits von Pfarrern, die den Bereich des Spirituellen für sich beanspruchten. Im Spannungsfeld zwischen Schulmedizin und kirchlich beauftragter Seelsorge kam der religiös geprägten Pflege eine anspruchsvolle Mittelposition zu.

In einer 1919 veröffentlichten Schrift versuchte der preußische Arzt Eduard Dietrich, der an der Entwicklung des ersten deutschen Krankenpflegegesetztes mitwirkte, diese Rolle zu klären (Dietrich, 1919). Gemäß dem späteren Gesundheitsdirektor sollten Krankenpfleger:innen den »Seelenzustand des Kranken« beobachten und allfällige Wünsche, nach Rücksprache mit dem Arzt, an den zuständigen Pfarrer weiterleiten und diesen bei gottesdienstlichen Handlungen unterstützen. Nur mit ärztlicher Erlaubnis dürfe eine Krankenpflegerin selbst seelsorgliche Aufgaben wahrnehmen. Wenn überhaupt, habe dies zudem in Abstimmung mit dem Pfarrer zu geschehen. Auch der prekäre Grenzfall, dass ein Patient nach seelsorglichem Beistand verlangt, der Arzt es jedoch ablehnt, einen Pfarrer beizuziehen, wird von Dietrich diskutiert. In diesem Falle könne eine Krankenpflegerin den Patienten »nach ihrem bescheidenen Vermögen selbst zu trösten suchen«, während sie gegenüber dem Pfarrer die ärztliche Entscheidung in »Sanftmut und Freundlichkeit« zu vertreten habe.

Eine deutlich andere Sicht entwirft ein Schreiben, das 1899 im Auftrag des Evangelischen Diakonievereins Berlin verfasst wurde und die affirmative Überschrift trägt: »Wann und auf welche Weise darf die Schwester Seelsorge an ihren Kranken ausüben?« Die Verfasserin dieses Berichts, Sr. Bertha Wiese, legt dar, dass christlich motivierte Krankenschwestern, die selbst »richtig zu ihrem Gott« stehen, »nicht nur das Recht, sondern die Pflicht der Seelsorge an den ihr anvertrauten Kranken« und Sterbenden haben (Wiese, 1899). Die Diakonieschwester weist darauf hin, dass sich die Sorge für den Leib und jene für die Seele schwer trennen lassen: »Im kranken Körper wohnt oft auch eine kranke Seele voller Verzagtheit, Sorgen und Kleinglauben. Da soll die Schwester an ihrem Teil mit dazu beitragen helfen, den kranken Menschen an Leib und Seele wieder gesund zu machen.« Dem Bericht ist auch zu entnehmen, dass die Berliner Diakonieschwestern ihre seelsorgliche Aufgabe in unterschiedlicher Weise wahrnahmen. Sie führten seelsorgliche Gespräche, versorgten die Patienten mit spiritueller Lektüre und führten gemeinsame Andachten durch, die nach Wieses Empfehlung keinen »streng konfessionellen Charakter« haben sollten.

Vor diesem Hintergrund des hier nur kurz skizzierten Spannungsfelds, in dem sich Krankenschwestern bis weit ins 20. Jahrhundert zu bewegen hatten, stellte es eine religiös motivierte Emanzipationsbewegung dar, dass die *Nurses Christian Fellowship* in den 1960er Jahren begann, in verschiedenen US-amerikanischen Bundesstaaten Workshops zu »Spiritual Needs of Patients« durchzuführen und erste Forschungsprojekte in diesem Bereich zu initiieren. Die reife Frucht dieser Aufbruchsbewegung findet sich in dem 1978 erstmals erschienenen und danach mehrfach aufgelegten Buch mit dem Titel *Spiritual Care: The nurse's role* (Fish & Shelly, 1978).

In der weiteren Entwicklung pflegespezifischer SpC tritt die ausdrücklich christliche Prägung und Motivation zunehmend in den Hintergrund. Im Rückblick erscheint das eben genannte programmatische Buch als Zwischenglied zwischen einer christlich motivierten Pflege und jenen transreligiösen Ansätzen, die sich spätestens seit den 1980er Jahren entwickelten. Diese Entwicklung blieb nicht ohne kritische Einsprüche. Auf der einen Seite wurde moniert, dass dabei ein religiöses Ideal säkularisiert und ausgedünnt würde (Bradshaw, 1996). Zum andern stellte sich die Frage, ob die neue Rede von Spiritualität als einer Humankategorie nicht allzu vage bleibe, um die professionelle Praxis und die wissenschaftliche Erforschung hinreichend präzise orientieren zu können. Aus soziologischer Sicht wies Tony Walter mit Blick auf die Entwicklungen innerhalb der Hospizbewegung darauf hin, dass durch die Ausweitung des Spiritualitätsbegriffs die Grenze zur psychosozialen Unterstützung schwammig geworden sei (Walter, 1997). Zudem komme das Verständnis von Spiritualität als Sinnsuche an seine Grenzen, wenn es um Angehörige nichtchristlicher Religionsgemeinschaften und nicht um säkularisierte Westeuropäer gehe.

Walter konstatiert einen Paradigmenwechsel, der sowohl auf einen Generationenwechsel als auch auf die Integration der Palliative Care ins Gesundheitssystem zurückzuführen sei. An die Stelle der Gründergestalten dieser Bewegung, die sich von christlichen Tugenden und gemeinschaftlichen Idealen bewegen ließen und keine Scheu hatten, am Krankenbett zu beten, seien säkular geprägte Fachleute getreten, die die Arbeit ihrer Vorgänger zwar als ehrenwert, aber insgeheim als unprofessionell betrachteten. Sie halten zwar am holistischen Ideal der Hospizbewegung fest, doch bemühen sie sich gleichzeitig, sich von dessen christlichen Ursprüngen zu befreien. Nach Walters Analyse zeigt sich dieser Paradigmenwechsel auf verschiedenen Ebenen klinischer Praxis in spannungsvoller Weise. Festzustellen seien nicht nur Konflikte zwischen verschiedenen Spiritual-Care-Paradigmen (z. B. zwischen säkular geprägten Pflegefachleuten und noch konfessionell orientierten Seelsorgenden) und eine Routinisierung von Empathie durch Assessmentverfahren, sondern ebenso eine tendenzielle Überfremdung der spirituell-religiösen Sprache durch ein klinisches Vokabular, das durch Problemdiagnostik, therapeutische Maßnahmen und Pflegeplanung bestimmt sei und im Kontrast zur Unplanbarkeit von Spiritualität stehe. »The ethos of nursing involves ›getting through the work‹ and the ethos of medicine involves being in control, but the ethos of spiritual care entails entering into the vulnerability of listening and of having no answers« (Walter, 1997, S. 27).

3.2 Empirische Studien zu pflegefachlicher Spiritual Care in Westeuropa

Während es weitgehend unumstritten ist, dass schwerkranke Patientinnen und Patienten einer kultur- und religionssensiblen Pflege bedürfen, die ihre biografischen Hintergründe einbezieht, erscheint die Integration einer spezifisch pflegerische SpC in säkularen Gesundheitsinstitutionen bislang vielerorts eher als ein Postulat und weniger eine schon gelebte Wirklichkeit. Jüngere empirische Untersuchungen deuten allerdings darauf hin, dass das Selbstverständnis von Pflegefachpersonen sich in den letzten Jahren in westeuropäischen Ländern gewandelt hat (Ross et al., 2018). Dies gilt auch für Deutschland (Völz et al., 2024) und die Schweiz. In einer Befragung von 533 Pflegefachleuten der deutschen Schweiz kommt Christoph von Dach zum Ergebnis, dass 78 % der Befragten eine spirituelle Begleitung von Patientinnen und Patienten als Teil ihrer beruflichen Aufgabe betrachten (Dach & Osterbrink, 2013). Die Mehrheit der befragten Pflegefachleute (80 %) kommt »ab und zu bis oft in Berührung mit den spirituellen Bedürfnissen der Patienten«. Intensiver auf die genannten Bedürfnisse eingehen möchte knapp ein Viertel der Befragten und 60 % möchten dies zumindest teilweise. Zu einem ähnlichen Ergebnis kommt eine in zwei Schweizer Universitätskliniken durchgeführte Erhebung, die 115 Pflegefachpersonen einschloss (Petry et al., 2020). 63,3 % der Befragten unterstützen Patienten und Angehörige in der Ausübung ihrer Spiritualität/Religiosität und 62,7 % bestärken Patienten gelegentlich bis oft bei der Sinnfindung im Leben, beim Leiden und Sterben. Unabhängig vom Geschlecht zeigt sich im Vergleich zu ärztlichen und psychologischen Fachpersonen, dass Pflegefachpersonen es für ihre Berufsgruppe angemessener halten, mit Patienten und Angehörigen zu beten, einen Seelsorger zu kontaktieren, Patienten/Angehörige durch Köperkontakt zu unterstützen (Hand halten, Umarmung), den Patienten/Angehörigen Lese- oder Hörbücher zu Spiritualität/Religiosität auszuhändigen und die Angehörigen zu den spirituellen/religiösen Bedürfnissen der Patienten zu kontaktieren.

3.3 Überlegungen zu Bedenken gegen die Implementierung pflegefachlicher Spiritual Care

Pflegefachliche SpC betrifft vom Assessment über spezifische pflegerische Handlungen bis zur Evaluation und Dokumentation alle Bereiche des Pflegeprozesses (McSherry & Ross, 2010). Dabei gibt es fließende Grenzen zwischen spiritueller Anamnese und Intervention. Eine Erhebung von spirituellen Bedürfnissen, die über die übliche Frage nach der Religions- und Konfessionszugehörigkeit hinausgeht, hat, weil es einen intimen Lebensbereich betrifft, Interventionscharakter. Sie ist selbst eine erste Form von SpC und sollte deshalb festgelegten professionellen und ethischen Ansprüchen genügen. Blickt man auf die wachsende Pluralisierung und Individualisierung spiritueller Selbstverständnisse (Peng-Keller et al., 2024; Streib & Keller, 2015), ist das zweifellos ein hoher Anspruch, der unterschiedliche Einwände hervorrufen kann. Der erste Einwand ist ökonomischer Natur. Auch wer das Anliegen einer ganzheitlichen Gesundheitsversorgung teilt, könnte die Frage aufwerfen: Wer kommt für den Aufwand an Zeit und Energie auf, der eine solch pflegerische SpC (und die Ausbildung dazu) kostet? Der zweite Einwand betrifft die professionelle Rolle der Pflege. Gehört das Wahrnehmen und Adressieren religiös-spiritueller Bedürfnisse zum Rollenprofil professioneller Pflege? Der dritte Einwand ist konzeptioneller Art: Ist der Bereich des Spirituellen nicht enthalten in einem biopsychosozialen Versorgungsansatz, sodass sich eine Erweiterung um eine weitere Dimension erübrigt?

Der ökonomische Einwand, der durch den Fachkräftemangel verschärft wird, dürfte aktuell das größte Hindernis für die Implementierung pflegefachlicher SpC darstellen. Es handelt sich dabei allerdings um ein Notstandsargument, das sich nicht nur gegen pflegefachliche SpC, sondern gegen das ganze Feld psychosozialer Unterstützung richtet und mit dem professionellen Selbstanspruch der Pflege kollidiert. Demgegenüber ist einzuwenden, dass gut integrierte SpC sich zumindest am Lebensende auch in ökonomischer Hinsicht auszahlen dürfte (Balboni et al., 2011) und dass eine Berücksichtigung spiritueller Aspekte in der Pflege nicht unbedingt zeitintensiv sein muss.

Der zweite Einwand betrifft das professionelle Selbstverständnis der Pflege und ist normativer Art. Was zum professionellen Aufgabenfeld der Pflege gehört und wo dessen Grenzen sind, lässt sich nicht empirisch ermitteln. Es ist das Resultat eines Aushandlungsprozesses, der von gesellschaftlichen Rahmenbedingungen abhängig und dem historischen Wandel unterworfen ist. Insgesamt lässt sich ein Trend beobachten, basale Formen von spiritueller Unterstützung als Element pflegewissenschaftlicher Tätigkeit zu betrachten und die Pflege als wichtige Akteurin im Feld interprofessioneller SpC zu konzipieren (Dach & Zumstein-Shaha, 2022; Zumstein-Shaha, 2021). In der aktuellen Definition der Pflege des *International Council of Nurses* taucht SpC zwar nicht auf, man könnte diese Aufgabe jedoch als in dem umfassenden Pflegeverständnis inkludiert sehen.

Gerade eine inklusive Sicht der Pflege kann jedoch den dritten Einwand hervorrufen: Ist die Sorge für spirituelle Bedürfnisse nicht bereits Teil dessen, was ein integrativer und personenzentrierter Pflegeansatz ohnehin umfasst? Ist es nicht unnötig, wenn nicht gar verwirrend, ein »existential nursing« (Bürgi et al., 2024) oder eine »existential care« (Büssing et al., 2024) um eine ›spirituelle Dimension‹ ergänzen oder erweitern zu wollen? Diese Anfrage stellt sich in analoger Weise auch für andere Gesundheitsberufe und deren interprofessionelle Zusammenarbeit (Büche, 2021). Zu erwägen sind dabei unterschiedliche Aspekte. Wenn SpC in einem umfassenden Pflegeverständnis bereits enthalten ist, gibt es gute Gründe, dies auch ausdrücklich und damit operationalisierbar und überprüfbar zu machen. Nur so können Best-Practice-Modelle für pflegefachliche SpC entwickelt werden. Zum anderen ist der dritte Einwand in einem interprofessionellen und institutionellen Zusammenhang zu klären. Insofern es einen Konsens darüber gibt, dass SpC eine interprofessionelle Aufgabe darstellt, wie es zumindest im Bereich der Palliativversorgung der Fall ist, dann ist die Frage im Hinblick auf die beteiligten Professionen zu beantworten: Was kann die Pflege zur gemeinsamen Aufgabe beitragen? Was unterscheidet und verbindet pflegewissenschaftliche, ärztliche und seelsorgliche SpC? Und wie gestaltet sich die interprofessionelle Zusammenarbeit in einer bestimmten Institution und in typischen Situationen?

Nochmals auf einer anderen Ebene steht die Frage, welche Leitkonzepte sich eine Profession zu eigen machen möchte und von welchen sie sich distanziert. Ob und wie man von SpC, Seelsorge, Existential Care, spiritueller Begleitung, psychologischer Beratung oder psychosozialer Unterstützung spricht, hat nicht nur mit konzeptionellen Überlegungen und Sprachgewohnheiten, sondern meist auch mit strategischen Interessen und Entscheidungen zu tun. Die genannten Termini sind das Ergebnis weit zurückreichender und komplexer Genealogien (Peng-Keller, 2024) und werden heute je nach Kontext unterschiedlich gebraucht und verstanden. Irritationen entstehen, wenn miteinander verwandte und sich teilweise überlappende Begriffe gleichzeitig im Gebrauch sind. Dies lässt sich gut an den Diskussionen veranschaulichen, die die Einführung des Begriffs »Spiritual Care« in die deutsche Sprache besonders in theologischen Kreisen geführt hat. Obwohl »Spiritual Care« ursprünglich eine stark christliche Prägung hatte, wurde und wird es von theologischer und kirchlicher Seite oft als Leitwort für eine Entwicklung verstanden, die zu einer Verdrängung und Verabschiedung der kirchlichen Seelsorge in ihrer bisherigen Gestalt führt (Peng-Keller, 2018). Diese Befürchtung kann zumindest ansatzweise dadurch entschärft werden, als zwischen gesundheitsberuflicher/generalistischer und seelsorglicher/spezialisierter SpC unterschieden wird. Für diesen Begriff spricht zweierlei: Zum einen betont er das Gemeinsame und ist damit hilfreich für die interprofessionelle Zusammenarbeit, zum anderen nimmt er eine gesamtgesellschaftliche Entwicklung auf: Wenn es ein konstitutives Kennzeichen der Moderne war, zwischen einem religiösen und einem säkularen Lebensentwurf entscheiden zu müssen, so öffnet sich gegenwärtig im Raum (post-)säkularer Lebensentwürfe ein breites Spektrum spiritueller Selbstdeutungen, die diesen klassischen Dual unterlaufen. Die neue Selbstbezeichnung als »spirituell, doch nicht religiös« ist längst auch in die Sphäre traditioneller Religiosität eingewandert, sodass sich die Grenzen zwischen »religiös« und »säkular« auch an dieser Stelle verwischen (Peng-Keller et al., 2024).

3.4 Perspektiven für die weitere Entwicklung

Betrachtet man die jüngere Entwicklung interprofessioneller SpC in einem pflege- und medizingeschichtlichen Horizont, lässt sie sich als die Reintegration einer exkludierten Dimension beschreiben. Was durch die Ausdifferenzierungs-, Säkularisierungs- und Professionalisierungsprozesse im modernen Gesundheitswesen in eine institutionelle Randständigkeit geriet, wird seit einigen Jahren zunehmend wieder als Teil dessen wahrgenommen, wofür Entscheidungsträger im Gesundheitswesen mitverantwortlich sind. Insofern der Terminus »Spiritual Care« sowohl für ein klinisches Praxisfeld als auch für ein neues interdisziplinäres Forschungsgebiet steht, gleicht die Genese dieses Fachgebietes in manchen Zügen jenem der Bioethik, die sich in den letzten Jahrzehnten zunehmend als eigenständiges und interdisziplinär geprägtes Gebiet im Gesundheitswesen und ebenso in der akademischen Welt etablieren konnte.

Die Entwicklung interprofessioneller SpC, die durch eine globale Dynamik unterstützt wird, ist zugleich – wie der holistische Pflegeansatz insgesamt – starken gegenläufigen Tendenzen ausgesetzt (Balboni & Balboni, 2018). Dazu gehören die Ökonomisierung und Digitalisierung des Gesundheitswesens, der Fachkräftemangel und damit verbunden auch der wachsende Zeitdruck im klinischen Alltag. Dies sind Rahmenbedingungen, die eine Implementierung interprofessioneller SpC gleichzeitig anspruchsvoll und dringlich machen. Hinzu kommen die bereits angetönten gesellschaftlichen Faktoren. Es ist absehbar, dass die weltanschauliche, religiös-spirituelle Pluralisierung in den nächsten Jahren weiter zunehmen und die interne Transformation der großen religiösen Traditionen weiter fortschreiten wird. Religionen und spirituelle Bewegungen sind bekanntlich keine statischen Gebilde, sondern einem zeitlichen Wandel unterworfen; er dürfte unter derzeitigen Bedingungen besonders groß sein (Peng-Keller, 2021). Dies hat erhebliche Auswirkungen auf die Gesundheitsversorgung: Aufgrund dieser religiös-spirituellen Diversifizierung wächst in klinischen Kontexten der diesbezügliche Orientierungs- und Unterstützungsbedarf, etwa wenn es um Entscheidungen am Lebensende geht. Nicht selten spielen hier Glaubensüberzeugungen eine wichtige Rolle und prallen in diesen Entscheidungsprozessen unterschiedliche weltanschauliche Vorstellungen aufeinander. Um in solchen Situationen professionell handeln zu können, bedarf es Kompetenzen in inter- und transreligiöser SpC.

Wie sich die genannten Dynamiken auf die Entwicklung und Implementierung pflegefachlicher SpC auswirken werden, hängt nicht zuletzt auch davon ab, wie entschieden die Pflege sich selbst in diesem Feld positioniert und ausweist. Eine Stärkung des pflegefachlichen Beitrags zu interprofessioneller SpC beginnt mit der Vermittlung entsprechender Basiskompetenzen in der Pflegeaus- und -weiterbildung (Jones et al., 2021) und einer angemessenen Berücksichtigung dieses Themenfelds in Lehrbüchern (Peng-Keller & Rettke, 2017) und Leitlinien (Peng-Keller et al., 2018; Zúñiga et al., 2024) ebenso wie in Pflegediagnosen sowie in Kompetenzprofilen (Buchter & Monod-Zorzi, 2024). Solche Vorgaben bieten einen klaren und zugleich flexiblen Rahmen für eine Praxis, die sich nicht standardisieren lässt, sind doch die spirituellen Bedürfnisse, Nöte und Ressourcen von Menschen in Krankheitssituationen in hohem Maße individuell und wandelbar. Pflegefachliche SpC ist ein besonderer Fall dessen, was Settimio Monteverde kürzlich – im Anschluss an Florence Nightingale – »sehende Pflege« nannte: Sie schaut nicht nur auf die Wunden und Verbände, sondern auch in die Augen von leidgeprüften Menschen, um ihre Anliegen und Hoffnungen wahrzunehmen (Bürgi et al., 2024, S. 91 f.).

3.5 Literatur

Balboni, M. J. & Balboni, T. A. (2018). *Hostility to Hospitality: Spirituality and Professional Socialization within Medicine.* New York: Oxford University Press.

Balboni, T., Balboni, M., Paulk, M. E., Phelps, A., Wright, A., Peteet, J., Block, S., Lathan, C., VanderWeele, T., Prigerson, H. (2011). *Support of cancer patients' spiritual needs and associations with medical care costs at the end of life.* In: Cancer, 117(23), 5383–5391. doi: 10.1002/cncr.26221.

Bradshaw, A. (1996). *The spiritual dimension of hospice: The secularization of an ideal.* In: Social Science & Medicine, 43(3), 409–419. doi: 10.1016/0277–9536(95)00406–8.

Buchter, S. & Monod-Zorzi, S. (2024). *Spiritual care competencies in pre-graduate medical and nursing education: A narrative literature review and comparison with two reference frameworks for teaching.* In: Spiritual Care, 13(3), S. 265–278. doi: 10.1515/spircare-2023–0065.

Büche, D. (2021). *Interprofessionelle Zusammenarbeit.* In: Bally K., Vayne-Bossert P., Pautex S., Fusi-Schmidhauser T. (Hrsg.), *Handbuch Palliativmedizin* (S. 301–306). Bern: Hogrefe AG.

Bürgi, D., Wabel, A. O., Honegger, P. (2024). *Existential Nursing: Pflege auf den Grundlagen der Existenz.* Wien: facultas.

Büssing, A., Giebel, A., Roser, T. (Hrsg.) (2024). *Spiritual Care & Existential Care interprofessionell: Handbuch spiritueller und existentieller Begleitung in der Gesundheitsversorgung.* Berlin: Springer. doi: 10.1007/978-3-662-67742-1.

Dach, C. von & Osterbrink, J. (2013). *Spiritualität der Pflege.* In: Spiritual Care, 2(3), 21–30. doi: 10.1515/spircare-2013–0042.

Dach, C. von & Zumstein-Shaha, M. (2022). *Ohne Pflege keine Implementierung von Spiritual Care.* In: Spiritual Care, 11(3), S. 226–236. doi: 10.1515/spircare-2022–0040.

Dietrich, E. (1919). *Das Verhältnis der Krankenpflegerin zum Arzt und zum Pfarrer.* In: Hähner-Rombach S., Schweikardt C. (Hrsg.), *Quellen zur Geschichte der Krankenpflege: Mit Einführungen und Kommentaren* (S. 129–130). Frankfurt a. M.: Mabuse-Verlag.

Fish, S. & Shelly, J. A. (1978). *Spiritual Care: The Nurse's Role.* Lisle IL: InterVarsity Press.

Jones, K. F., Paal, P., Symons, X., Best, M. C. (2021). *The Content, Teaching Methods and Effectiveness of Spiritual Care Training for Healthcare Professionals: A Mixed-Methods Systematic Review.* In: Journal of Pain and Symptom Management, 62(3), e261–e278. doi: 10.1016/j.jpainsymman.2021.03.013

Käppeli, S. (2004). *Vom Glaubenswerk zur Pflegewissenschaft: Geschichte des Mit-Leidens in der christlichen, jüdischen und freiberuflichen Krankenpflege.* Bern: Huber.

McSherry, W. & Ross, L. (2010). *Spiritual assessment in healthcare practice.* Keswick: M&K Update Ltd.

Peng-Keller, S. (2018). *Christlicher Heilungsauftrag: Kontrolle ist gut, Vertrauen besser.* Herder Korrespondenz, 36–38.

Peng-Keller, S. (2021). *Klinikseelsorge als spezialisierte Spiritual Care: Der christliche Heilungsauftrag im Horizont globaler Gesundheit.* Göttingen: Vandenhoeck & Ruprecht.

Peng-Keller, S. (2024). *Spiritualität im Kontext von Gesundheit und Spiritual Care. Begriffsgeschichtliche Annäherungen / Spirituality in the context of health and spiritual care. Conceptualhistorical approximations.* In: Anderssen-Reuster U., Frick E., Lewandowski L., Will H. (Hrsg.), *Neuer Fortschritt in der Geistigkeit?: Psychoanalyse und Spiritualität* (S. 27–40). Oldenburg: De Gruyter. doi: 10.1515/9783111352855–003

Peng-Keller, S., Mösli, P., Aebi, R., Barz, B., Büche, D., Bucher, B., Fliedner, M., Urs-Martin, L., Zumstein-Shaha, M. (2018). *Spiritual Care in Palliative Care. Leitlinien zur interprofessionellen Praxis.* palliative-ch.

Peng-Keller, S. & Rettke, H. (2017). *Spiritual Care und Pflegewissenschaft. Ein Beitrag zum aktuellen Diskussionsstand im deutschsprachigen Raum: Spiritual care in nursing research. A contribution to the state of discussion in German-speaking countries.* In: Spiritual Care, 6(4), S. 405–410. doi: 10.1515/spircare-2017–0023

Peng-Keller, S., Schneider, J., Winiger, F., Neuhold, D. (2024). *Empirische Grundlagen zur Weiterentwicklung klinischer Seelsorge. Ergebnisse einer repräsentativen Bevölkerungsumfrage in der Schweiz.* In: Spiritual Care, 13(1), 2–13. doi: 10.1515/spircare-2023–0068

Petry, H., Rettke, H., Naef, R., Rufer, M., Ernst, J., Peng-Keller, S. (2020, September 2024). *Spiritual Care als Bestandteil interprofessioneller Akutbehandlungen: Einstellungen und Praktiken von Gesundheitsfachpersonen.* Swiss Archives of Neurology, Psychiatry and Psychotherapy. doi; 10.4414/sanp.2020.03139

Ross, L., McSherry, W., Giske, T., van Leeuwen, R., Schep-Akkerman, A., Koslander, T., Hall, J., Steenfeldt, V. Ø., Jarvis, P. (2018). *Nursing and midwifery students' perceptions of spirituality, spiritual care, and spiritual care competency: A prospective, longitudinal, correlational European study.* In: Nurse Education Today, 67, 64–71. doi: 10.1016/j.nedt.2018.05.002

Streib, H. & Keller, B. (2015). *Was bedeutet Spiritualität? Befunde, Analysen und Fallstudien aus Deutschland.* https://pub.uni-bielefeld.de/record/2771375

Völz, D., Grabenweger, R., Best, M. C., Hau, P., Jones, K. F., Linker, R., Paal, P., Bumes, E. (2024). *»Not me!« a qualitative, vignette-based study of nurses' and physicians' reactions to spiritual distress on neuro-oncological units.* In: Supportive Care in Cancer: Official Journal of the Multinational Association of Supportive Care in Cancer, 32(8), 499. doi: 10.1007/s00520–024–08704-y

Walter, T. (1997). *The ideology and organization of spiritual care: Three approaches.* In: Palliative Medicine, 11(1), 21–30. doi: 10.1177/026921639701100103

Wiese, B. (1899). *Wann und auf welche Weise darf die Schwester Seelsorge an ihren Kranken ausüben?* In: Hähner-Rombach S., Schweikardt C. (Hrsg.), *Quellen zur Geschichte der Krankenpflege: Mit Einführungen und Kommentaren.* Frankfurt a. M.: Mabuse-Verlag.

Zumstein-Shaha, M. (2021). *Nurses' attitude toward spiritual care – a scoping review: Die Haltung von Pflegefachpersonen zu Spiritualität – ein Scoping Review.* In: Spiritual Care, 10(1), S. 20–31. doi: 10.1515/spircare-2020–0008

Zúñiga, F., Leser, M., Mösli, P., Mosetter, C., Peng-Keller, S., Aebi, R., Bardill, S., Bartenstein, S., Bucher, B., Fliedner, M., Lütolf, U. M. (2024). *Impulse für Spiritual Care in der Langzeitpflege: Bd. Bern.* palliative-ch.

4 Spiritual Care, Existential Care & Self Care in Pflegeberufen – lebensfördernde Suchbewegungen

Astrid Giebel

»Krankenpflege ist keine Ferienarbeit. Sie ist eine Kunst und fordert, wenn sie Kunst werden soll, eine ebenso große Hingabe, eine ebenso große Vorbereitung wie das Werk eines Malers oder Bildhauers. Denn was bedeutet die Arbeit an toter Leinwand oder kaltem Marmor im Vergleich zu dem lebendigen Körper, dem Tempel Gottes? Krankenpflege ist eine der schönsten Künste, fast hätte ich gesagt – die schönste aller Künste«[5]
(Florence Nightingale, 1820–1910).

4.1 Pflege im Wandel

Pflege ist mehr als ein Job: im Umgang mit erkrankten und pflegebedürftigen Menschen sind Pflegekräfte als ganze Person gefragt. Eine Berufung zu dieser Aufgabe hört nicht auf, sondern wandelt sich, wächst und reift mit der Lebenserfahrung. Kranken- und Gesundheitspflege, Altenpflege sind Berufe, die zutiefst Sinn machen. Pflegende haben angesichts von Fachkräftemangel und demografischem Wandel einen sicheren Arbeitsplatz. Ihr Beruf ist interessant und abwechslungsreich, bietet Einblick in vielfältige Handlungsfelder und zahlreiche Entwicklungschancen. Zugleich durchqueren Pflegende heute andere Lebenslandschaften als vorherige Generationen. In Zeiten von Beschleunigung, Rationalisierung und Globalisierung wechseln sie erheblich häufiger ihren Arbeitsplatz als früher. Auch persönliche Krisen und biografische Brüche tragen dazu bei, dass Pflegende sich eher als Durchreisende denn als Nesthocker erleben (Steffensky, 2011). Der berufliche Alltag – oft im Schichtdienst – lässt nur begrenzt Raum, nicht-berufliche Beziehungen in Familien, Partnerschaften, Freundschaften, aber auch die Selbstbeziehungen zu leben. In ökonomischen Zusammenhängen spricht man von Klumpenrisiko, wenn alle Mittel und Kräfte in einem Bereich (dem berufli-

5 Florence Nightingale widmete ihrer früh an Typhus verstorbenen Mitstreiterin Agnes Jones (1832–1862) einen ausführlichen Nachruf in der Monatsschrift Good Words. Aus dieser Schrift stammt der oft zitierte aber selten mit einer Quellenangabe versehene Ausspruch »Die Krankenpflege ist eine Kunst«, die im Original wie folgt lautet: »... this is no holiday work. Nursing is an art and, if it is to be made an art, requires as exclusive a devotion, as hard a preparation, as any painter's or sculptor's work, for what is the having to do with dead canvas or cold marble compared with having to do with the living body, the temple of Gods spirit?«, in: Lynn McDonald, The collected works of Florence Nightingale, Bd. 1–16, Waterloo (Canada), 2001–2012, dort: Bd. 6, S. 291. Vgl. auch Büttner, Annett, Jahrbuch Beiträge zur Geschichte des Niederrheins, 90. Band, Herausgegeben vom Düsseldorfer Geschichtsverein, Essen 2020, S. 109, https://fliedner-kulturstiftung.de/images/pdf/Buettner-Florence-Nightingale-und-Kaiserswerth-Duesseldorfer-Jahrbuch.pdf (Abruf: 08.02.2026).

chen) investiert werden. Entwickelt sich dieser Bereich ungünstig, besteht kaum eine Möglichkeit zum Ausgleich, zur Kompensation mehr (Müller, 2011). Pflegende erleben ihrem Berufsalltag oft ambivalent: Sie fühlen sich im Team wohl – oder erleben Konflikte und Misstrauen in der Kolleg:innenenschaft. Sie arbeiten voller Elan – oder beginnen den Tag bereits erschöpft. Sie nehmen die Nöte und Sorgen von Patient:innen oder Bewohner:innen wahr – und kämpfen zugleich mit eigener Überlastung. Da bleiben Patient:innen schwer krank – oder genesen rasch. Eigenständigkeit oder Abhängigkeit erleben, Trauer oder Hoffnung begegnen, Erfolge verzeichnen oder an Grenzen stoßen – wenn diese Spannungsbögen von Pflegenden (auch pflegenden Angehörigen) nicht ignoriert oder verdrängt werden, sondern wahrgenommen und offen mit ihnen umgegangen, können lebensfördernde Suchbewegungen in Gang gesetzt werden.

4.2 Existential Care, Spiritual Care, Self Care

Bis in die Gegenwart hinein wird darüber diskutiert, was Pflege genau ist, was das Originäre der Pflege – ihren Kern – wirklich ausmacht. Heiner Friesacher (2015) vertritt die These, dass das eigentlich »Pflegerische« oftmals untergeht oder verdrängt wird und Pflege auf einige wenige handwerklich-technische Tätigkeiten reduziert wird. Bei genauer Analyse zeigt sich, dass die zentralen Dimensionen pflegerischen Handelns in jedem Handlungsfeld der Pflege in einer spezifischen Art des achtsamen und anerkennenden Zugangs zum Patienten oder der Bewohnerin liegen. Dabei stellt eine leibkörperlich vermittelte Beziehungsgestaltung in existenziell bedeutsamen Lebenssituationen die Grundlage für eine als Praxis des als Caring zu bezeichnende Tätigkeit dar. In dieser von Friesacher eröffneten Bedeutungsbandbreite spiegeln sich die unterschiedlichen Kontexte wider, in denen im Englischen das Wort *Care* genutzt werden kann: im Sinne von *caring about*, also des emotionalen sich Sorgens um; mit *taking care of* als aktives Tun; oder mit *take care of yourself* im Hinblick auf Aspekte der Selbstsorge. Care wird dabei in allen Facetten als Haltung der Verantwortlichkeit und fürsorgliche Praxis verstanden. Auch Silvia Käppeli (2004) sieht das Ur-Motiv der Pflege im »Mit-leiden« und »Anteilnehmen« begründet. Sie verweist darauf, dass existenzielle Anteilnahme als Kennzeichen der Pflege im Sinne von *caring* zu begreifen sei. Wissen und Können in der Pflege stützen sich dabei insbesondere auf ein Erfahrungswissen, das Wissensformen wie *Ahnung*, *Intuition* und ein *Gespür* für Situationen impliziert. Gerade diese – im Verhältnis zu Faktenwissen – oftmals abgewerteten Formen des Wissens sind ein wichtiger Bestandteil der Expertise und des Kerns der Pflege.

Menschen in existenziellen Situationen zu begleiten ist der Kernauftrag der Pflege – und im konfessionellen Kontext der *diakonischen Pflege*. Christliche Spiritualität hat immer eine diakonische Dimension: Sie bezieht sich auf die leib-seelische Ganzheit des Menschen, es geht um umfassende Pflege. Denn ein zentrales Element des christlichen Glaubens ist, dass er existenzielles Leid in vielfältiger Form aufgreift und nicht verdrängt oder verleugnet (Lukas, 22,27 f). »Wir schauen Not, Leid und Schwäche als Teil des Lebens ins Gesicht. Wir wenden uns nicht ab, sondern lassen uns anrühren. Dazu befähigt uns das Leiden, Sterben und die Auferstehung Jesu Christi« (Leitbild der Diakonie Deutschland, https://www.ekd.de/50391.htm). Auf diesem Hintergrund sieht die Diakonie Deutschland als konfessioneller Wohlfahrtsverband die Chance und Aufgabe, in ihren Einrichtungen und Diensten mit Pflegenden diesen Umgang mit existenziellem Leid zu reflektieren und im Alltag zu gestalten.

4.2.1 Existential Care

Im Sinne des *caring about*, also des *emotionalen sich Sorgens um* richtet Existential Care den Blick auf den Umgang mit existenziellen Erfahrungen. In der Onkologie, der Intensivmedizin, der Altenpflege und vielen anderen Bereichen im Gesundheitswesen arbeiten Mitarbeitende tagtäglich an der *Abbruchkante des normalen Lebens* und erleben in ihrer Seele Resonanzen dessen, was den betroffenen hilfe- und pflegebedürftigen Menschen geschieht. Deren Ängste und emotionalen Bedürfnisse äußern sich häufig implizit und nonverbal, in Trauer, Fassungslosigkeit, Rückzug ... oder auch Freude über eine entlastende Diagnose. Sie äußern sich aber auch explizit an Pflegekräfte gewandt: »Schauen Sie mich an: Ich bin doch nur noch ein Häufchen Elend.« »Was habe ich bloß getan getan, dass ich so leiden muss?« Oder adressiert an die Ärztin während der Visite: »Wird das wirklich wieder mit mir?« Solche Sätze tauchen nicht ab und an, sondern ständig im Pflegealltag auf. Es sind existenzielle Äußerungen, die die spirituelle Dimension von Krankheit und Gesundheit einbeziehen: nach Halt und Trost, nach Sinn und Ursache, nach Zukunft und Hoffnungsperspektiven – und die zumeist spontan geäußert werden und unmittelbar, unangekündigt aufbrechen. Existenzielle Erfahrungen können weit mehr sein als die genannten Beispiele; sie berühren den Kern, die Existenz des Menschen. Pflegekräfte tun sich schwer, in den Bereichen der existenziellen Erfahrungen oder des Sinnfindens zu kommunizieren (Zegelin, 2005). Obwohl sprachliche Handlungen einen großen Teil der Pflegearbeit darstellen, werden spirituelle Nöte oder existenzielle Äußerungen selten als solche identifiziert. Gespräche werden eher nebenbei geführt, Beobachtungen und Eindrücke zufällig wahrgenommen und dementsprechend kaum weitergegeben. So geht mit dem, was Pflegende beobachten, aber häufig nicht versprachlichen, implizites wertvolles Wissen wie Ahnung und Intuition verloren.

4.2.2 Spiritual Care

Spiritual Care (SpC) hat sich im deutschen Sprachraum als Bezeichnung für die gemeinsame Sorge aller Gesundheitsberufe um existentielle, religiöse und spirituelle Ressourcen, Bedürfnisse und Probleme kranker Menschen und ihrer Angehörigen eingebürgert. Neben der bio-psycho-sozialen Dimension ist in den vergangenen Jahren auch die spirituelle Dimension seitens der Weltgesundheitsorganisation (WHO, Definition *Palliative Care* von 2002, siehe auch die EACP-Definition zu *SpC* von 2010) im Gesundheits- und Krankheitsverständnis definitorisch verankert worden. Dies wird fachlich in den Gesundheitsberufen sowie in der Ausgestaltung der Sozialgesetzgebung erst allmählich berücksichtigt. Um dem zu begegnen, wurde seitens der Diakonie Deutschland gemeinsam mit der Deutschen Gesellschaft für Palliativmedizin (DGP), dem Deutschen Palliativ- und Hospizverband (DHPV) unter Beteiligung der Caritas ein 40-stündiges Curriculum »Spiritual/Existential Care interprofessionell« (SpECi) entwickelt, das im gesamten Gesundheitswesen in der Begleitung und Unterstützung erkrankter und sterbender Menschen Anwendung finden kann (Giebel, Albrecht, Büssing & Team Curriculum SpECi, 2024).

SpC knüpft bei den spirituellen Bedürfnissen von Patient:innen und Angehörigen an, versucht sie zu verstehen, spirituelle Ressourcen zu entdecken und professionell mit ihnen umzugehen. Obwohl der Begriff Spiritualität schwer zu konturieren ist, lässt er sich nicht von dem leitenden Menschenbild abstrahieren (Schwer, 2010). Anders als in den vergangenen Jahren ist ein Einbezug von Spiritualität nicht nur auf den palliativen Bereich begrenzbar, sondern bedarf der Ausweitung auf alle Krankenhaussektoren sowie alle stationären und ambulanten geriatrischen Einrichtungen und Dienste (Knoll, 2015).

4.2.3 Self Care

Take care of yourself – die Berufsgruppe der Pflegenden, deren traditionelles Anliegen die Gesundheit anderer Menschen ist, ist selbst hohen körperlichen und physischen Belastungen ausgesetzt. Pflegekräfte sind verhältnismäßig oft von einem Burnout betroffen. Auf der Titelseite des Tagesspiegels in Berlin war vor etwa 10 Jahren zu lesen, dass Mitarbeitende in der Charité streiken (Heine, 2015). Nicht etwa, weil sie mehr Lohn haben wollten, sondern weil sie mehr Kolleginnen und Kollegen auf den Stationen forderten. Sie wollen nachts nicht mit 25 Patienten allein sein; sie wollen mit Schwerkranken reden, ohne gleich zum nächsten Patienten hetzen zu müssen, sie wollen Überstunden abbauen, statt anzuhäufen. Kurz: Sie wollen ein anderes Gesundheitssystem. Seitdem hat sich nichts geändert; das Pflegesystem steht vor dem Kollaps (Hasselfeldt, 2024). Angesichts dieser geforderten Rahmenbedingungen wird ein gesundheitserhaltender, professioneller und zugleich empathischer Umgang mit existenziellen Fragen, die die Dimension von Spiritualität und Selbstsorge einbezieht, zu einem zentralen Zukunftsthema. Ein respektvoller Umgang – auch im Verhältnis der Mitarbeitenden untereinander – ist nicht nur in Zeiten von Arbeitskräftemangel relevant. Wahrung und Wertschätzung der Würde des oder der anderen kann dabei – wie von Avishai Margalit, israelischer Philosoph und Friedensaktivist – als einen *möglichst wenig demütigenden Stil im Miteinander* verstanden werden. Zu jeder anspruchsvollen und strapaziösen Berufstätigkeit und Berufsrolle hinzugehörend sollte auch die Unterstützung der *Selbstsorge* von Mitarbeitenden durch die Unternehmen nicht zu kurz kommen, nämlich die Verantwortungsübernahme für sich selbst, das Erkennen der eigenen Grenzen und die Sorge dafür, dass die Quellen für eine sinnstiftende Grundhaltung und das eigene geistliche Leben nicht versiegen.

4.3 Ausblick: sorgende Unternehmenskultur entwickeln und nachhaltig verankern

Pflege erfüllend gestalten – nach Jahren, in denen das ökonomische Primat auch in diakonischen Einrichtungen sehr prägend war, spüren viele Geschäftsführungen, dass es an der Zeit ist, sich neu zu orientieren. Denn die Geisteshaltung einer sozialen Einrichtung lebt davon, dass im Alltagsgeschäft die zustimmende Überzeugung der Vielen widerhallt. Insofern ist die Spiritualität einer Institution, der »Geist des Hauses« ein Resonanzkörper der hier arbeitenden Mitarbeitenden. Eine vollständige Identifikation der Mitarbeitenden mit den spirituellen Leitzielen einer Einrichtung wird immer eine Utopie bleiben; es kann sich – im besten Fall – immer nur um Annäherungen handeln. Da – unter respektvoller Wertschätzung persönlicher Überzeugungen und unter Einbeziehungen der Dimension von SpC, Existential Care und Self Care – nicht nur die Zustimmung, sondern die Einstimmung der vielen Einzelnen notwendig ist, um eine Institution tatsächlich in eine ähnliche Richtung zu orientieren, ist die Berücksichtigung beider Faktoren notwendig: Individuum und Institution, Personalentwicklung und Organisationsentwicklung (Windolph, 2006) im Rahmen einer sorgenden Unternehmenskultur. Hier gibt es noch viel zu tun.

4.4 Literatur

Brandenburg, H., Giebel, A. & Kiefer-Fischer, Daniela (2025). *Spiritualität der Pflege. Grundlagen und Praxis – eine Standortbestimmung.* Stuttgart: Kohlhammer.

Braun, B. & Müller, R. (2005). *Arbeitsbelastungen und Berufsausstieg bei Krankenschwestern.* In: Pflege & Gesellschaft 10:131–141.

Buessing, A., Giebel, A. & Roser, T. (2024), *Spiritual Care & Existential Care interprofessionell. Handbuch spiritueller und existentieller Begleitung in der Gesundheitsversorgung*, Berlin: Springer. Alle 50 Beiträge stehen im open access zum kostenlosen download zur Verfügung unter https://link.springer.com/book/10.1007/978-3-662-67742-1.

Bundesverband evangelische Behindertenhilfe, Armbruster, J., Frommann, N., Giebel, A. (2014). Geistesgegenwärtig begleiten. *Existenzielle Kommunikation, Spiritualität und Selbstsorge in der Psychiatrie und in der Behindertenhilfe.* Neukirchen-Vluyn: Neukirchener.

Chilian, L. (2022). *Ethik und Spiritualität im Gesundheitswesen. Spiritual Care in theologisch-ethischer Diskussion.* Stuttgart: Kohlhammer.

Deutsches Institut für angewandte Pflegeforschung. (2009). Pflegethermometer 2009, http://www.dip.de/fileadmin/data/pdf/material/dip_Pflege-Thermometer_2009.pdf, siehe auch Pflegethermometer 2022, https://www.dip.de/fileadmin/data/pdf/Pressemitteilungen_Institut/Pflege-Thermometer_2022_Studie.pdf (Abrufe 21.03.2025).

Diakonisches Werk der EKD, Kottnik, K.-D. & Giebel, A. (2010). *Spiritualität in der Pflege.* Neukirchen-Vluyn: Neukirchener.

Diakonisches Werk der EKD, Stockmeier, J., Giebel, A. & Lubatsch, H. (2012). *Geistesgegenwärtig pflegen Bd. 1. Existenzielle Kommunikation und spirituelle Ressourcen im Pflegeberuf. Grundlegungen und Werkstattberichte.* Neukirchen-Vluyn: Neukirchener.

Diakonisches Werk der EKD, Stockmeier, J., Giebel, A., Lubatsch, H. (2013). *Geistesgegenwärtig pflegen Bd. 2. Existenzielle Kommunikation und spirituelle Ressourcen im Pflegeberuf. Studien und Projektergebnisse.* Neukirchen-Vluyn: Neukirchener.

Ehm, S., Giebel, A., Lilie, U. & Prönneke, R. (2016). *Geistesgegenwärtig behandeln. Existenzielle Kommunikation, Spiritualität und Selbstsorge in der ärztlichen Praxis.* Neukirchen-Vluyn: Neukirchener.

Friesacher, H. (o. J.). *Der Kern der Pflege – Abstract.* (online). http://www.g-win.org/userfiles/file/Friesacher-Vortrag.pdf. (Abruf 21.03.2025).

Funk, R. (2005). *Ich und Wir. Psychoanalyse des postmodernen Menschen.* München: dtv.

Giebel, A., Albrecht, J., Büssing, A. & Team Curriculum SpECi (2024), Curriculum Spiritual / Existential Care interprofessionell (SpECi) für alle Berufsgruppen im Gesundheitswesen, PalliaMed Verlag; das Curriculum steht nur seitens der DGP zertifizierten SpECi-Trainer:innen zur Verfügung. https://www.dgpalliativmedizin.de/weiterbildung/spiritual-existential-care-interprofessionell-speci (Abruf: 21.03.2025).

Giebel, A., Lubatsch, H. & Meussling-Sentpali, A. (2013). *DiakonieCare. Existenzielle Kommunikation, Spiritualität und Selbstsorge in der Pflege. Curriculum und Arbeitshilfe zur Organisationsentwicklung.* Neukirchen-Vluyn: Neukirchener.

Giebel, A., Lilie, U., Utsch, M., Wentzek, D. & Wessel, T. (2015). *Geistesgegenwärtig beraten. Existenzielle Kommunikation, Spiritualität und Selbstsorge in der Beratung, Seelsorge und Suchthilfe.* Neukirchen-Vluyn: Neukirchener.

Hasselfeldt, G. (2024), DRK-Präsidentin warnt vor Kollaps des Pflegesystems, Deutsches Ärzteblatt 19.12.2024, https://www.aerzteblatt.de/news/drk-praesidentin-warnt-vor-kollaps-des-pflegesystems-697c41a3-76ab-460c-bfc8-6c0411eeb3c3 (Abruf 21.3.2025).

Heine, H. (2015). *Streik in der Charite. Ein krankes System.* http://www.tagesspiegel.de/berlin/streik-in-der-charite-ein-krankes-system/11697956.html (Abruf 21.03.2025).

Käppeli, S. (2004). Vom Glaubenswerk zur Pflegewissenschaft. Bern: Huber.

Knoll, F. (2015). *Mensch bleiben! Zum Stellenwert der Spiritualität in der Pflege.* Stuttgart: Kohlhammer.

Krohwinkel, M. & Bartholomeyczik, S. (1993). *Der Pflegeprozess am Beispiel von Apoplexiekranken.* Baden-Baden: Nomos.

Krohwinkel, M. & Schröck, R. (2007). *Rehabilitierende Prozesspflege am Beispiel von Apoplexiekranken.* Bern: Huber.

Müller, L. (2011). *Gedanken zum Thema Burnout in der Palliative Care aus theologischer Sicht.* In: Palliative-ch 4:38–41.

Peng-Keller, S. & Neuhold, D. (2019). *Spiritual Care im globalisierten Gesundheitswesen. Historische Beweggründe und aktuelle Entwicklungen.* Darmstadt: wbgAcademic.

Peters, S. (2013). *»Ich versteh die Welt nicht mehr« – Existenzielle Kommunikation in der Pflege – ein kommentierter Literaturbericht. In: Diakonie Deutschland, Stockmeier, J., Giebel, A. & Lubatsch, H. (Hg.) Geistesgegenwärtig pflegen. Existenzielle Kommunikation, Spiritualität und Selbstsorge im Pflegeberuf.* Bd. 2: Studien und Projektergebnisse. Neukirchen-Vluyn: Neukirchener.

Schmidt, S. (2012). *Expertenstandards in der Pflege – eine Gebrauchsanweisung.* 2. Überarbeitete Auflage, Berlin / Heidelberg: Springer.

Schwer, M. (2010). *Selber mehr Mensch sein. Diakonisch-mystagogisches Lernen in der stationären Altenpflege.* Ostfildern: Schwaben.

Steffensky, F. (2011). *Wenn Hoffnung in die Welt tritt – Diakonie im Spannungsfeld zwischen christlicher Hoffnung und säkularer Gesellschaft.* Vortrag auf dem Brüder- und Schwestertag des Rauhen Hauses am 11.09.2011 in Hamburg. Unveröffentlicht.

Windolph, J. (2006), In: Altmeyer, S., Boschki, R. & Theis, J. *Christliche Spiritualität lehren, lernen und leben*, Göttingen: V&R, 239–246.

Zegelin, A. (2005). *Festgenagelt sein. Der Prozess des Bettlägerigwerdens.* Bern: Hans-Huber.

5 Spiritualität im Gesundheitswesen – Finanzierung und Implementierung eines Expertenstandards in der Pflege

Gabriele Beckert

5.1 Einleitung

Wächst die Bedeutung von Spiritualität im Gesundheitswesen stetig oder rückt sie nur immer wieder neu in unser Bewusstsein?

Spiritualität ist kein neues Thema. Der heilige Paulus hat in seinem Brief an die Römer (16,1) eine Frau namens Phoebe als *diakonos* bezeichnet. Sie war für viele zum Beistand geworden, auch für ihn selbst. In der Didaskalia, der syrischen Kirchenordnung des 4. Jahrhunderts heißt es: »Denn in die Häuser der Heiden, in denen es gläubige Frauen gibt, soll eine Diakonisse gehen, sie soll da die Kranken aufsuchen und ihnen mit allem dienen, was für sie erforderlich sein könnte.« (Didascalia Apostolorum Kapitel XIV bis XVI[6])

In den 60er Jahren hat Cicely Saunders das sogenannte Total Pain Konzept[7] für die Palliativversorgung veröffentlicht. Das Leiden eines Menschen kann demnach in vier Dimensionen betrachtet werden: körperlich, psychisch, sozial und spirituell. Die Bedeutung spiritueller Gesundheit wird als unverzichtbare Dimension im Total Health Concept der WHO-Definition von Palliative Care benannt. Spiritualität ist somit ein wichtiger Bestandteil der allgemeinen Gesundheit und des Wohlbefindens und damit der Lebensqualität der Menschen. Auch der internationale Ethikkodex für Pflegefachpersonen, *International Council of Nurses* (ICN)[8] fordert in seiner Präambel eine respektvolle Pflege uneingeschränkt der religiösen und spirituellen Überzeugungen. In der Charta zur Betreuung schwerstkranker und sterbender Menschen in Deutschland wird das »Recht auf eine umfassende medizinische, pflegerische, psychosoziale und spirituelle Betreuung und Begleitung« gefordert[9].

Nicht nur soziale Berufe beschäftigen sich mit dem Thema Spiritualität. Wer im Jahr 2024 die Ausstellung *Unendliche Landschaften* von Caspar David Friedrich besucht hat, sah vielleicht im Eingangsbereich ein A5 Kartenset, das die Besucher:innen durch die Ausstellung leiten konnte. Zum Beispiel gab es eine Karte, die das Bild *Morgennebel im Gebirge* zeigte, auf dem mit roten Buchstaben stand: »Kann ein Bild Dinge sagen, für die es keine Worte gibt?« Oder eine andere Karte, die das Bild »Mann und Frau in Be-

---

6 Achelis, Hans & Flemming, Johannes Paul Gotthilf (1904), Die syrische Didascalia. Übersetzt und erklärt (Die ältesten Quellen des orientalischen Kirchenrechts Band 2), Leipzig: Hinrichs.

7 Vgl. Palliativnetz Freiburg gGmbH (o. J.). Palliativlexikon Freiburg. https://palliativlexikon-freiburg.de/total-pain-konzept/m (Abruf 03.03.2025).

8 International Council of Nurses (ICN). The global voice of nurses. https://www.icn.ch/ (Abruf 03.03.2025).

9 Koordinierungsstelle für Hospiz und Palliative Care in Deutschland (2025). Die Charta zur Betreuung schwerstkranker und sterbender Menschen in Deutschland. https://www.charta-zur-betreuung-sterbender.de/die-charta.html (Abruf 03.03.2025).

trachtung des Mondes« zeigte, auf dem mit grünen Buchstaben die Frage stand »Wo findest du Trost?«

Wer mit existenziellen Fragestellungen konfrontiert wird, kommt zwangsläufig in die Auseinandersetzung mit seinen existenziellen Lebensfragen, und das betrifft nicht erst das Alter oder Palliativsituationen.

Ein Expertenstandard »Spiritualität in der Pflege« könnte diese Auseinandersetzungen fördern, die Fachkompetenz und die personalen Kompetenzen stärken, um Pflegekräfte und Einrichtungen darin zu unterstützen, Spiritualität als festen Bestandteil der Pflege zu integrieren. Doch die Erstellung, Finanzierung und Implementierung eines solchen Standards stellt nach wie vor eine Herausforderung dar.

5.2 Warum Spiritualität im Pflegealltag wichtig ist

5.2.1 Aus Pflegeempfänger:innensicht

Spiritualität umfasst jene Aspekte des Lebens, die Sinn, Werte und inneren Frieden fördern. Für viele Menschen wird Spiritualität gerade in Krankheits- oder Krisenzeiten zu einer wichtigen Stütze. In der Pflege, insbesondere bei Pflegeempfänger:innen mit schweren Erkrankungen und/oder Pflegegraden, kann die Unterstützung spiritueller Bedürfnisse die Lebensqualität maßgeblich verbessern und das subjektive Wohlbefinden steigern. Studien (z.B. Dach & Osterbrink, 2013) zeigen, dass Pflegeempfänger:innen, die sich spirituell unterstützt fühlen, oft besser mit Krankheit und Schmerz umgehen und optimistischer in die Zukunft blicken.

Insbesondere Menschen mit einem pflegerischen Unterstützungsbedarf sind oft nicht in der Lage, ihre Spiritualität selbstständig und umfassend zu leben, gestalten und als innere Ressource wahrzunehmen.

5.2.2 Aus pflegerischer Sicht

Jede Pflegefachkraft lernt in ihrer Ausbildung etwas über Pflegemodelle, Pflegetheorien, das Total Pain Konzept, den Ethikkodex, das bio-psycho-soziale Modell (siehe Schwencke, 2020), ergänzt um den Aspekt der Spiritualität, das oft mit dem Begriff der 'Ganzheitlichkeit' gleichgesetzt wird. Früher wurde das medizinische Modell in den Vordergrund gestellt, aber spätestens mit der Akademisierung der Pflegeberufe wurde auch das Bewusstsein für die eigene Profession diskutiert und gestärkt.

Das von der deutschen Pflegewissenschaftlerin Monika Krohwinkel (siehe Schwencke, 2020), entwickelte *Pflegemodell der fördernden Prozesspflege* orientierte sich zuerst an den Aktivitäten und existenziellen Erfahrungen des Lebens, 1999 wurde die Beziehung als zusätzlicher Faktor von M. Krohwinkel aufgenommen (ABEDL). Das Modell wird zu den ganzheitlichen Bedürfnismodellen gezählt. Grundlage sind die Bedürfnisse der Pflegeempfänger:innen, die Bedürfnisse basieren u.a. auf der Bedürfnishierarchie von Abraham Maslow. 1970 hat Maslow das Thema Transzendenz noch aufgenommen.

Krohwinkel geht davon aus, dass eine eingeschränkte Bedürfnisbefriedigung in einem ihrer 13 ABEDLs zur Notwendigkeit der Pflege führt und das Handeln der Pflegekraft erfordert. Die 13. ABEDL »mit existenziellen Erfahrungen des Lebens umgehen können« gliedert sich (a) in die Existenz gefährdende Erfahrungen, (b) die Existenz fördernde Erfahrungen und (c) Erfahrungen, welche die Existenz fördern oder gefährden. Krohwinkel bezieht sich hierbei auf Erfahrungen wie Schmerz, Angst, Sicherheit, Vertrauen, aber bezieht auch die Kultur und Biographie der Pflegeempfänger:innen mit ein. Im Pflegeprozess, der zu den Vorbehaltsaufgaben gehört, werden die inneren Ressourcen der Pflegeempfänger:innen erfasst, zu denen auch die spirituellen Ressourcen gehören.

Wozu diese Aufzählung?

Wenn wir davon ausgehen, dass jede Pflegefachkraft diese Themen in ihrer Ausbildung gelehrt bekommen hat, muss der Theorie-Praxis Transfer unzureichend erfolgt sein, ansonsten müssten wir uns wenige bis keine Gedanken zum Thema Spiritualität machen.

Für Pflegekräfte kann die Integration von Spiritualität in den Arbeitsalltag ein Gefühl der Erfüllung und des Sinns in der täglichen Arbeit darstellen. Sie hilft, mit den emotionalen und physischen Herausforderungen des Berufs umzugehen und bietet dabei eine tiefere Verbindung zu den Pflegeempfänger:innen.

5.2.3 Aus Einrichtungssicht

Im Dezember 2024 hatten laut Berliner Krankenhausgesellschaft insgesamt 20 Krankenhäuser die *Charta zur Betreuung schwerstkranker und sterbender Menschen* unterzeichnet.[10] Sie setzen sich damit für die medizinische, pflegerische, psychosoziale und auch die spirituelle Betreuung und Begleitung der Pflegeempfänger:innen und ihrer Angehörigen ein. Dementsprechend müssen Strukturen und Prozesse in den Einrichtungen initiiert und implementiert werden, um das Thema Spiritualität leben zu können, Diskussionsräume zum Thema müssen eröffnet und Fort- und Weiterbildungen angeboten werden.

Einrichtungen müssen Qualitätskriterien erfüllen. Einrichtungsleitungen haben eine Fürsorgepflicht gegenüber ihren Mitarbeitenden, d. h. Arbeitgeber sind verpflichtet, neben der körperlichen auch die psychische Gesundheit ihrer Mitarbeiter:innen zu schützen.

5.3 Expertenstandards in der Pflege

Im heutigen Pflegealltag spielen Expertenstandards eine entscheidende Rolle bei der Sicherstellung einer qualitativ hochwertigen Pflege. Sie bieten eine wichtige Orientierung für die professionelle Pflege. In Deutschland werden diese Standards vom Deutschen

10 Berliner Krankenhausgesellschaft (2024). Für eine Stärkung der Palliativversorgung, https://www.bkgev.de/fuer-eine-staerkung-der-palliativversorgung-elf-weitere-krankenhaeuser-unterzeichnen-die-charta-zur-betreuung-schwerstkranker-und-sterbender-menschen/ (Abruf 03.03.2025).

Netzwerk für Qualitätsentwicklung in der Pflege (DNQP)[11] entwickelt.

Sie stellen sicher, dass pflegerische Maßnahmen auf wissenschaftlich fundierten Erkenntnissen basieren. Die bestehenden Standards sind fast alle noch auf medizinische Themen fokussiert. Psychosoziale und spirituelle Aspekte der Pflege finden leider noch zu wenig Berücksichtigung.

Diese Einschränkung hat zur Folge, dass Pflegekräfte in ihrem Handeln primär auf die körperliche Versorgung der Pflegebedürftigen ausgerichtet sind. Andere Dimensionen des menschlichen Wohlbefindens treten in den Hintergrund, obwohl sie eine zentrale Rolle für die Lebensqualität spielen.

Um eine ganzheitliche Pflege zu gewährleisten, sollten die Expertenstandards erweitert werden. Themen wie soziale Teilhabe, emotionale Unterstützung und Spiritualität sollten gleichwertig neben medizinischen Aspekten behandelt werden. Dies würde nicht nur die Pflegequalität steigern, sondern auch die Zufriedenheit der Pflegebedürftigen und ihrer Angehörigen erhöhen.

5.3.1 Ein Expertenstandard »Spiritualität in der Pflege«

Ein Expertenstandard »Spiritualität in der Pflege« kann Pflegekräfte darin schulen, Menschen nicht nur in ihrer physischen, sondern auch in ihrer spirituellen Dimension wahrzunehmen. Ein Pflegeansatz, der über das rein Medizinische hinausgeht, würde auch den eigenen Anspruch an den Beruf unterstützen.

Ein solcher Expertenstandard hat das Ziel, Spiritualität als Pflegeleistung zu definieren und konkrete Handlungsempfehlungen für die Praxis zu geben. Er umfasst eine Bedarfserhebung: Pflegekräfte lernen, wie sie spirituelle Bedürfnisse bei ihren Pflegeempfänger:innen erkennen und einschätzen können. Daraus erfolgen Interventionen, die die Pflegeempfänger:innen in ihren spirituellen Bedürfnissen unterstützen. Die Einrichtungen müssten sicherstellen, dass ihre Mitarbeitenden eine offene Kommunikation über spirituelle Bedürfnisse und Werte, ohne dabei ihre eigenen spirituellen Überzeugungen aufzudrängen, führen können. Die Zusammenarbeit in einem erweiterten Team mit Angehörigen, Seelsorger:innen, Psycholog:innen und anderen Fachkräften würde die umfassende Betreuung sicherstellen.

5.3.2 Finanzierung des Expertenstandards

Die Finanzierung der Pflege in Deutschland erfolgt hauptsächlich durch die Pflegeversicherung[12]. Die Einführung der Pflegegrade war ein wichtiger Schritt, um den individuellen Pflegebedarf von Menschen besser zu erfassen und gerechtere Leistungen bereitzustellen. Die Pflegegrade konzentrieren sich primär auf die körperlichen und medizinischen Bedarfe von Pflegebedürftigen, während psychosoziale und spirituelle Aspekte oft unzureichend berücksichtigt werden. Darüber hinaus sind die finanziellen Mittel, die durch die Pflegegrade bereitgestellt werden, oft nicht ausreichend, um innovative Ansätze in der Pflege zu fördern. Dies erschwert es Einrichtungen, neue Konzepte oder Technologien zu erproben. Stattdessen bleibt der Fokus auf der Sicherstellung der Grundversorgung.

Eine Erweiterung der Bewertungskriterien der Pflegegrade könnte dazu beitragen,

11 DNQP (o.J.). Expertenstandards und Audioinstrumente. https://www.dnqp.de/expertenstandards-und-auditinstrumente/ (Abruf 03.03.2025).

12 Bundesgesundheitsministerium (2025). Pflegeversicherung. https://www.bundesgesundheitsministerium.de/themen/pflege/online-ratgeber-pflege/die-pflegeversicherung.html (Abruf 03.03.2025).

eine ganzheitlichere Pflege zu gewährleisten. Neben körperlichen Einschränkungen sollten auch psychische, soziale und spirituelle Bedürfnisse einbezogen werden. Zudem wäre es sinnvoll, spezielle Fördermittel für innovative Projekte und Konzepte bereitzustellen, um die Pflege zukunftsfähig zu gestalten. Die Zusammenarbeit mit Kostenträgern ist essenziell, um SpC als festen Bestandteil in den Leistungskatalog aufzunehmen. Dies erforderten politische Unterstützung und eine öffentliche Debatte über den Stellenwert von Spiritualität in der Pflege.

Auch könnte Spiritualität durch öffentliche Mittel gefördert werden: Der Staat könnte Mittel zur Verfügung stellen, um die Einführung von Expertenstandards in Pflegeeinrichtungen zu fördern, ähnlich wie bei anderen Qualitätsstandards in der Pflege. Spiritualität könnte als festes Thema bei den Pflegekassen und Pflegegraden berücksichtigt werden. Ein besonderer Pflegegrad für Pflegeempfänger:innen mit hohem spirituellen Betreuungsbedarf könnte ein neuer Ansatz sein. Dies würde erfordern, dass spirituelle Betreuung als Kriterium in die Einstufung von Pflegegraden integriert wird. Spiritualität als Thema könnte durch gemeinnützige Stiftungen und Organisationen gefördert werden. Die Kooperationen mit Kirchengemeinden und anderen religiösen oder spirituellen Gemeinschaften könnte ausgebaut werden, da sie teilweise ohnehin Seelsorge für Pflegeempfänger:innen anbieten und somit einen Teil zur Umsetzung beitragen könnten.

Bisher werden pflegerische Erfolge durch die Kassen nicht belohnt: aktivierende Pflege verfolgt das Ziel, die Selbständigkeit und Mobilität von Pflegeempfänger:innen zu fördern. Dies geschieht durch gezielte Unterstützung bei der Mobilisation, bei alltäglichen Aktivitäten und die Motivation der Pflegeempfänger:innen, vorhandene Fähigkeiten weiterhin zu nutzen. Trotz ihrer wichtigen Rolle in der Pflegepraxis wird die aktivierende Pflege nicht finanziell honoriert, im Gegenteil, es kann zu einer Rückstufung des Pflegegrades führen. Diese Finanzierung wirkt sich negativ auf die Pflegequalität aus. Pflegeeinrichtungen sind gezwungen, ihre Ressourcen primär in den Bereichen einzusetzen, die erstattet werden, was die Umsetzung aktivierender Ansätze erschwert.

Eine Reform der Pflegefinanzierung wäre denkbar, die den Mehrwert der aktivierenden Pflege und auch die spirituellen Ressourcen der Pflegeempfänger:innen anerkennt und fördert. Sollte Spiritualität eine Chance haben als reguläres Angebot innerhalb der Pflege implementiert zu werden, dann müssten die Leistungen inklusive der dafür notwenigen Voraussetzungen (Fort- und Weiterbildungen) auch adäquat refinanziert werden.

5.3.3 Herausforderungen und Chancen

Die Integration von Spiritualität in die Pflege steht vor einigen Hindernissen. Einerseits fehlt es an einer breiten Anerkennung des Wertes von Spiritualität für das Wohlbefinden der Pflegebedürftigen. Andererseits wird Spiritualität oft als privates Thema betrachtet, das nicht in den professionellen Kontext von Pflegenden gehört.

Auch darf der Zeitfaktor bei der Einführung von Spiritualität nicht außer Acht gelassen werden. Einrichtungen müssen die Rahmenbedingungen schaffen, Pflegekräfte müssen geschult werden, die spirituellen Bedürfnisse ihrer Pflegeempfänger:innen wertfrei zu erkennen und zu fördern. Ein weiterer Faktor ist die begrenzte Ausbildung von Pflegekräften in diesem Bereich. Spirituelle Themen werden in der Pflegeausbildung meist nur am Rande behandelt, sodass es an Fachwissen und Kompetenzen fehlt. Auch die knapperen finanziellen Ressourcen tragen dazu bei, dass Spiritualität kaum gefördert wird. Ohne eine systematische Unterstützung durch Kostenträger bleibt SpC oft ein Randthema.

Um Spiritualität in der Pflege besser zu verankern, bedarf es zusätzlich einer Sensibilisierung der Öffentlichkeit und der Pflegeprofessionen. Zusätzlich sollten Schulungsangebote entwickelt und die Thematik in Standards und Finanzierungskonzepte integriert werden. Nur so kann sichergestellt werden, dass Spiritualität als zentraler Bestandteil der ganzheitlichen Pflege anerkannt wird.

Zugleich bietet die Einführung auch Chancen: Die Integration von Spiritualität könnte auch das Wohlbefinden der Mitarbeitenden fördern und die Qualität der Pflege nachhaltig verbessern. Pflegekräfte können in ihrer Rolle wachsen und lernen, ganzheitlicher zu denken, was langfristig die Zufriedenheit der Pflegekräfte und der Pflegeempfänger:innen steigern würde. Man könnte von den Erfahrungen im Palliativbereich profitieren. Spiritualität wäre nicht nur als Qualitätsmerkmal den konfessionellen Einrichtungen vorbehalten und Pflegeempfänger:innen könnten davon ausgehen, dass ihre spirituellen Bedürfnisse auch in konfessionslosen Einrichtungen befriedigt werden.

5.4 Schlussfolgerung/Fazit

Die Pflege steht vor vielschichtigen Herausforderungen. Eine umfassende, finanzierbare und innovative Pflegepolitik, die alle Dimensionen des menschlichen Wohlbefindens einbezieht, ist entscheidend, um die Qualität der Pflege zu sichern und den steigenden Anforderungen der Zukunft gerecht zu werden.

Die Einführung eines Expertenstandards »Spiritualität in der Pflege« kann dazu beitragen, das Angenommensein, das Wohlbefinden der Pflegeempfänger:innen zu steigern und die Qualität der Pflege auf eine neue Ebene zu heben. Die Finanzierung bleibt jedoch eine Herausforderung, die innovative und kreative Lösungen erfordert. Ein Zusammenspiel von öffentlicher Förderung, Engagement von Pflegekassen und Unterstützung durch gemeinnützige Organisationen und Gemeinschaften könnte den Weg für eine langfristige und erfolgreiche Umsetzung dieses wichtigen Standards bereiten. Spiritualität in der Pflege ist nicht nur ein Ausdruck von Mitgefühl, sondern auch ein bedeutender Beitrag zur Haltung einer Einrichtung im Sinne einer ganzheitlichen Betreuung. Eine moderne und innovative Pflege könnte zudem junge Fachkräfte anziehen und langfristig den Fachkräftemangel abmildern. Leitet sich nicht auch aus dem aktuellen Weltgeschehen eine Verpflichtung ab, die weltanschauliche, religiöse-spirituelle Pluralisierung in den Pflegealltag einzubeziehen?

> *»Wir sind nicht menschliche Wesen, die eine spirituelle Erfahrung machen, wir sind spirituelle Wesen, die eine menschliche Erfahrung machen.«* (Pierre Teilhard de Chardin)[13]

13 Diese Aussage wird Pierre Teilhard de Chardin in Robert J. Fureys *The Joy of Kindness* » (1993), S. 138, zugeschrieben; sowie in Moira Timms' «Beyond Prophecies and Predictions: Everyone's Guide To The Coming Changes» (1993), S. 62. beide Autoren nennen keine Quelle.

5.5 Literatur

Achelis, Hans & Flemming, Johannes Paul Gotthilf (1904), *Die syrische Didascalia.* Übersetzt und erklärt (Die ältesten Quellen des orientalischen Kirchenrechts Band 2), Leipzig: Hinrichs.

Dach, C. von & Osterbrink, J. (2013). *Spiritualität der Pflege.* University of Zürich. Erschienen Januar 2013. ResearchGate https://www.researchgate.net/publication/312032947_Spiritualitat_der_Pflege (Abruf 03.30.2025)

Schwencke, S. (2020). *I care 2.* Überarbeitete Auflage Stuttgart: Thieme.

6 Besondere Herausforderungen von Spiritual Care jenseits der wissenschaftlichen Evidenz

Marianne Kloke

6.1 Einleitung

Als ich eingeladen wurde, einen ergänzenden Beitrag zur vorliegenden Expertise zu schreiben, war ich zunächst etwas ratlos: aus wissenschaftlicher Perspektive war alles gesagt und aus berufspolitischer Sicht waren wesentliche Impulse gegeben worden. Was konnte eine Palliativärztin somit noch sinnvollerweise ergänzen? Die Antwort hat sich dann aus meiner vierzigjährigen Berufspraxis ergeben. Drei Themen halte ich für besprechenswert, für die es keine oder nur eine geringe wissenschaftliche Evidenz gibt. Es sind die Themen Spiritual Care (SpC) in besonderen Erkrankungs- und Lebenssituationen, Pflegekonzepte als SpC Intervention und SpC im multiprofessionellen Team.

6.2 Menschen in besonderen Erkrankungs- und Lebenssituationen

Die Medizinialisierung von SpC durch Anwendung des medizinischen Dreischrittes von Diagnose – Intervention – Überprüfung der Wirksamkeit hat auf der einen Seite zur Anschlussfähigkeit an die Medizin geführt, die Gleichrangigkeit von spiritueller, physischer, psychischer und sozialer Dimension in der Gesundheitsfürsorge festgeschrieben und so letztendlich zur Stärkung des von der Pflege immer schon geforderten ganzheitlichen Ansatzes geführt. Auf der anderen Seite hat diese Vernaturwissenschaftlichung dazu geführt, dass das von Erhard Weiher als *das Geheimnis des Lebens berühren* titulierte Spezifikum von SpC ein Stückchen weit aus dem Blickwinkel verloren wurde (Weiher, 2014). Diese Gefahr ist immer dann besonders groß, wenn sich Wahrnehmung und Beachtung spiritueller Bedürfnisse ausschließlich auf die Ergebnisse von Fragebögen (FB) – bei den wissenschaftlich validierten FB handelt es sich fast ausschließlich um Selbsterfassungsinstrumente – beziehen, die eine Verobjektivierung dieser höchst intimen und individualisierten und zudem im zeitlichen Verlauf selten konstanten Fragen, Bedürfnisse und Ressourcen der Spiritualität suggerieren. Hier mag eine Betrachtung der Patienten, deren kognitive und intellektuellen Fähigkeiten eingeschränkt sind, den Blick auf die Einzigartigkeit und Inkommensurabilität dieser Dimension menschlichen Erlebens vertiefen und zugleich ermutigen, sich ihrer um der Patient:innen und der eigenen Berufszufriedenheit willen, zuzuwenden.

Bei schwer und terminal erkrankten Menschen treten Veränderungen der Vigilanz und Kognition durch metabolische Entgleisungen und progredientes Organversagen häufig auf. Bei anderweitig nicht ausreichend zu lindernden Leiden kann eine therapeutische Sedierung als ärztliche Maßnahme entweder intermittierend oder auch dauerhaft in der Sterbephase geboten sein. Die Sedierungstiefe reicht sowohl bei der endogenen als auch medikamentösen Sedierung von leicht erweckbar bis komatös (AWMF, 2020). Die damit einhergehende Einschränkung oder der Verlust der Fähigkeit zur verbalen Kommunikation und zur intellektuellen Leistung ist jedoch nicht gleichbedeutend mit dem Verlust aller Fähigkeiten, insbesondere nicht der nonverbalen Wahrnehmung und Mitteilung oder gar der Emotionalität (Hayden & Byrne, 2022). Dies gilt besonders für die Sinneswahrnehmungen wie riechen, schmecken, hören und fühlen, die deshalb die Kommunikationskanäle sein können, auf denen den spirituellen Bedürfnissen des Patienten entsprochen werden kann. Beispiele mögen hier die (stumme) Teilhabe an (zumeist religiösen) Ritualen, die Ermöglichung eines Naturerlebens durch Geräusche, Gerüche oder auch den Tastsinn, das Mithören von Familienerzählungen, die Selbstversicherung durch das Hören von Lieblingsmusik sein. Die Qualität der spirituellen Begleitung wird entscheidend davon abhängen, inwieweit bereits im Vorfeld (z. B. bei Aufnahme in das Krankenhaus/die Einrichtung) die spirituelle Anamnese erhoben und dokumentiert wurde, wie groß die Offenheit der Pflegenden auch für diese Bedürfnisse ist, welche Kompetenz in SpC vorliegt und ob die wahrnehmende Haltung vom gesamten Betreuungsteam geteilt wird, wie sehr es gelingt, die Zugehörigen mit einzubeziehen sowohl als Akteure als auch als Selbst-Betroffene. Hier kann die Verwendung des deutschsprachigen von Eckhard Frick entwickelten semistrukturierten Interview SPIR hilfreich sein (Frick, 2006). Und da in diesen Erkrankungssituationen das medizinische Handeln in den Hintergrund tritt und das pflegerische inhaltlich und zeitlich absolut dominiert, eröffnen sich hier gerade für die Pflegenden die große Möglichkeit, den Weg zum Inneren Frieden zu ebnen, ihn zu begleiten (Austin, Lee, Keall & Lovell, 2024).

Die Untersuchungen zu SpC bei demenziellen Erkrankungen betonen, dass (auch schwer) demenziell veränderte Menschen spirituelle Bedürfnisse haben (Camacho-Montaño et al., 2021). Die besonderen Spezifika ihres spirituellen Erlebens sind Angst vor der Demenz, ein weitgehender Verlust des Selbst, die progressive und unheilbare Natur der Erkrankung sowie die reduzierte Fähigkeit des Zugangs zum Glauben/zu Glaubenspraktiken (Palmer et al., 2022). Da spiritueller Distress besonders im mittleren Stadium der Demenz auftritt, sollte dieses Fenster zu Adressierung dieses Bereiches genutzt und auch bei Fortschreiten der Erkrankung hilfreiche Interventionen wie z. B. Gewohnheiten und Rituale entwickelt und etabliert werden. Die Einbettung in die vorausschauende Gesundheitsplanung zum Lebensende (Advanced Care Planing) bietet sich in diesem Kontext an (Haufe et al., 2024). SpC integrierende personzentrierte Pflege setzt die Kenntnis der religiösen und spirituellen Hintergründe des Betroffenen zur Identifizierung von diesbezüglichen Bedürfnissen auf der Basis verbaler und nonverbaler Äußerungen voraus (Roser, 2019). Die in der Vergangenheit verortete Erlebniswirklichkeit der demenziell erkrankten Menschen mit positiven und negativen Erfahrungen mit Spiritualität oder auch Religion kann eine erhebliche Virulenz im Hier und Jetzt bekommen. Sie müssen gerade mit Blick auf die Bedeutung der Spiritualität für Gesundheit und Krankheitsbelastung beachtet werden, was eine geschulte Patientenbeobachtung sowie eine spezifische SpC-Kompetenz und den Willen, sich auf diese Bedürfnisse der Betreuten einzulassen, voraussetzt (Kropf, 2024). Leider besteht noch großer Bedarf an der (Weiter-)entwicklung und Validierung demenzspezifischer spiritueller Bewertungstools und Pflegeinterventionen.

Wenn die Deutsche Gesellschaft für Psychiatrie und Psychotherapie, Psychosomatik und Nervenheilkunde (DGPPN) 2017 Empfehlungen zum Umgang mit Religiosität und Spiritualität in Psychiatrie und Psychotherapie veröffentlicht, so tut sie das vor dem Hintergrund zweier Prämissen: 1. Religiosität und Spiritualität sind sowohl beim Patienten als auch beim Behandler identitätsbildend. Dies wird in existenziellen Krisen und Grenzsituationen besonders deutlich, aber auch in Momenten der Sinnerfülltheit und Lebensphasen existenzieller Indifferenz. 2. Religiosität und Spiritualität sind als persönliches Sinnsystem und kulturbildende Einflussfaktoren in der Psychotherapie wahrzunehmen und zu würdigen (Utsch, Anderssen-Reuster, Frick et al., 2017). Die zehn Empfehlungen wollen Antworten geben auf die Fragen, ob Sinngebung Aufgabe von psychotherapeutischen Interventionen sein kann und inwieweit die psychiatrisch-psychotherapeutische Begleitung des Patienten in seiner existenziellen, religiösen und spirituellen Suche gehen darf. Welche professionellen Grenzen sind notwendig und sinnvoll, um die Freiheit von Patienten und Behandelnden zu schützen? Besonders bemerkenswert scheinen hierbei zwei Statements zu sein: »Die professionellen Grenzen schließen religiöse oder spirituelle Interventionen aus. Dies stellt eine sinnvolle und notwendige Selbstbeschränkung dar. Dabei muss trotzdem sichergestellt werden, dass die Religiosität/Spiritualität des Patienten in der Therapie Raum haben kann« (Empfehlung 5). Und in Empfehlung 7 heißt es unter der Überschrift Neutralität: »Psychiatrische und psychotherapeutische Behandlungen einerseits und Seelsorge und spirituelle Führung andererseits sollten unterschieden werden und getrennt bleiben.« Dem steht das Wissen um die hohe Prävalenz psychiatrischer Erkrankungen als Ko-Morbidität bei schweren somatischen Erkrankungen z. B. Krebs gegenüber. Kommt den Prinzipien der professionellen Grenzziehungen und Neutralität nicht nachgeordnete Bedeutung gegenüber dem Recht des Patienten auch auf Beachtung der spirituellen Dimension des Erlebens, des Leidens zu? 2020 fordert der Arzt für Psychosomatik und Theologe Eckhard Frick (Ko-Autor der o. g. Empfehlungen) SpC im Sinne der Patientenzentrierung und ein Matching zwischen den spirituellen Bedürfnissen psychisch Kranker und der diesbezüglichen Sensibilisierung der Behandler. Er erachtet die Förderung spezifischer diagnostischer Fähigkeiten, um auf religiöse/spirituelle Bedürfnisse und Krankheitssymptome differenziert einzugehen, als unverzichtbar. Solange ein religiöser/spiritueller »personal bias« des Behandlers unbewusst bleibt, kann es die Wahrnehmung verzerren. Wird es thematisiert und professionell gehandhabt, fördert es die Patient:innenorientierung (Frick, Ziemer, Heres et al., 2021). Spirituelle Kompetenz wird besonders von psychiatrisch Tätigen zusammen mit psychopathologischen Urteilsvermögen erwartet, um spirituelle Bedürfnisse einerseits und Krankheitssymptome andererseits zu unterscheiden und differenziert beantworten zu können.

Menschen mit geistigen/komplexen Behinderungen sind häufig spirituell/religiös, die Praktizierung ihres Glaubens hat für sie hohe Bedeutung. In ihrer spirituellen/religiösen Wahrnehmung/Praxis gibt es oftmals Wendepunkte, besonders häufig bei Menschen mit emotionaler/geistiger Behinderung (Hodge & Reynolds, 2018). Dem Nachweis des positiven Einflusses von Spiritualität auf die persönliche und familiäre Lebensqualität steht gegenüber, dass bei Menschen mit Behinderungen die Kommunikation über persönliche Erfahrungen aufgrund der Behinderung erschwert ist, sie auf

Grund von Vorurteilen bzgl. der Genese ihrer Behinderung sowie der Auswirkungen der Behinderung häufig von spirituellen Erfahrungen/Praktiken ausgeschlossen, ihnen der nötige Support zur Integration in religiöse Gemeinschaften *entsprechend ihrer Wahl* nicht gewährt wird, und dass Leiter der Religionsgemeinschaften auf Grund von Unsicherheiten im Umgang mit Behinderungen ein Vermeidungsverhalten entwickeln (Carter, 2024). Zur Erfassung ihrer spirituellen Verortung und Bedürfnisse wurden einige Methoden entwickelt, die leider nicht entsprechend validiert wurden. Sie sind alle ressourcenorientiert, verwenden Leichte Sprache (soweit es sich um verbale Instrumente handelt) und bauen auf den vorhandenen auch manuellen und kreativen Fähigkeiten wie z.B. kreative Mal- oder Gestalttherapie unter Einbeziehung von entsprechend auf den spirituellen Bereich adaptierter Biographiearbeit auf.

6.3 Pflegekonzepte als Spiritual Care Intervention

Es gibt (bis dato?) keine spezifisch spirituellen (Pflege-)interventionen, wohl aber Adaptationen von in anderen Kontexten (validierten und) erprobten Verfahren. Dies gilt z.B. für die *Würdezentrierte Therapie nach Chochinow*, die *Basale Stimulation* und die *Aromatherapie* (beides besonders bei intellektuell und kognitiv eingeschränkten Menschen), die Existenzielle Kommunikation und die Technik der Validation. Speziell für Menschen im frühen Stadium einer Demenz wurde das *Diamond Gesprächsmodell* zur Identifikation zentraler existenzieller und spiritueller Themen entwickelt. Im Fokus steht hierbei die Bearbeitung des Spannungsfeldes zwischen Erhalt des Selbst und dem Wunsch nach Sicherheit und Bedeutung (Haufe et al., 2024). Das *Namaste Konzept* umfasst neun Bereiche des alltäglichen Umganges wie z.B. das Zugehörigkeitsgefühl zu einer sozialen Gruppe, die Förderung der sensorischen Wahrnehmung, das Erleben von Selbstsorge als bedeutsamer Aktivität, Wertschätzung von Lebensgeschichteerzählungen, Zulassen des So-Seins wie die Person es möchte, höfliche Gesten des Miteinanders wie z.B. Anbieten von Essen und Trinken während eines Treffens. Aber auch die klassischen Kreativtherapien wie Kunst-, Mal- oder Musiktherapie haben ihren Platz im Umgang mit spirituellen Bedürfnissen (Bray, Brooker, Garabedian, 2021). Die im Bereich Pastoral Care angesiedelten Maßnahmen, wie das Anbieten von Ritualen und Symbolhandlungen, der Vollzug religionsspezifischer Handlungen, wie z. B die Sakramentspendung in der katholischen oder die Segensspendung in der evangelischen Kirche, haben (bis dato) kaum Eingang in die gesundheitsberufliche SpC gefunden. Säkularisierte Analoga wurden und werden von einzelnen Teams entwickelt und ritualisiert, finden teilweise Eingang in die einrichtungs-/trägerspezifischen Standards. Das Defizit an spezifisch spirituellen gesundheitsberuflichen Interventionen mag somit mit Blick auf die Fülle der Assessmentinstrumente für Spiritualität und der Betonung von Eigenständigkeit und Gleichrangigkeit dieser Dimension verwundern. Ob die aktuelle Aufwertung von SpC die Entwicklung eigener Methoden und Verfahren fördern wird, und ob dieses eine Verbesserung der gesundheitsberuflichen SpC nach sich zöge, bleibt abzuwarten.

6.4 Spiritual Care im multiprofessionellen Team

Die Definition einer allgemeinen gesundheitsberuflichen SpC (Peng-Keller; vgl. hier seinen Beitrag in diesem Band) führt in der Konsequenz zur fehlenden Zuordnung der Zuständigkeit für eine spezifischen Profession. Hieraus ergeben sich Chancen und Gefahren. Während in Palliativversorgung und Geriatrie das multiprofessionelle Team etabliert ist, die Aufgaben jedes einzelnen ebenso klar definiert sind wie die Schnittstellen und das Miteinander, ist außerhalb dieser Fachgebiete der Alltag mehr durch ein Neben- als ein Miteinander der verschiedenen Berufsgruppen bestimmt. Dem Nachteil der ungeklärten Zuständigkeit für spirituelle Bedürfnisse mit der Gefahr ihrer Missachtung steht der Vorteil gegenüber, dass nicht nur der professionelle Seelsorgende als Ansprechpartner für diesen vulnerablen Bereich fungiert, sondern das sie durch verschiedene Blickwinkel und Personen wahrgenommen und beantwortet werden können. Dieser Vorteil kommt insbesondere dann zum Tragen, wenn unter Wertschätzung des jeder SpC-Intervention zu Grunde liegenden Vertrauensverhältnisses zwischen Sich-Mitteilendem und Betreuenden eine Kommunikation hierüber unter allen an Behandlung und Betreuung beteiligten Personen stattfindet und diese sich auch in der Dokumentation wiederfindet (z. B. Einzelfallbesprechung, Pflegeprozessplanungen). Die zunehmende Akzeptanz und Wertschätzung von SpC kann zu einer Kompetition unter den Mitarbeitenden bzgl. des Ausmaßes der von ihnen geleisteten SpC führen: in ihr steht nicht mehr das Wohl der Betreuten, sondern die Bedeutung der eigenen Person im Mittelpunkt. In der Implementierung von SpC können die im Rahmen eines wissenschaftlichen Projektes entwickelten Handlungsempfehlungen Hilfestellung bieten (Kloke et al., 2024).

6.5 Fazit

SpC ist integraler Bestandteil einer umfassenden Sorge für den hilfebedürftigen/hilfesuchenden Menschen und gehört somit in den Aufgabenbereich jeder gesundheitsberuflich tätigen Person. SpC ist Gegenstand wissenschaftlicher Forschung geworden, wobei diese sich fast ausschließlich auf den (schwer und terminal) kranken aber kognitiv, emotional und vigilant nicht schwerwiegend eingeschränkten Patienten bzw. die Klientin beschränkten. Spirituelle und existenzielle Bedürfnisse sind aber nicht an diese Bedingungen geknüpft, sondern gehören zum Menschen. Um diese besonderen Personengruppen in dem Bemühen um eine umfassende Fürsorge unter Einbeziehung ihrer Spiritualität nicht aus den Augen zu verlieren, bedarf es besonderer Anstrengungen. Ein solches Gelingen ist an personelle, strukturelle und organisatorische Rahmenbedingungen geknüpft, wobei einem guten Teamgeist hier größte Bedeutung zukommt. Dieser wiederum wird durch die Implementierung von SpC gestärkt.

6.6 Literatur

Austin, PD, Lee. W., Keall, R., Lovell, MR, (2024). *Efficacy of spiritual interventions in palliative care: An umbrella review of systematic reviews.* In: Palliative Medicine. 2024;0(0). doi: 10.1177/02692163241287650.

AWMF (2020). *Erweiterte S3-Leitlinie Palliativmedizin für Patienten mit einer nicht-heilbaren Krebserkrankung Langversion 2.2* – September 2020, AWMF-Registernummer: 128/001O.

Bray, J., Brooker, DJ, Garabedian, C., (2021). *What is the evidence for the activities of Namaste Care? A rapid assessment review.* In: Dementia. 2021;20(1):247–272. doi: 10.1177/1471301219878299(2021).

Camacho-Montaño, L.R. et al. (2021). *Spiritual Care in Advanced Dementia from the Perspective of Health Providers: A Qualitative Systematic Review.* In: Occupational Therapy International. Nov 24:2021:9998480. doi: 10.1155/2021/9998480. eCollection 2021.

Carter, E.W. (2024). *Spirituality, disability, and quality of life.* In: Journal of Policy and Practice in Intellectual Disabilities, First published: 27 April 2023, https://doi.org/10.1111/jppi.12458.

Frick, E. et al. (2006). *A clinical interview assessing cancer patients' spiritual needs and preferences.* In: European Journal of Cancer Care, 15:238–243. DOI: 10.1111/j.1365-2354.2005.00646.x.

Frick, E., Ziemer, Ph., Heres, St. et al. (2021). Spirituelle Kompetenz in Psychiatrie *und Psychtherapie Hindernisse und Erfolgsfaktoren.* In: Nervenarzt 2021 (92): 479–486 https://doi.org/10.1007/s00115-020-00975-0.

Hayden, L., Byrne, E., et al. (2022). *A qualitative meta-synthesis examining spirituality as experienced by individuals living with terminal cancer.* In: Health Psychology Open. 2022;9(2). doi:10.1177/20551029221121526.

Haufe, M., et al. (2024). *Better spiritual support for people living with early stage dementia: Developing the diamond conversation model,* In: National Library of medicine, Dementia (London), 2024 Jan;23(1):91–108. DOI: 10.1177/14713012231213907 . Epub 2023 Nov 7.

Hodge, D.R., Reynolds, C. (2018). *Spirituality among People with Disabilities: A Nationally Representative Study of Spiritual and Religious Profiles.* In: Health Soc Work. 2019 May 1;44(2):75–86. doi:10.1093/hsw/hly035.

Kloke, M. et al. (2024). *Handlungsempfehlungen zur spirituellen Begleitung alter und/oder schwerstkranker Menschen – Langfassung.* In: Büssing, A., Giebel, A., Roser, T. (eds) Spiritual Care & Existential Care interprofessionell. Springer, Berlin, Heidelberg. https://doi.org/10.1007/978-3-662-67742-1_32.

Kropf, M. (2024). *Spiritualität im Kontext von Demenzerkrankungen. Ethische Anforderungen für eine ganzheitliche Betreuung am Lebensende.* In: Spiritual Care 13(1); 33–41

Palmer, J.A. et al (2022). *The Spiritual Experience of Dementia From the Health Care Provider Perspective: Implications for Intervention.* In: The Gerontologist.62(4):556–567. doi: 10.1093/geront/gnab134.

Roser, T. (2019). *Indikationen-Set für Spiritual Care und Seelsorge.* In: Pflege 72, S. 60–63, https://doi.org/10.1007/s41906-019-0079-2.

Utsch, M. Anderssen-Reuster, U., Frick, E. et al. (2017). *Empfehlungen zum Umgang mit Religiosität und Spiritualität in Psychiatrie und Psychotherapie.* In: Spiritual Care 6:141–146, Positionspapier der DGPPN vom 16. Dezember 2016, https://www.dgppn.de/_Resources/Persistent/0655f3e4c2a080e8e71c67288abe4b749a4aea20/2016-12-19_Literatur_Positionspapier_Religiosit%C3%A4t_fin.pdf (Abruf 20.02.2025).

Weiher, E. (2014). *Das Geheimnis des Lebens berühren. Spiritualität bei Krankheit Sterben und Tod Eine Grammatik für Helfende,* 4. Auflage, Stuttgart: Kohlhammer Verlag.

7 Eine Ethik der Spiritual Care in der Pflege? Perspektiven aus der Professionsethik der Klinikseelsorge und der angewandten Pflegeethik

Gwendolin Wanderer

Sowohl die Professionsethik der Klinikseelsorge als auch die Pflegeethik leisten einen Beitrag zur Entwicklung von Spiritual Care (SpC) als Dimension des professionellen Handelns im Gesundheits- und Pflegewesen. Es bedarf für ein die Autonomie der Patientinnen und Patienten[14] wahrendes und nicht schädigendes, sondern vielmehr wohltuendes SpC-Handeln verschiedener Facetten der Achtsamkeit, wie auch einer hermeneutischen Kompetenz, was in den jeweiligen Professionsethiken bereits ausgearbeitet wurde. Exemplarisch werden in diesem Beitrag ausgewählte Ergebnisse der Klinikseelsorge als auch der Pflegeethik zusammengeführt, die sowohl für die ethische Begründungsebene der Bedeutung von SpC als auch für die Ausgestaltung von SpC in der Praxis Orientierung bieten.

7.1 Einleitung

Die Bedeutung von SpC als Dimension des Handelns in den Gesundheits- und Heilberufen wird im deutschsprachigen Raum seit einigen Jahren vermehrt thematisiert.[15] Der Blick auf die Entwicklungslinien von SpC als professionellem Handlungsfeld im Gesundheitswesen führt unter anderem auf die Meilensteine der Professionalisierung der Krankenhausseelsorge in den USA bereits in den 20er Jahren des 20. Jahrhunderts wie auch auf die Hospizbewegung zurück. Es finden sich, über die diesbezügliche Literatur hinausgehend, in den Pflegewissenschaften Ansätze, etwa bei Jean Watson (1988), die eine ganzheitliche Zuwendung zu den zu Pflegenden und dabei auch eine Einbeziehung der spirituellen und existenziellen Bedarfe nahelegen. Eine gelingende Begegnung und Kommunikation wird mit Rückgriff insbesondere auf den personzentrierten Ansatz des humanistischen Psychologen Carl Rogers für ein gelingendes Pflegehandeln als wesentlich angesehen. Dieser war auch für die Entwicklung der Seelsorgekonzepte ein wichtiger Bezugspunkt, sodass bereits an dieser Stelle Schnittmengen der Pflegewissenschaften und der Seelsorgetheorie deutlich werden. Dies ist nicht

14 Mit der Bezeichnung Patientinnen und Patienten sind die Klientinnen und Klienten in der ambulanten Pflege wie auch Bewohnerinnen und Bewohner in Einrichtungen der stationären Langzeitpflege mitgemeint.

15 Unter anderem mit der Einrichtung einer Stiftungsprofessur für SpC an der Ludwig-Maximilian-Universität München vor fünfzehn und der Professur für SpC vor zehn Jahren, konnten Forschung und Lehre in diesem Bereich vorangetrieben werden.

überraschend, wenn man sich bewusst macht, dass Klinikseelsorge als *Begegnungs-* und *Begleitungs*disziplin den Fokus auf die Krankheitserfahrung, die Lebenskontexte und Sinnfragen der kranken Menschen legt mit dem Ziel einer möglichst gelingenden Integration in das je eigene Lebenskonzept. Sie bringt dabei, wenn es angezeigt ist, den christlichen Glaubenshorizont ein und macht diesen qua Rollenbezeichnung stets transparent. Es bedarf dazu der Achtsamkeit, einer hermeneutischen aber auch einer theologisch-ethischen Kompetenz, um in der Begegnung und Begleitung die Autonomie und damit auch die Würde des Gegenübers zu wahren. Im Handeln von Pflegefachpersonen ist ebenfalls die *Begegnung*, darüber hinaus aber auch die *Berührung* von Patientinnen und Patienten zur Aufrechterhaltung oder Wiederherstellung der Gesundheit wie auch der pflegerischen Begleitung chronisch Kranker und Sterbender zentral. Achtsamkeit in Bezug auf die spezifische, meist asymmetrische, Fürsorgekonstellation und kommunikative Kompetenz sind hierbei ein wesentlicher, in der Pflegeethik ausgearbeiteter, Aspekt der Professionalität von Pflegefachpersonen. Fragen, die sich mit Blick auf SpC und deren möglichen Bezüge zu Seelsorgetheorie und -praxis sowie zu den Pflegewissenschaften und deren Praxis, aufdrängen sind folgende: Ist Krankenhausseelsorge mit SpC gleichzusetzen? Und: Impliziert der Anspruch einer menschenfreundlichen, ganzheitlichen Pflege automatisch die Dimension von SpC? Diese zwei Fragen zielen letztendlich auf eine Schärfung des Zugangs von SpC ab und damit auch auf die Frage, inwiefern insbesondere in der Seelsorge- und Pflegeethik entwickelte Ansätze für eine Ethik der SpC in der Pflege anschlussfähig sind. Im Rahmen dieses Beitrags soll diesen Fragen nachgegangen werden, wobei anzumerken ist, dass hier nur Schneisen geschlagen und der Blick auf die relevanten Fachbeiträge in diesen Kontexten nur exemplarisch erfolgen kann.

7.2 Spiritual Care Definitionen

Für die Beantwortung der genannten Fragen ist eine Begriffsdefinition und damit auch eine Absteckung des Bereichs von SpC grundlegend. Hierfür kann auf zahlreiche Arbeiten zurückgegriffen werden.

Exemplarisch sei eine Definition von Franziskus Knoll genannt, der SpC als »Sammel- und Dachbegriff für unterschiedliche Konzepte« versteht, denen ein Engagement für die »spirituelle Bedürfnislage von Menschen« gemeinsam ist oder »einfach eine spirituelle Unterstützung von Menschen in deren Auseinandersetzung mit existenziellen (Grenz)Erfahrungen« (Knoll 2020, S. 345).

Für den Begriff der Spiritualität bietet die *European Association for Palliative Care* die folgende, für den Kontext von SpC hilfreiche Definition an:

> *»Spiritualität ist eine dynamische Dimension menschlichen Lebens, die sich auf die Art und Weise bezieht, wie Menschen Sinn, Bedeutung und Transzendenz in ihrem Leben erfahren, ausdrücken oder suchen; ebenso meint sie die Art und Weise wie sich Menschen mit dem Augenblick, mit sich selbst, mit anderen, der Natur, anderen bedeutsamen und/oder dem Heiligen verbunden wissen.« (European Association for Palliative Care, 2010)*

Mit Rückgriff auf die etymologischen Wurzeln des Begriffs der Spiritualität kann der im Alten Testament verwendete, hebräische Begriff *ruah* (Wind, Geist, Atem) oder auch der lateinische Begriff *spiritus* (Geist, Wind, Atem) zur weiteren Erhellung der Bedeutung des Begriffs der Spiritualität herangezogen werden. Zentral ist dabei »die im Wind- und Atemstoß begegnende Kraft, deren Woher und Wohin (zunächst) offen bleibt.« Spiritualität ist damit auch als Kraft zu verstehen, die »den Menschen prägt und existenzielle Antworten hervorruft.« (Knoll 2020, S. 323) Der Begriff der Transzendenz meint wiederum das Übersteigen des eigenen Selbst oder das Übersteigen des Diesseitigen. Zur *conditio humana* zugehörig ist die grundsätzliche Fähigkeit zur Selbstdistanz und Selbstreflexion wie auch zu einem Hinausdenken über das unmittelbar materiell Gegebene. Der Mensch ist in der Lage, sich auf andere zu verweisen, auf eine höhere Instanz oder andere Menschen, denen er sich verdankt, auf einen Sinn, von dem er sich getragen und angetrieben fühlen kann. Erhard Weiher unterscheidet zwischen *impliziter* und *expliziter* Spiritualität. Jeder Mensch habe eine Alltagsspiritualität (implizite Spiritualität) »als integrierendes Moment seiner Persönlichkeit, in der er über sich selbst hinausgeht […] und die sein Denken, Tun und Fühlen motiviert.« (Janik 2022, S. 114) Die Identitätsebene sei bei jeder Begegnung im Krankenhaus mit angesprochen. Aufgabe der medizinisch und pflegerisch Tätigen sei es, dies wahrzunehmen, ohne dass jeweils ausdrücklich darauf eingegangen werden müsse. Wird Spiritualität explizit und setzt sich mit »der innersten Qualität des Menschen und seines Schicksals, aber auch dessen Eingebettetsein in ein Größeres« (Weiher 2014, S. 49) in Verbindung, könne die Seelsorge helfen. Nicht immer werde diese explizite Spiritualität in religiöser Sprache oder Bildern ausgedrückt. Seelsorgende könne helfen, die Spiritualität des Patienten in großer Offenheit zu erschließen und dürfe dabei die spirituellen Überzeugungen der eigenen Religion nicht vorenthalten (Janik 2022, S. 115). Erhard Weiher bringt den Begriff in die Nähe eines subjektphilosophischen Verständnisses der Identitätskonstitution und bietet damit ein Verbindungsstück zur Narrativen Ethik, die nach Hille Haker (2009) für eine Ethik in der Klinikseelsorge und nach Hartmut Remmers (2016) auch für die Pflege wegweisend ist. Darauf wird später im Text eingegangen werden.

Simon Peng-Keller unterscheidet mit Bezug auf die Typologie des australischen Soziologen und Pastoraltheologen Bruce Rumbold zwischen drei Grundmodellen einer christlich inspirierten SpC: (1) der *klinisch orientierten SpC*, der (2) *gemeinschaftsorientierten SpC* und (3) einer *energetisch-holistischen SpC.* (Peng-Keller, 2021, S. 37–42)

Das erste Grundmodell (1) der *klinisch orientierten SpC* versteht sich, so Peng-Keller, als »Ergänzung des biopsychosozialen Gesundheitsmodells um eine vierte Dimension« (ebd., S. 37). Diese könne als *Erweiterung* des von George L. Engel 1977 vorgestellten integrativem bio-psycho-sozialen Modell von Gesundheit und Krankheit im Sinne einer *zusätzlichen* Gesundheitsdeterminanten verstanden werden.[16] Der Einbezug der spirituellen Dimension könne aber auch als Vertiefung verstanden werden. »Spirituelle Ressourcen oder Nöte vermitteln sich durch leibliche, psychische und soziale Lebenswirklichkeiten.« (ebd., S. 38) Das zweite

16 Die Initiative dafür ging von der insbesondere von der britischen Krankenschwester, Sozialarbeiterin und Ärztin Cicely Saunders (1918–2005) aus, die als Begründerin der Hospizbewegung und Pionierin der Palliativmedizin gilt. Das von ihr geprägte Konzept des *Total Pain* und der *Total Care* basiert auf dem Verständnis, das der Schmerz eines Menschen am Lebensende auch eine spirituelle Dimension habe. Angesichts der schweren, möglicherweise zum Tod führenden Krankheit werden oftmals die Sinnfragen: die Warum-Fragen und Fragen zu dem, was wohl nach dem Tod kommt, aufgeworfen. Auf diese ist mit einem Angebot von SpC einzugehen. Diese wird als interprofessionelle Aufgabe verstanden. Seelsorge ist daher häufig Teil der interprofessionellen SAPV-Teams.

Grundmodell (2), die *gemeinschaftsorientierte SpC* betont die Bedeutung der Solidarität mit vulnerablen Menschen. SpC sei keine Aufgabe von Fachleuten, sondern eine gesellschaftliche Verantwortung die über ehrenamtliche Mitarbeiter und Mitarbeiterinnen wahrzunehmen sei (ebd., S. 40f.). Der Geist wirke dabei, indem er die Wunde der Ausgrenzung heile und eine neue Gemeinschaft stifte (ebd., S. 42). Das dritte Grundmodell (3), die *energetisch-holistisch orientierte SpC* wird von Peng-Keller als besonders heterogen beschrieben. Sie vereine charismatische, pfingstkirchliche Ansätze und komplementärmedizinische Bewegungen. SpC würde weniger im Gespräch, sondern durch prä- oder transverbale Praktiken vollzogen, wie etwa durch die Praktik des Handauflegens (ebd., S. 41). Es sind mit diesen drei Grundmodellen nach Peng-Keller lediglich die christlich inspirierten Richtungen gefasst. Da SpC aber grundsätzlich multireligiös angelegt ist, zeigt sich, wie breit das Feld der spirituellen Bedürfnisse und der SpC sein kann. Die entwickelten Kategorisierungen helfen, hier die Übersicht zu behalten.

7.3 Professionelle Zuständigkeiten für Spiritual Care

Die Unterscheidung unterschiedlicher Ebenen von SpC nach Sinclair/Chochinov (in Knoll 2020, S. 347) ist hilfreich, um aufzuzeigen, wie ein Zusammenspiel der Professionen in der interprofessionellen SpC gelingen kann. Unterschieden wird zwischen einer *primary spiritual care*, in der es um eine Aufmerksamkeit für die spirituelle Bedürfnislage, Mitgefühl und präsentes Dasein geht. Gegebenenfalls sind spirituelle Anliegen an dafür qualifizierte, weiterbegleitende Akteure weiterzuleiten. Die *supportive spiritual care* stellt die nächste unterstützende Ebene der Begleitung dar durch jene, die dafür qualifiziert wurden. Das spirituelle Wohlbefinden kann über das Gespräch über spirituelle Themen, rituelle Angebote oder Gebete befördert werden. Die Ebene der *specialiced spiritual care* kann Betroffene bei der Bearbeitung spezifischer Themen unterstützen, etwa bei dem »Umgang mit Schuld, Trauer, Leid, Sinnkrisen; [der] Identifizierung und Förderung spiritueller Ressourcen zur Krankheitsbearbeitung oder zum Umgang mit der herausfordernden Lebenssituation.« (Knoll 2020, S. 347)

Das Verhältnis von Seelsorgenden zu den SpC leistenden anderen Professionen wie beispielsweise den Pflegekräften wird von Peng-Keller wie folgt bestimmt:

> *»Spitalseelsorge ist eine spezifische Form von Spiritual Care. Spitalseelsorger sind die Spezialisten für Spiritual Care. Diese kann jedoch in je professionsbezogener Weise auch von Ärzten und Ärztinnen, Pflegefachleuten, Psychologen und Sozialarbeitern wahrgenommen werden. Ein wichtiger Punkt dabei ist die fachübergreifende Zusammenarbeit. Das erfordert klare Rahmenbedingungen und eine gute Kommunikationskultur.« (Peng-Keller, 2016)*

Für mehr Entscheidungssicherheit, wann spezialisierte SpC-Fachkräfte, also beispielsweise Klinikseelsorgende, einzubeziehen sind, wurde von Seelsorgenden in der Schweiz unter Mitwirkung des evangelischen Theologen Traugott Roser ein *Indikationen Set* als »Instrument für Gesundheitsfachpersonen zum Beizug der Seelsorge« entwickelt. Bei »Sinn- und Schicksalsfragen«, »Trauer und Verzweiflung«, »Ungewissheit und Glaube«, »Rückzug und Einsamkeit«, »Scham und Schuldgefühle[n]«, »Identitäts- und Kontrollverlust« und »Ethische[n]

Konflikte[n]« können Seelsorgende für die Bearbeitung dieser »Indikationen« hinzugezogen werden. (Aebi et al., 2019) Die Langfassung des Indikationen-Sets führt zusätzlich auch die Zielbestimmung der seelsorglichen Intervention auf. (Ebd.)

Mit Peng-Kellers Verortung der Seelsorge im Kontext von SpC wurde eine hilfreiche Kompetenz- und Bereichszuordnung vorgestellt. Diese, wie auch Instrumente wie das *Indikatoren-Set* für die seelsorgliche Intervention, unterstützen die Handlungssicherheit und Transparenz und befördern den Einbezug von Seelsorgenden in die Patientenversorgung.[17] Dass genau diese Einpassung in das System Krankenhaus aber auch kritisch hinterfragt werden kann, liegt auf der Hand. Kernaspekt der Kritik ist dabei, dass Seelsorge dann einen medizinischen Fokus auf Evidenzbasierung übernehmen und sich dem Prinzip der Wirtschaftlichkeit in der Klinik fügen muss.[18] Die Messung des *Benefits* des Seelsorgegesprächs für die Compliance oder den Heilungsprozess von Patientinnen und Patienten scheinen menschlichen Erfahrungen von Untröstlichkeit und Sinnlosigkeit wie auch der Grundauffassung von der Unverfügbarkeit, auch Selbst-Unverfügbarkeit des Menschen entgegenzustehen.[19] Diese Spannung ist immer wieder Gegenstand der seelsorgeethischen Diskussion.

Die Rollen- und Verortungsfragen sind bereits Themen der ethischen Reflexion zu SpC.

7.4 Anregungen aus der Seelsorge- und Pflegeethik

Die Seelsorgeethik einerseits und die Ethik in der Pflege andererseits vermögen für eine Ethik der SpC einige Anregungen zu bieten. Der Seelsorge im Gesundheitswesen wurde eine besondere Affinität zu drei ethischen Ansätzen attestiert, die zum Teil im Rahmen der Ethik in der Pflege entwickelt wurden oder aber für diese vorgestellt wurden: zur Careethik (Moos et al., 2016, S. 109–128), zur Narrativen Ethik (Haker, 2009, S. 167–208) und zur Ethik der Verletzlichkeit (Haker, 2015, S. 195–226). Diese sind nicht konträr sondern komplementär zu dem für die Medizinethik zentralen Ansatz der Prinzipienethik, der von Beauchamp und Childress (1977, 1. Auflage; 2019, 8. Auflage) bereits in 1977 vorgestellt wurde. Es werden darin vier Prinzipien als für den Kontext der Klinik relevant herausgearbeitet: der *Respekt vor der Autonomie*, *Wohlergehen*, *Nicht-Schaden* und

17 Gerade für den Bereich der Psychiatrie ist eine Offenlegung der Interventionen eine vertrauensstiftende Maßnahme. Siehe dazu Wanderer (2009). Der Einbezug der Seelsorge bei ethischen Fragen zeigt, dass diese hier als kompetent wahrgenommen wird, was sicher auch ein Ergebnis der Forschung und Weiterbildung im Bereich der Seelsorgeethik und einer engeren Anbindung von Seelsorgenden an die medizinethischen Fachgesellschaften ist. Siehe dazu Mandry et al. (2019).

18 Während dieser Blick auf die Wirksamkeitsmessung in der US-Amerikanischen Seelsorgebewegung und -professionalisierung zum fachlichen Fundament gehörte und das von der SpC Bewegung nun aufgegriffen wird, hat sich die Seelsorgebewegung im deutschsprachigen Raum diesbezüglich in eine etwas andere Richtung entwickelt.

19 Siehe dazu beispielsweise: Karle, Isolde: Sinnlosigkeit aushalten! Ein Plädoyer gegen die Spiritualisierung von Krankheit, in: Wege zum Menschen, 61. Jg., 1 9–34, Göttingen 2009; Isolde Karle: Chancen und Risiken differenter Systemlogiken im Krankenhaus: Perspektiven einer Kooperation von Seelsorge und SpC; In: Spiritual Care 2018; 7(1), S. 57–67.

Gerechtigkeit. Diese Prinzipien wurden von Daniel P. Sulmasy (2014) für den Bereich der SpC ergänzt (Probst, 2024, S. 45). Relevant für das richtige Handeln in Bezug auf SpC sei eine »[r]adikale Patientenzentrierung, Verpflichtung zur Ganzheitlichkeit, Verpflichtung zur achtsamen Vertraulichkeit, Verpflichtung zur fürsorgenden Begleitung, Verpflichtung zur absoluten Toleranz.« (ebd.)

Zur genaueren Eruierung, was für eine(n) Patient:in Bedeutung hat, auf den man sich ›zentriert‹, bedarf es eines hermeneutischen Zugangs, der auf das *Verstehen* abzielt. Die Narrative Ethik ist ein Ansatz im Rahmen der hermeneutischen Ethik. Hille Haker stellt über eine Beschreibung der Seelsorgetätigkeit eine Verbindung zur narrativen Ethik her, ohne diese sofort zu benennen.

> *»Die Funktion des Seelsorgers oder der Seelsorgerin besteht ja nicht in der Interaktion mit dem Patienten im medizinischen Sinne; vielmehr geht es darum, von der medizinischen Welt der Ärzte und Pfleger in ihrer diagnostischen, therapeutischen und pflegerischen Dimension überzuleiten zu den Alltagserfahrungen und der Lebenswelt, in der die Frage, wie man innerhalb des uns umgebenden Beziehungsgeflechts' sein Leben gut leben könne, sich nicht ausschließlich auf Krankheit, Leiden und Tod konzentriert.«* (Haker, 2009, S. 167)

Klinikseelsorgende leisten, so führt Haker weiter aus, Patientinnen Hilfestellung darin, diese Erfahrungen von Krankheit, Leiden und Tod vor dem Hintergrund des eigenen, alltäglichen Lebens zu verarbeiten (ebd.). Der zentrale Begriff in den Ausführungen, der auch im Zentrum der Narrativen Ethik steht, ist jener der *erzählten Erfahrungen*, die auch als *Narrationen* bezeichnet werden können. Die Narrative Ethik basiert auf dem subjektphilosophisch geprägten Konzept der *Narrativen Identität* und der *Identitätskonstitution* des Menschen. Wir *konstituieren* uns als Personen, die im Einklang sind mit den Konzepten ihrer selbst. Diese werden durch Schicksalsschläge und andere Widerfahrnisse immer wieder neu herausgefordert. Eine *narrative Kohärenz* ist durch die Auswirkungen des Vergangenen auf das Zukünftige gegeben. Kann diese Kohärenz nicht mehr hergestellt oder gesehen werden, kann das Gefühl entstehen, nicht mehr selbst Autor seiner eigenen Geschichte zu sein, nicht mehr handlungsfähig und sich selbst entfremdet zu sein (Wanderer, 2024, S. 39 mit Bezug auf Haker, 2009). Ein solcher Zugang hat eine Nähe zu dem Verständnis von SpC wie es beispielsweise von Erhard Weiher (siehe oben) vorgestellt wurde.

Das Gehörte hat wiederum eine Resonanz auf der Seite des Hörers (Lesers) der Geschichte, Diese Resonanz basiert auf eigenen Erfahrungen und Wertvorstellungen. Diese jeweiligen Wertvorstellungen können möglicherweise miteinander in Konflikt geraten, was zu reflektieren ist. Bilder und Erzählungen von literarischen oder gegebenenfalls biblischen Erfahrungen, die in Seelsorge- beziehungsweise SpC-Gesprächen angeboten werden, können als Modell zum Nachdenken über das eigene *gute Leben* anregen.

Auch für die Pflege ist die Narrative Ethik, wie Hartmut Remmers (2016) zeigt, ein relevanter Ansatz, da sprachliche Verständigung in der Pflege unvermeidbar sei und sich in Situationen vollziehe, in denen Menschen mit Trauer, Ungewissheit, Verlust oder Schmerz konfrontiert seien. Der Phänomenbereich der Pflege sei mit dem kognitivistischen Paradigma der sprachlichen Verständigung nicht hinreichend erfasst, etwa in der Interaktion mit dementen und komatösen Patient:innen. Dieses wäre noch um eine Phänomenologie der Leiblichkeit zu erweitern. Begegnungen lebten dennoch meist über die in der sprachlichen Verständigung über Erfahrungen, meist ausgelöst durch die Eröffnungsfrage: Wie geht es Ihnen (Remmers, 2016, S. 50f., S. 63)?

Eine Achtsamkeit in Bezug auf die Verletzlichkeit des Menschen mit einer Sensitivität für den Unterschied zwischen der Verletzlichkeit aufgrund von Kontingenz (wie Krankheit und Sterben) und der moralischen Verletzlichkeit (Haker, 2015, S. 198ff.)

ist, neben der ethisch-hermeneutischen Kompetenz, ebenso Bestandteil einer Ethik von SpC. Dies wurde im Rahmen der Seelsorgeethik wie auch im Kontext der Pflegeethik (Schrems, 2020) bereits ausgearbeitet. Die Berücksichtigung der Vulnerabilität wird bei Berta Schrems als »Kernelement der Pflegebeziehung« (ebd., S. 100) beschrieben. Die umfangreichen Arbeiten zur Care-Ethik im Kontext der Ethik in der Pflege bieten einen Zugang zur Beleuchtung der Beziehungskonstellationen, die in der Pflege meist von Asymmetrie gekennzeichnet sind. Eine Achtsamkeit gegenüber der Care-Konstellation und deren ethische Reflexion ist eine weitere Grundlage für eine ethische Reflexion von SpC. Darauf kann an dieser Stelle allerdings lediglich verwiesen werden.

Den dargestellten ethischen Ansätzen ist gemein, dass sie darauf abzielen, die Autonomie von Patientinnen und Patienten im Gesundheitswesen zu wahren, für ihre grundlegenden Bedürfnisse aufmerksam zu sein und nicht Gewalt auszuüben und damit zu schädigen.

7.5 Ausblick

Über die Ausführungen wurde deutlich, wie grundlegend die Dimension der Spiritualität generell und insbesondere auch im Kontext von Krankheit und der Konfrontation mit dem Sterben ist. Wenn SpC eine professionelle Sorge um das, was den Menschen ausmacht, sein Ringen um die Hoheit über seine eigene Geschichte und damit seine Identität und sein gesamtes seelisches Heil-Sein meint, dann ist offensichtlich, dass dem im Rahmen des Gesundheitswesens Raum gegeben werden muss. Es ist eine interprofessionelle Zusammenarbeit gefragt, die eine Reflexion der jeweiligen Rollen und Kompetenzen verlangt. Für diese, wie auch zur Versprachlichung der eigenen professionellen Grundsätze, die für den Bereich der SpC in Anschlag zu bringen ist, ist der Blick auf die jeweiligen Professionsethiken von Bedeutung. Der Beitrag ist nicht als Plädoyer für die Entwicklung einer eigenständigen SpC Ethik als Bereichsethik zu verstehen, sondern vielmehr als Ermutigung, die verschiedenen Zugänge dazu für diesen Bereich fruchtbar zu machen.

Offensichtlich ist, dass für die Seelsorge und für die Gesundheitsprofessionen genügend zeitliche Ressourcen zur Verfügung gestellt werden müssen, um den spirituellen Bedürfnissen der Patientinnen und Patienten begegnen zu können. Dies gilt insbesondere auch für die Pflege, die durch ihre Nähe zu den Patientinnen und Patienten eine Hauptakteurin im Bereich der SpC ist.

> *»Es bleibt festzuhalten, dass Spiritualität immer ein Thema der Pflege gewesen ist und es auch bleiben wird, weil gerade im klassischen pflegerischen Handlungsfeld die Selbstverständlichkeit und Dringlichkeit einer Verbindung der Sorge für den Leib mit dem, was wir Spiritual Care nennen, unabweisbar aufscheint: Die Pflege ist die Berufsgruppe, die da ist, wenn wir am elendsten sind. Die Pflege ist da, wenn wir die Kontrolle verlieren, über unsere leiblichen Funktionen aber auch über unsere geistig-seelische Verfassung – weil wir in existenziellen Nöten Hilfe brauchen. In der Pflege ist die leibseelische Einheit des Menschen nicht bloß ein schöner Gedanke, sondern tägliches Brot.« (Giese, 2016, S. 219)*

7.6 Literatur

Aebi, Renata et al. (2019). *Indikationen-Set für Spiritual Care und Seelsorge.* Kurzfassung. Ein Instrument für Gesundheitsfachpersonen zum Beizug der Seelsorge, www.indikationenset.ch (Zugriff Mai 2025) [Erstveröffentlichung: Pflegezeitschrift 72(6), 2019].

Beachamp, Tom L. & Childress, James F. (2019). *Principles of biomedical ethics*, Oxford/New York: Taylor & Francis Group, LLC, (1977[1], 2019[8]), DOI: 10.1080/15265161.2019.1665402.

European Association for Palliative Care. (2010). www.eapcnet.eu/eapc-groups/reference/spiritual-care, (Abruf Mai 2025).

Giese, Constanze (2016). Spiritualität in der Pflege. In: *Spiritual Care 5*(3): 215–219, Berlin: De Gruyter Brill.

Haker, Hille (2015). Vom Umgang mit der Verletzlichkeit des Menschen. In: Bobbert, Monika (Hg.): Zwischen *Parteilichkeit und Gerechtigkeit. Schnittstellen von Klinikseelsorge und Medizinethik.* Medical Ethics in Health Care Chaplaincy. Medizinethik in der Klinikseelsorge. Band 3. Berlin/Münster/Wien: LIT, S. 195–226.

Haker, Hille (2009). Narrative Ethik in der Klinikseelsorge. In: H. Haker/K. Bentele/W. Moczynski/G. Wanderer (Hg.): *Perspektiven der Medizinethik in der Klinikseelsorge.* Berlin/Münster/Wien: Lit, S. 267–307.

Janik, Jürgen (2022). Im Dienst der Kranken. Grundlagen einer Ethik und eines Ethos der Klinikseelsorge. In: *Studien zur Theologie und Praxis der Seelsorge* Bd. 115, Würzburg: Echter.

Karle, Isolde (2009): Sinnlosigkeit aushalten! Ein Plädoyer gegen die Spiritualisierung von Krankheit. In: *Wege zum Menschen*, 61(1): 9–34, Göttingen: Vandenhoeck Ruprecht Verlage.

Karle, Isolde (2018). Chancen und Risiken differenter Systemlogiken im Krankenhaus: Perspektiven einer Kooperation von Seelsorge und Spiritual Care. In: *Spiritual Care 2018*; 7(1): 57–67, Berlin: De Gruyter Brill.

Knoll, Franziskus (2020). *Mensch bleiben! Lehrbuch Anthropologie*, Ethik und Spiritualität für Pflegeberufe, Stuttgart: Kohlhammer.

Mandry, Christof & Wanderer, Gwendolin (2023). Narrative Ethik und Klinikseelsorge – zur Einleitung. In: C. Mandry; G. Wanderer (Hg.): *Narrative Ethik in der Klinikseelsorge. Ethische und theologische Analysen und Diskussionen von Fallerzählungen*, Stuttgart: Kohlhammer, S. 1–35.

Mandry, Christof, Sperneac-Wolfer, Christian & Wanderer, Gwendolin (2019). *Klinikseelsorgerinnen und Klinikseelsorger als medizinethische Akteure.* Profil und Kompetenzen. Ergebnisse einer partizipativen Studie, Frankfurt a. M., https://www.uni-frankfurt.de/80984993.pdf (Abruf: Mail 2025).

Moos, Thorsten,Ehm, Simone, Kliesch, Fabian & Thiesbonenkamp-Maag (2016). *Ethik in der Klinikseelsorge. Empirie, Theologie, Ausbildung*, Göttingen: Vandenhoeck Ruprecht Verlage.

Probst, Stephan (2024). Der Beitrag von Spiritual Care zur angewandten Medizinethik und ethische Prinzipien für Spiritual Care. In: Büssing Arndt, Giebel, Astrid, Roser, Traugott (Hg.): *Spiritual Care & Existential Care interprofessionell. Handbuch spiritueller und existentieller Begleitung in der Gesundheitsversorgung*, Berlin: Springer, S. 41–48.

Remmers, Hartmut (2016). Die Rolle von Erzählungen in der Pflege. In: M. Hofheinz, M. Coors (Hg.): *Die Moral von der Geschicht'. Ethik und Erzählung in Medizin und Pflege*, Leipzig: Evangelische Verlagsanstalt, S. 49–64.

Peng-Keller, Simon (2021). *Klinikseelsorge als spezialisierte Spiritual Care. Der christliche Heilungsauftrag im Horizont globaler Gesundheit*, Göttingen: Vandenhoeck Ruprecht Verlage.

Schrems, Berta M. (2020). *Vulnerabilität in der professionellen Pflegebeziehung.* In *Monteverde, Settimio: Handbuch Pflegeethik. Ethisch denken und handeln in den Praxisfeldern der Pflege*, Stuttgart: Kohlhammer, S. 99–125.

Wanderer, Gwendolin (2024). Die Bedeutung der Small Stories für ethische Entscheidungsprozesse am Ende des Lebens – Eine kurze Einführung in den Ansatz der Narrativen Ethik und seine Bedeutung in der Palliative Care. In: *Praxis Palliative Care 62 / 2024*, S. 38–41, Hannover: Brinkmann Meyhöfer GmbH & Co. KG.

Weiher, Erhard (2014). *Das Geheimnis des Lebens berühren. Spiritualität bei Krankheit, Sterben, Tod. Eine Grammatik für Helfende*, Stuttgart: Kohlhammer.

8 Spiritual Care ist Berührung – Das Berührungskonzept respectare® als Brücke

Daniela Kiefer-Fischer

8.1 Einführende Gedanken

Während der Erstellung der einzelnen Beiträge für diesen Band kam der Film »Heldin« in die deutschen Kinos. In einem Trailer dazu sieht man die Protagonistin Gloria in einem ganz normalen Dienst auf einer Station. Sterben, Schmerzen, Überforderung und hochrelevante, ethische Fragen treiben sie von Zimmer zu Zimmer und an ihre eigenen Grenzen. Eine verwirrte Patientin möchte unbedingt nach Hause – sie will weg aus dieser, von ihr als Bedrohung empfundenen, Umgebung. Gloria nimmt ihre beiden Hände, verweilt einen Augenblick an der Bettkante und ihrer Intuition folgend singt sie ihr einen Vers »Der Mond ist aufgegangen« vor – ein fast erzwungener Moment des Innehaltens im wahrsten Sinn. Die Dame entspannt sich, legt sich wieder in ihre Kissen und scheint beruhigt. Eine scheinbar einfache Geste, eine Berührung über die Hände und über das Lied, vielleicht vertrauter Text und die biographisch verankerte Melodie, die Sicherheit in dieser fremden Welt vermittelt: berührend im ganzheitlichen Sinne.

Berührung und die professionelle Reflexion von Berührungsarbeit scheint in der Pflege nicht als bedeutsam wahrgenommen zu werden. Die Berufsgruppe der »Berufsberührer« misst selbst dieser Dimension ihrer Tätigkeit wenig Aufmerksamkeit und Wirksamkeit bei (vgl. u.a. dazu Friesacher, 2019). Dieses große Privileg und die »Lizenz zur Berührung« (Glaser, 2025) mutet wenig attraktiv an und spiegelt die gesellschaftliche Tendenz wider, die sich mit Berührungen und körperlicher Nähe zunehmend schwertut. Umso mehr überrascht es, dass nun die Medizin sich diesen Aspekt der Tätigkeit mit neuem Interesse und dem ihr inne liegenden Potenzial widmet. Dies zeigt sich zum Beispiel in der Gründung der Deutschen Gesellschaft für Berührungsmedizin.

Grundlage des folgenden Beitrages ist die Masterthesis der Autorin zum Berührungskonzept respectare®[20] aus pflegewissenschaftlicher Perspektive (Kiefer-Fischer, 2023). Die empirischen Daten daraus können einen Beitrag leisten, spirituelle und existenzielle Dimensionen der Berührungsangebote in den pflegerischen Zugängen aufzuzeigen und handhabbar zu übersetzen.

Im Folgenden soll das Berührungskonzept in einem eigenen Abschnitt näher betrachtet werden. Nach Erläuterung der erfolgten Datenerhebung und ihrer Einbettung in Theorie und Forschung werden die Ergebnisse und die vielfältige Bedeutung für die Praxisfelder der Pflege und angrenzender Berufsgruppen aufgezeigt und diskutiert.

20 www.respectare.de (Abruf 07.05.2025).

8.2 Das Berührungskonzept respectare®

Die Kinderkrankenschwester und Pflegepädagogin Annette Berggötz (*1959)[21] hat nach langjährigen Erfahrungen in der Baby- und Kindermassage dieses Berührungs- und Haltungskonzept entwickelt und 2003 schützen lassen. Unter der Überschrift »Zeit für Nähe – Raum für Distanz« sind verschiedene Perspektiven auf heilsame Berührungen möglich. »So arbeitet respectare® wesentlich an der Grundhaltung, Sichtweise oder Einstellung des Menschen, der im Gesundheitswesen tätig ist« (Berggötz, 2012, S. 87). Dabei lohnt sich ein begründender Blick auf das Kunstwort »respectare«, welches sich auf den lateinischen Begriff »*respicere*« bezieht. Hiermit ist das »*zurückschauen*«, »*zurückblicken*« und »*sich umsehen*« im Sinne von »*Rücksicht nehmen*« gemeint.[22] Respekt meint hier die Rücksicht auf den anderen, das Achten seiner Bedürfnisse und seiner Verletzlichkeit, welches grundlegend entscheidend ist für das Gelingen und die Haltbarkeit der Beziehung (ebd., S. 86). Insbesondere kommt diesen Punkten unter verdichteten Rahmenbedingungen für beruflich Pflegende eine besondere Rolle zu, um eine Objektivierung von Betroffenen und Patienten zu verhindern. Des Weiteren bezieht sich dieser »Rückblick« auch auf die Berücksichtigung der individuellen Berührungsbiographie, welche sich durch bisher erlebte Berührungsqualitäten entwickelt und in pflegerischen Situationen bedeutsam wird. Die Erlaubnisfrage dient hierbei zum grundsätzlichen Vertrauensaufbau und zum Schlüssel gelungener Berührungsbegegnung. Daher erreicht das Konzept Anwendende und Berührte nicht nur als reines Berührungskonzept, sondern mit der zugrundeliegenden, respektvollen Haltung den Menschen als ein Gegenüber auf Augenhöhe.

> »Zentrale Haltungen und Kompetenzen werden geschult bzw. gefördert:
>
> - Respektvoller, achtsamer Umgang
> - Nonverbale Kommunikation
> - Körper- und Berührungssensibilität
> - Entlastung und Entspannung
> - Selbstbestimmung und Selbstbewusstsein
> - Förderung der Berufsmotivation
>
> Präsenz durch Achtsamkeit sich selbst gegenüber bedeutet hier:
>
> - Beachtung individueller Bedürfnisse
> - Achtung eigener Grenzen und der Grenzen anderer
> - Förderung der Empathie-Fähigkeit
> - Sensiblen Umgang mit Ängsten, Scham und Ekel
>
> Mit der Förderung der Berührungskompetenz werden auch die Beziehungs- und Kommunikationskompetenz gestärkt:
>
> - Menschliche Kompetenz – offenes, zugewandtes Verhalten
> - Dialogische Kompetenz – Reflexion der eigenen Rolle und
> - Fachliche Kompetenz – im Sinne von Nähe und Distanz« (Berggötz, 2012, S. 87).

Zudem wird kreatives Lernen durch affektive, kognitive und psychomotorische Erfahrungen gestärkt. Die Partner- und Gruppenevaluation nach erfahrenen Berührungssequenzen ermöglicht die Reflexion der veränderten Rollen und neuen Haltung. Das individuelle Erleben eines Rollenwechsels im wertschätzenden Kurskontext dient ebenfalls der individuellen Entwicklung von Gesundheitsförderung und Achtsamkeit bei den Pflegenden selbst und der Umsetzung

21 Vgl. hierzu auch den Beitrag des Expertenpanels in diesem Band (▶ Kap. 9).
22 Langenscheidt Online Wörterbuch: https://de.langenscheidt.com/latein-deutsch/respicere (Zugriff: 19.08.23).

im beruflichen Kontext im Sinne einer »Kultur der Pflege« (ebd., S. 87).

Die anzuwendenden Berührungseinheiten werden für bestimmte Körperregionen wie Kopf, Arme, Hände, Beine, Füße, Rücken oder Bauch angeboten. Sie folgen wiederkehrenden und daher wiedererkennbaren, ritualisierten Abläufen innerhalb der Berührungssequenzen und können den jeweiligen Bedarfen bzw. Bedürfnissen individuell angepasst werden. Ebenso können sie in pflegerische Routinetätigkeiten eingebaut werden. Zentrale Grundlagen jeder Sequenz sind:

- »Beginn mit der Erlaubnisfrage
- Gleiche Abfolge der Berührungsgriffe
- Innehalten im Berührungskontakt
- Kontakthalten während der Berührung und des Zudeckens
- Dank an den Berührten
- Integrationsgriff, Nachspüren und Zuhören/Zeit geben« (Berggötz, 2012, S. 85).

Die angewandten Berührungsgriffe (langsame Streichbewegungen erreichen die C-taktilen Fasern) selbst beruhen auf Elemente der Entspannung, indischer und anregender schwedischer Tradition sowie auf Berührungen aus der Reflexologie. Tragende Momente sind die der ruhenden Hände, sowie begrenzender Kontakt während der Einheit. Insgesamt vermittelt der Ablauf dem Empfangenden dadurch ein hohes Maß an Sicherheit. »Sie werden *nicht am* Menschen, sondern *mit* ihm *zusammen* durchgeführt« (Berggötz, 2012):

> »Berührung im Kontext von respectare® meint Arbeit an der inneren Haltung. respectare® ist ein Konzept zur Entwicklung von Berührungskompetenz und Haltungsarbeit im Pflegealltag. [...] auch den anderen Menschen respektvoll wahrzunehmen, ihm Beachtung zu schenken, ihn zu würdigen bis hin zum *innerlichen Berührt-Sein*« (Hervorhebung durch die Autorin; Berggötz 2012, S. 87).

Das beschriebene Berührungskonzept wird durch die zugrunde liegende, dialogische Haltung bestimmt und ist keine reine Berührungstechnik im Sinne taktilen Kontaktes. Ranters (2018) widmet sich vergleichend Berührungskonzepten in der Pflege und nennt nach Isfort (2008), beispielsweise zum bekannten Konzept der Basalen Stimulation® als »Zentraler(n) Gedanke(n) der basalen Stimulation (ist) die Förderung der Sinne über eine gezielte Stimulation« (Isfort 2008, zitiert nach Ranters, 2018, S. 21).

Die dialogische Grundhaltung von respectare® zieht sich durch alle Seminareinheiten und führt zu einer Entwicklung der Kommunikationskompetenz, der Wahrnehmung von Nähe und Distanz und zur Reflexion der eigenen Rolle bei den Teilnehmenden. Besonders wird dies an den Ausführungen für die weitere Betrachtung und den Transfer die Einbeziehung der durchführenden Person als Mensch, unmittelbar in leiblicher Resonanzerfahrung verbunden, deutlich.

In der Betrachtung der respectare®-Berührungssituationen geht es immer um bewusstes Berühren, welche eingebettet in die Erlaubnisfrage zu Beginn der Berührungseinheit bzw. den Dank im Abschluss, im Sinne leiblicher Berührung stattfindet. Die rein körperlich-taktile Berührung im Kontext von reinem Verrichtungshandeln ist hier explizit nicht gemeint.

8.3 Darstellung der empirischen Arbeit

Aufgrund der oben beschriebenen Zugänge zu pflegerischer Berührungsarbeit erschien der Autorin ein Blick auf das Berührungskonzept respectare® unter pflegewissenschaftlichen Perspektiven als wertvoll und geboten. Da es bereits ausgebildete Trainer:innen gab und unter pandemischen Bedingungen der Zugang zu Berührungsempfangenden im Rahmen der Arbeit nicht immer gewährleistet war, hat sie sich für eine Fragestellung entschieden, die die oben beschriebenen Reflexionsebenen der fortgeschritten Anwendenden mit einbezieht.

Augenfällig wurde der Autorin als Teil einer Qualifikationsreihe zu respectare® die Verwendung von Sprachbildern der Trainer:innen und legt daher die entwickelte Forschungsfrage nahe: »Mit welchen Bildern beschreiben zertifizierte Trainerinnen/Praxisanleiterinnen von respectare® ihre Erfahrungen mit diesem Berührungskonzept und lassen sich daraus Resonanzerfahrungen ableiten?«

Die Autorin hat im Prozess der Erstellung der Qualifikationsarbeit eine theoretische Rahmung im Sinne der Phänomenologie, tiefer verstanden in Bezug auf die Berührungsarbeit der Leib-Phänomenologie, gewählt. Als relevanter Anschluss im Sinne von Thomas Fuchs war hier das Verständnis der leiblichen Resonanz identifiziert und als Referenz verwendet worden (Fuchs, 2017).

Die weitere Forschungsmethodik folgte dieser Fragestellung und die Auswertung nimmt darauf ebenfalls Bezug. Die Autorin entschied sich für die Datenerhebung innerhalb der neu zu qualifizierenden Trainer:innen-Gruppe entsprechend der Fragestellung über Bildmaterial, welches mit der partizipativen Methode »Photovoice« nicht nur das reine Material generiert, sondern vielfältige Seiteneffekte zum Beispiel im Sinne von Empowerment der beteiligten Gruppe entstehen ließ.

8.3.1 Photovoice – den Bildern eine Stimme geben

Die Besonderheit dieser fotobasierten Erhebungsmethode besteht in der klaren Strukturierung im Vorgehen (vgl. hierzu Wang & Burris, 1997; von Unger, 2014). Mit der beteiligten Gruppe wird der Prozess des Fotografierens geplant und vorbereitet, gegebenenfalls werden Teilnehmende dazu nochmals geschult. Im Anschluss beginnt die Feldphase, in welcher unter der (gemeinsam) generierten Forschungsfrage die Bilder entstehen. Diese werden dann strukturiert in einem Gruppenprozess dargestellt, ausgewertet und besprochen. In einem Gesamtergebnis wird dies der Gruppe wieder zur Verfügung gestellt und der Prozess selbst evaluiert. Somit sind die Beteiligten Co-Forschende und erfahren Prozesse der Selbst-Befähigung, Stärkung im Sinne eines Empowerments und sind unmittelbar Teil des Erkenntnisgewinns und seines praktischen Nutzens.

Die an dem im Rahmen dieser Arbeit durchgeführten Erhebungsprozess Beteiligten haben sehr unterschiedliche Bilder eingereicht und für den Gruppendialog ausgewählt. Der Dialoggruppe wurden die Bilder zur Auswertung in einer PowerPoint-Präsentation aufbereitet und die Auswertungsregeln visuell zur Verfügung gestellt.

Innerhalb dieses aufgezeichneten Dialoges wurden diese Bilder strukturiert betrachtet, analysiert und auf die Fragestellung hin ausgewertet. Der daraus transkribierte Dialog wurde in einer Auswertungsgruppe (bestehend aus 3 Pflegewissenschaftlerinnen) mit zur Hilfenahme der Interpretierenden, phänomenologischen Analyse (IPA: Benner, 1994; Spichinger & Prakke, 2003) unter Abgleich der eingereichten Bilder ausgewertet und dokumentiert.

Die Autorin hat während der Entstehungszeit der Arbeit beständig ein Forschungstagebuch[23] geführt, um Reflexionen (u.a. zu Vorwissen, Rückmeldung aus den Kolloquien, methodische Anpassungen unter sich beständig verändernden pandemischen Bedingungen…) und Gedanken aus kollegialen Dialogen festzuhalten.

Dies sollte auch den Gütekriterien dieser qualitativen Forschung dienen, die aufgrund der einmaligen Gruppenerhebung keine Datensättigung vermuten lässt. Ein Ethikvotum war nicht von Nöten. Alle Teilnehmenden haben freiwillig teilgenommen und im Vorfeld informiert zugestimmt. Durch die gewählte Methodik waren keine körperlichen Eingriffe nötig, vulnerable Personen waren nicht beteiligt.

Nach einer kurzen Betrachtung der Leibphänomenologie als theoretische Rahmung soll den Ergebnissen der Datenauswertung im Weiteren besondere Aufmerksamkeit gewidmet werden, um den Zugang zur spirituellen und existenziellen Dimension der Beteiligten über das Berührungskonzept aufzuzeigen.

8.3.2 Grundverständnis der Berührung im Sinne der Leibphänomenologie

Zur Einordnung der identifizierten Themen wird Fuchs (2017) mit seinem Verständnis der leiblichen Resonanz näher erläutert. Fuchs (2017) spricht von einer zwischenleiblichen Resonanz. Diese bestehe aus zwei Komponenten: der eigenleiblichen (bestehend aus propriozeptiven oder interozeptiven Empfindungen) und der interaktiven bzw. zwischenleiblichen Resonanz, welche durch die verkörperte Interaktion zweier Partner entsteht. Aus dem Eindruck des Anderen entsteht durch mich ein Ausdruck (z.B. über Mimik, Gestik, Worte – eben verkörperte Affektivität), dieser wiederrum sorgt beim Anderen für einen Eindruck. Unbewusst werden über die beiden Personen innenliegende, eigenleibliche Resonanzprozesse der Interaffektivität induziert und zum Ausdruck gebracht. Vertiefend hat Fuchs 2023 die *Zwischenleiblichkeit der Berührung* in einem eigenen Beitrag ausgeführt, die die Passung der theoretischen Rahmung zur Begründung in diesem Kontext bestätigt.

Die eingangs beschriebene Filmsequenz von ›Gloria‹ verdeutlicht diesen zwischenleiblichen Prozess exemplarisch. Dieses hochkomplexe System steuert sowohl Beziehungen, Bindungen und Bindungsprozesse und hat gravierenden Einfluss auf unsere emotionale Intelligenz (Levine, 2014). Ohne Berührung gibt es also auch kein Ich-Bewusstsein. Die vielen unreflektierten Selbstberührungen, die wir bereits in der Schwangerschaft üben, zeugen von der hohen Relevanz des Tastsinnes für unser Sein. Ebenso hilft ein Blick auf Menschen mit Demenz, die über die Eigenstimulation in Verbindung mit sich kommen und so ihre Identität stärken bzw. wieder herzustellen suchen.

8.3.3 Auswertung und Ergebnisse aus der Interpretierenden Phänomenologischen Analyse (IPA) des Datenmaterials

Die Auswertung des erstellten Transkriptes aus dem Gruppendialog folgt den Grundlagen der inhaltsanalytischen Betrachtung nach Kuckartz (2022) als hermeneutisches Verfahren. Da das Datenmaterial »Bild« den Zugang zu tieferen Sinnbildern vermuten ließ, wurde der Auswertungsprozess durch

23 Die Photovoice-Erhebung fand im November 2020 statt, die Auswertung nach Transkription 2023.

Tab. 8.1: Hauptdimensionen der IPA-Auswertung (Kiefer-Fischer, 2023).

Ambiguität	Spiritualität	Ästhetik	Verstehen	Haltung
Resonanz/Geschenk	Empathie	Identitätsbildung/-stiftung	Geborgenheit	Hände
Resilienz	(dialogischer) Raum	Achtsamkeit	Respekt	Ambivalenz
Präsenz	Ethische Implikationen	Berufsethos / Professionalität		

die IPA erweitert und vertieft. Damit erfolgt der Anschluss an die theoretische Rahmung der Phänomenologie und ein Rückgriff auf die alltäglichen, lebensweltlichen Erfahrungen und Aspekte der Forschungsgruppe in Anleitung und Einsatz des Berührungskonzeptes. Die IPA dient dem Ziel, durch vertieftes Studium des Textes Phänomene detailliert zu beschreiben und die zugrundeliegende Bedeutung zu erläutern. Im Verständnis der Phänomenologie Husserls »zu den Sachen selbst« zu gelangen (zit. in Spichinger/Prakke, 2003). Zielsetzung der IPA ist es nach Döring (2023), »das subjektive Erleben bestimmter autobiografischer Erfahrungen aus den Dokumenteninhalten zu rekonstruieren (S. 536).« Die IPA folgt regelgeleitet Auswertungsschritten, die entsprechend dem vorliegenden Transkript angepasst wurden. Die Gruppe der auswertenden Pflegewissenschaftlerinnen traf sich zu sechs Auswertungssitzungen, diese führten analog der hermeneutischen Spirale zu einer stetigen Erweiterung des Gegenstandsverständnisses. Dies zeigt sich besonders im Aufzeigen von Unterschieden und detaillierten Abweichungen. Es mag zunächst nicht verwundern, dass fortgeschritten Anwendende und geschulte Trainer:innen ähnliche Beschreibungen verwenden, die in Abhängigkeit und Differenz der jeweils vorgestellten visuellen Darstellung Analogien aufscheinen lassen. Durch die mehrfachen Analyseschritte der IPA konnten eben gerade die Differenzen deutlicher aufscheinen.

Folgende Tabelle zeigt die in den IPA-Auswertungsschritten aufgefundenen Hauptdimensionen, die Trainer:innen im Gruppendialog mit ihren Bildern transportiert haben:

Die in der Formulierung der Forschungsfrage vermuteten Resonanzerfahrungen in der Anwendung des Berührungskonzeptes wurden identifiziert und in den noch folgenden Ausführungen in Beziehung gesetzt.

8.4 Diskussion

Rahmend könnte ein Zitat Benner's ein erstes Verständnis der Hauptdimensionen beschreiben, denn nach ihrer Sicht »[...] verfügen Pflegeexperten über ein sicheres Gespür, das die Grundlage eines sofortigen Erkennens von Ähnlichkeiten und Differenzen in Pflegesituationen bildet. Dieses sichere Gespür erstreckt sich auch auf die Übereinstimmung mit dem Verständnis und den Praktiken der Gemeinschaft anderer Pflegender aus den Erzählungen.« (Benner et al., 2000 S. 239; zit. in Böhnke, 2010, S.49f).[24] Bezogen auf die beteiligte Forschungsgruppe liegt hierin die als relevant erachtete Tiefe der identifizierten Dimensionen, entgegen der primär verstehenden Zugänge innerhalb der gemeinsamen Qualifizierung und den oben beschriebenen Rahmungen des Konzeptes. Auch wird durch den methodologisch-methodischen Zugang insbesondere deutlich, dass im Berührungskonzept ein Mehr für alle Beteiligten liegen könnte. Daher lohnt ein vertiefender Blick durch den Auswertungsprozess insbesondere, um die verborgen liegenden, impliziten Verstehenszugänge (inneren Bilder) und Effekte sichtbar zu machen und zur Reflexion zu stellen.

In fast allen Ausführungen zu den Bildern taucht die *Ambiguität* auf. Darunter verstehen wir die Gleichzeitigkeit von Gegenpolen, eine Mehrdeutigkeit von Situationen und Anforderungen. Ganz im Sinne von Pflege als Handeln in sich rasch wandelnden, komplexen Situationen, in denen Pflegende ihrer Intuition folgen, nach Wissen- und Kenntnisstand interpretieren und reagieren. Bezogen auf das Berührungskonzept führt die Gruppe hierzu auch Berührungsqualitäten an, die je nach individueller Situation dann angepasst und modifiziert werden (»fein-stabil«, »Nähe-Distanz«, »hell-dunkel«, »Kraft-Weichheit«). Im Rahmen der Resilienzforschung[25] führt Sautermeister (2021) aus, dass die Fähigkeit zur Ambiguitätstoleranz und ein damit verbundenes Vertrauen über eine Selbstermächtigung hinaus geht, die den Raum für religiöse oder spirituelle Formen der Deutung und Bewältigung eröffnen und SpC die Ambiguitätstoleranz und somit auch die Resilienzförderung unterstützen könnte. Bezogen auf das betrachtete Berührungskonzept liegt hier Potenzial für Betroffene ebenso wie Berührende, denn die ganzheitlichen Wirkungen bleiben nicht nur bei den Berührten, sondern wirken ebenso bei den Anwendenden, eine große Ressource, fast schon ein noch verborgener »Schatz« für beide Seiten.

Daher verwundert es nicht, dass die *Resonanz/das Geschenk* als relevante Dimension identifiziert wurde. Anschlussnehmend an das bereits von Fuchs vorgestellte Modell der zwischenleiblichen Resonanz und die gestellte Forschungsfrage wird hier das »in Beziehung sein« und atmosphärische bzw. dialogische Begegnungsräume herausgearbeitet. Weiterführend werden aus der Berührungsbegegnung identitätsstiftende Prozesse beschrieben, welche beide Seiten (Anwendende und Berührte) betreffen. Sich spüren und wirksam sein setzt beide intensiv in respektvolle Verbindung. In beschleunigten, verdichteten Versorgungssettings ein Moment der Unverfügbarkeit, der weitertragen kann und Kraft zur Bewältigung des nächsten Schrittes schenken kann.

Grundlegendes Verständnis von Pflegekompetenz (nach Olbrich, 2023, s. auch ▶ Kap. 10 in diesem Band) beinhaltet auch *kommunikative* und *spirituelle Kompetenz*, die sich in jeder Handlung und Begegnung zeigen kann und die Begegnung von Mensch zu Mensch ins Zentrum stellt. Hier ist das aktiv-ethische Handeln im Prinzip der Augenhöhe im Berührungskonzept verankert. In einer verrichtungsorientierten Pflegelandschaft, im Kontext medizinisch-mechanistischer Versorgung ist z. B. eine Kopfberührung vor der Narkoseeinleitung ein messbarer Gewinn für den Operateur und für den Patienten, der oder die sich sicher und geborgen fühlen kann – ganz im Sinne leiblicher Kommunikation einen Schutzraum erfährt.

---

24 Hier lohnt eine Vertiefung zu Impliziten Wissen (ausführlich bei Polanyi; 2016) und zur doppelten Handlungslogik von Regelwissen und Fallverstehen nach Oevermann (1996).

25 https://www.etf.uni-bonn.de/de/fakultaet/drittmittelprojekte/dfg-for-2686-resilienz-in-religion-und-spiritualitaet/dfg-for-2686-resilienz-in-religion-und-spiritualitaet-1

Weitere Einsatzgebiete findet respectare® bereits strukturiert in klinischen Konsiliardiensten zur Delierprävention – und Behandlung, fachpflegerischer-onkologischer Beratung, in der Kinder- und Jugendrheumatologie (Anschluss an das Total Pain Konzept als nichtmedikamentöse Schmerzintervention) oder im Hospiz- und Palliativbereich. Auch in der Viszeralchirurgie wird von ärztlichen Kolleg:innen die Kopf-Berührung vor einer OP als konzentrationsfördernd und eine vorbereitende Handberührung beruhigend für die Handführung diffiziler Operationshandgriffe eingefordert. Reflektierte Berührung als eigentliche, pflegerische Grundhaltung und Handwerkszeug liegt im Berufs- und Professionsverständnis begründet und darf auch zukünftig unter Robotik und KI nicht verloren gehen, es sind die spürbar-leiblichen Begegnungen, auf die wir Menschen von Beginn unseres Lebens an angewiesen sind. Unsere (pflegerischen) Hände sind originäres Medium hierzu. So kann Berührung unter Rahmung von respectare® die spirituelle Dimension in Resonanz, Akzeptanz der Unterschiede, in Achtsamkeit und dem Respekt den Ambivalenzen und Ambiguitäten des pflegetherapeutischen Handelns begegnen und durch ihre Präsenz beantworten.

8.5 Berührung mit Respekt in den pflegerischen Settings

Aus den nur kurz angerissenen Dimensionen lassen sich in tieferer Betrachtung vielfältige Einsatzmöglichkeiten des Berührungskonzeptes ableiten. Von der Wiege bis zur Bahre sind wir auf diese lebensförderliche Zuwendung angewiesen. Ob ambulant oder stationär, in Rehabilitation, Prävention, Kuration, Palliation, in Einrichtungen, im Sozialraum, in Psychiatrie oder Kinderheilkunde sind »heilkundliche« Tätigkeiten der Berufsgruppe Pflege über respektvolle Berührungen existenziell. Pflegende Angehörige können angeleitet werden und stellen so eine große Multiplikation in die Gesellschaft dar. Längst haben Krankenkassen den Wert von Berührung erkannt und fördern die Berührungskompetenz ihrer Versicherten mit entsprechenden Angeboten und Informationen.

In der Langzeitpflege lässt sich im Sinne Tom Kitwoods das Person-Erleben von Menschen mit kognitiven Veränderungen durch Berührung stärken. Trost wird erfahren, »Liebe« transportiert und körperlich spürbar gemacht. Eine neue Ebene der Beziehung und Kommunikation kann damit gefunden werden. Begegnungsmomente jenseits der Kognition finden statt und stehen dem »einander verlieren« gegenüber. Diese Momente schaffen Erinnerungen für die Zeit, in der sich antizipatorische Trauer irgendwann nach einem tatsächlichen Verlust in eine neue Form verändern wird. Die schönsten Abdrücke des Lebens entstehen über und unter der Haut (Kiefer-Fischer, 2022).

Die Anwendung von Berührung wird zunehmend auch im Rahmen der betrieblichen Gesundheitsförderung als relevant erachtet. Die Wahrnehmung von Mitarbeitenden als relevanter Faktor für die Erhaltung eines gesunder Personal- und Finanzierungsstruktur von Einrichtungen wird erst nach und nach wirklich verstanden und »berechnet«. So wundert es nicht, dass z. B. große Universitäts-Kliniken in strukturierten Angeboten respectare®-Tankstellen Auszeiten und Berührungsangebote für alle Mitarbeitenden anbieten. Sie erhoffen sich hiervon Mitarbeiterzufriedenheit und -gesundheit, sowie Unternehmensbindung. Sich dem Originären des Pflegerischen wieder zu erinnern, kann der Berufsgruppe selbst zum Gesunderhalt dienen, um mit Freude, Motivation und Wirksamkeitserfahrungen den Anvertrauten zu begegnen. Auszubildende sollten ebenfalls Resonanzräume ermöglicht bekommen, um diese Dimension des pflegerischen, professionellen Berührens und Kontakts zu erleben und zu reflektieren. Aktuelle Erhebungen weisen erschreckende Entwicklungen der »Mitgefühlserschöpfung«, der »compassion fatique[26]« aus – hier kann respectare® eine Unterbrechung, Stärkung und Wahrnehmungsförderung werden.

Die hier komprimiert ausgeführten Interpretationen und Deutungen können ein wichtiger Schritt zur Einordnung und Wissensentwicklung für die Profession Pflege sein, um die in respectare® liegenden Effekte für Berührende und Berührte in einer verdichteten, durch Ambiguitäten geprägten Praxis aufzuzeigen. Somit kann der so nötigen Resilienz, Wirksamkeitserfahrung und Begegnung in professioneller Berührungspraxis zur Geltung und Wirkung verholfen werden. Mit Amekor (2023) zu schließen: »Es kann guttun, dass ein Mensch da ist, … dessen Blick sieht, dessen Hand die Intension hat, einen als ganzes Wesen zu berühren. Die Hand einer lebendigen Person auf dem Arm kann beruhigen und hinter den Worten die Bedeutung spüren lassen.« (Amekor 2023, S. 52) Die ursprünglich biblische Frage: »Mensch – wer bist du? Was brauchst du?« lässt sich im pflegeberuflichen Setting nicht nur an Betroffene richten, sondern bezieht auch immer die professionelle Seite in ihrer gesamten Unternehmensstruktur bzw. -Kultur mit ein.

Unter der Pandemie hat 2022 innerhalb der respectare®-Trainer:innen-Gruppe ein Schreibprojekt zur Reflexion stattgefunden. Die Ergebnisse und Beschreibungen sind zum Abgleich der durch die Autorin identifizierten Dimensionen in der nachfolgenden Wortwolke aufgeführt und sprechen für sich: Berührung als originäres Medium der Pflege darf wieder als relevant verstanden und gelebt werden.

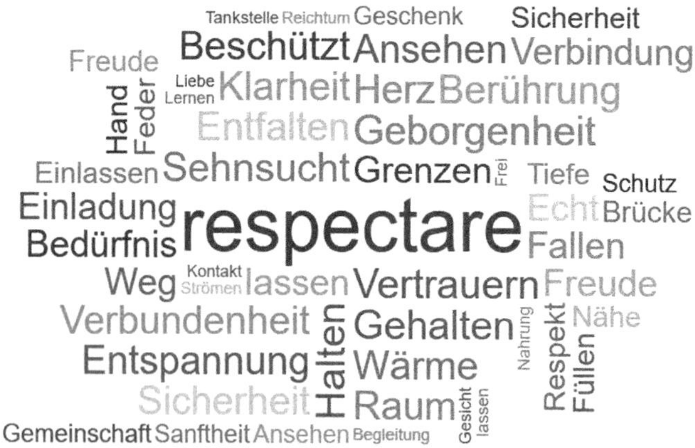

Abb. 8.1: Wortwolke aus Schreibprojekt zu respectare 2022. Die Postkarte ist bei der Verfasserin dieses Beitrags erhältlich.

26 vgl. hierzu auch die Studie zur moralischen Desensibilisierung von Karin Kersting (2011) zum Thema »Coolout« in der Pflege (Mabuse-Verlag).

8.6 Literatur

Amekor, L. (2023). Die Anwesenheit von Menschen. Eine kritische Auseinandersetzung mit KI und ein Plädoyer für eine lebendige Pflege. In: *Pflege&Gesellschaft 28* (1): 41–56.

Benner, P. (1994). *Interpretive Phenomenology. Embodiment, Caring, an Ethics in Health and Illness.* Thousand Sage Publications Oaks London New Delhi.

Berggötz, A. (2012). Heilsame Berührung – Erfahrung von Wertschätzung. Zeit für Nähe, Raum für Distanz. In: *Die Diakonieschwester, 108* (2): 83–94.

Böhnke, U. (2010). *Dem Leibkörper auf der Spur. Theoretischer Begründungsrahmen professioneller reflexiver Könnerschaft im Berufsfeld Pflege.* Dissertation an der Universität Bremen. Verfügbar unter: https://media.suub.uni-bremen.de/bitstream/elib/607/1/00103599-1.pdf (zuletzt geprüft am 25.04.2025).

Döring, N. (2023). *Forschungsmethoden und Evaluation in den Sozial- und Humanwissenschaften.* Wiesbaden: Springer

Fuchs, T. (2017). Embodiment – Verkörperung, Gefühl und Leibgedächtnis. In: *Psychoanalyse im Widerspruch. 57*, 29(1): 9–28.

Fuchs, T. (2023). Die Zwischenleiblichkeit der Berührung. Phänomenologische und therapeutische Aspekte. In: Uzarewicz et al. (Hrsg.): *Berühren und berührt werden. Zur Phänomenologie der Nähe.* Baden-Baden: Verlag Karl Alber.

Friesacher, H. (2019). Arbeit, die Würde schafft. Ein Plädoyer für die Wertschätzung der Körperpflege. In: *CNE Magazin 5*(19): 6–8.

Glaser, H. (2025). *Vortragsmitschrift »Die achtsame Berührung – heilsame Begegnungen pflegen«* am 29.03.2025 bei WALA, unveröffentlicht.

Kitwood, T. (2008). *Demenz. Der person-zentrierte Ansatz im Umgang mit verwirrten Menschen.* Bern: Hans Huber.

Kiefer-Fischer, D. (2022). *Comfort by touch in times of grief. Abstract* (unveröffentlichter Posterbeitrag) zur 1. Europäischen Trauerkonferenz (EGC) Kopenhagen.

Kiefer-Fischer, D. (2023). *Das Berührungskonzept respectare® aus pflegewissenschaftlicher Perspektive.* Unveröffentlichte Masterthesis an der VPU Vallendar (ehem. PTHV).

Kiefer-Fischer, D. (2024). Von Bedürfnissen und Bedarfen. Die Sterbewelt von Frau W. – eine Menschengeschichte. In: Reitinger et al. (Hrsg.): *Schwer erreichbar? Soziale Teilhabe für besonders verletzliche Menschen.* (S. 349–355). Esslingen: der hospizVerlag.

Levine, P. A. (2014). *Sprache ohne Worte. Wie unser Körper Trauma verarbeitet und uns in die innere Balance zurückführt.* München: Kösel-Verlag, 6. Auflage.

Olbrich, C. (2023). *Pflegekompetenz.* Bern: Hogrefe, 4. Auflage.

Kuckartz, U.; Rädiker, S. (2022). *Qualitative Inhaltsanalyse. Methoden, Praxis, Computerunterstützung.* (S. 199–203). Beltz Juventa

Ranters, B. (2018). *Wie lassen sich Berührungskonzepte der Pflege im Kontext der Gesundheits- und Krankenpflegeausbildung exemplarisch aufgreifen und vergleichen?* Unveröffentlichte Bachelorarbeit an der MSH Medical School Hamburg (Fakultät Gesundheit; Medizinpädagogik).

Sautermeister, J. (2021). Mit Mehrdeutigkeiten und Ungewissheit leben können. In: *Spiritual Care 10*(2): 128–134.

Spichiger, E.; Prakke, H. (2003). Interpretierende Phänomenologie: eine qualitative Forschungsmethode für die Pflege. In: *Pflege 16*(3): 128–134.

Von Unger, H. (2014). *Partizipative Forschung. Einführung in die Forschungspraxis.* Wiesbaden: SpringerVS.

Wang, C., Burris, M.-A. (1997). Photovoice: Concept, Methodology, and Use for Participatory Needs Assessment. In: *Health Education & Behavior, Vol. 24*(3): 369–387.

www.respectare®.de (Abruf 07.05.2025).

Teil II Standortbestimmung

9 Expertenpanel zu Spiritualität der Pflege[27]

Hermann Brandenburg

Am 19.12.2023 wurde im Rahmen des SpECi-Projekts[28] ein dreistündiges Gespräch mit Expert:innen zum oben genannten Thema aus verschiedenen Disziplinen durchgeführt. Eingeführt und moderiert wurde das Panel durch Frau Dr. Giebel (Diakonie Deutschland, Berlin) und Herr Prof. Dr. Brandenburg (Universität Witten/Herdecke). Es wurde durch zwei Vorträge eingeleitet, die von Frau Prof. Dr. Annette Meussling-Sentpali (Krankenschwester, Pflegewissenschaftlerin, OTH Regensburg) und Frau Dr. Gwendolin Wanderer (Theologin/Medizinethikerin, Universität Frankfurt/ HS Frankfurt) kamen. An der Diskussion haben folgende Personen teilgenommen: Herr Prof. Dr. Simon Peng-Keller (Theologe, Universität Zürich), Frau Prof Dr. Christa Olbrich (Krankenschwester, Pflegepädagogin, i.R.), Frau Annette Berggötz (Kinderkrankenschwester, Begründerin von Respectare® in Karlsruhe) sowie Frau Katrin Eilts-Köchling (Pflegepädagogin, Palliativnetz Travebogen gGmbH in Lübeck). Ebenfalls involviert war die Forschungsgruppe um Herrn Prof. Dr. Brandenburg, welche eine Expertise zum Thema »Spiritual Care in der Praxis (SCP) – ein Thema für einen Expertenstandard in der Pflege?« für den Lenkungsausschuss des Deutschen Netzwerk für Qualitätsentwicklung in der Pflege (DNQP) verfasst hat – Frau Kiefer-Fischer (Krankenschwester, MScN), Herr Leopold (Altenpfleger, MScN). Darüber hinaus war Frau Dr. Kloke (Palliativmedizinerin, Essen) beteiligt, die u. a. Mitglied der AG »Leitlinien« der Deutschen Gesellschaft für Palliativmedizin ist.

---

27 Um einen aktuellen Überblick zum Thema zu gewinnen, siehe Büssing et al. (2024). Zum Expertenstandard Spiritualität der Pflege liegt mindestens eine Publikation vor, vgl. Beckert (2024).

28 Bei dem SpECi-Projekt wurden folgende Fragen und Themenstellungen bearbeitet: »Spiritual Care geht uns alle an! – Spiritualität in der gesundheitlichen Versorgung«, Digitaler Parlamentarischer Abend der Diakonie Deutschland und des Deutschen Caritasverbandes am 13.03.2024 mit Hermann Gröhe MdB und Dr. Kirsten Kappert-Gonther, MdB; Verbesserung der Lebens- und Sterbequalität alter und/oder schwerstkranker Menschen in der letzten Lebensphase durch in Spiritual Care qualifizierte Mitarbeitende», Fachtag am 15.09.2023; im Brost-Pavillion, Ruhrturm/Essen; «Spiritualität – die unterschätzte Ressource», Fachtagung am 25.05.2023 im Hotel Aquino/Berlin; 4. Kamingespräche der Diakonie Deutschland am 13.02.2023 zu den Themen: «Was ist uns Spiritual Care wert im Hinblick auf eine umfassende Patientenversorgung?», «Spiritual Care als geriatrisch-gerontologische Aufgabe im Haupt- und Ehrenamt», «Implementierung von Spiritual Care im Gesundheitswesen» und Spiritual Care in den Handlungsfeldern der gesundheitlichen Versorgung« – alle Veranstaltungen abrufbar auf dem youtube-Kanal der Diakonie Deutschland: https://www.youtube.com/user/diakonie. Veröffentlichungen hierzu liegen bereits vor, exemplarisch sei auf Büssing/Giebel/Roser et al. (2024), das Schulungskonzept Spiritual/Existential Care interprofessionell (siehe https://www.dgpalliativmedizin.de/weiterbildung/spiritual-existential-care-interprofessionell-speci), sowie die Handreichung zur spirituellen Begleitung schwerstkranker und/oder sterbender Menschen (Langfassung: https://link.springer.com/chapter/10.1007/978-3-662-67742-1_32), Vorgänger war u. a. DiakonieCare (vgl. hierzu Giebel et al., 2014).

Folgende Fragen wurden im Vorfeld an das Vortrags- und Diskussionsteam weitergeleitet:

a. Grundlegende Fragen:
   - Gibt es einen fachlichen Diskurs zu diesen Fragen in Deutschland, Österreich und der Schweiz?
   - Welche Evidenz im Hinblick auf den Transfer von »Spiritual Care« in die Praxis liegt vor? Orientierungspunkt ist die breite Definition der WHO.
   - Welche Qualitätsverbesserungen (sowohl bei Betroffenen wie auch bei Pflegenden) sind damit verbunden?
b. Fragen zur Umsetzung von Spiritual/Existential Care in der Pflegepraxis:
   - Welche Inhalte von spiritueller Pflege werden in der Praxis wahrgenommen bzw. realisiert?
   - Wie sieht das Aufgaben- und Kompetenzspektrum der beteiligten Pflegenden aus?
   - Welche Vor- und Nachteile (auch Langzeitwirkungen) bei der Umsetzung einer spirituell geprägten Pflege sind erkennbar?
   - Welche Herausforderungen eines (nachhaltigen) Theorie-Praxis Transfers sind deutlich geworden?
c. Welche Erfahrungen im Hinblick auf Fort- und Weiterbildungen liegen vor?
d. Ergänzende Fragen bezogen sich auf die Sinnhaftigkeit eines Expertenstandard, Adressaten, Zielgruppen sowie die Rolle der verschiedenen Settings und Organisationen.

Im Folgenden wird der Dialog des Panels inhaltsanalytisch nachgezeichnet, und zwar in Anlehnung an Qualitative Inhaltsanalyse von Philipp Mayring (2022). Grundlage war eine digital mitgeschnittene Tonbandaufnahme sowie eine vollständige Transkription der jeweiligen Ausführungen. Vor diesem Hintergrund wurden die zentralen Aussagen der Diskutant:innen herausgearbeitet und zusammenfassend dargestellt. Als relevant sind die sog. »Narrative« einzuschätzen, d. h. O-Töne im Rahmen des Expertenpanels, die explizit nicht namentlich gekennzeichnet wurden.

Das Panel gliedert sich in zwei Teile, die Schwerpunkte gliedern sich wie folgt:

- Erster Teil (▶ Kap. 9.1): Vortrag und Diskussion des Beitrags von Frau Prof. Dr. Meussling-Sentpali
- Zweiter Teil (▶ Kap. 9.2): Vortrag und Diskussion des Beitrags von Frau Dr. Gwendolin Wanderer

9.1 Annette Meussling-Sentpali: Spiritual Care, Pflege und Pflegewissenschaft[29]

Der Vortrag gliederte sich in drei Themenfelder: Im Vordergrund stand zunächst der Begriff »Spiritualität in der Pflege«. Dann wurden die Herausforderungen des Theorie-Praxis-Transfers debattiert und abschließend auf die Gefahr der steigenden Belastung durch *moral distress* verwiesen.

29 vertiefend ▶ Kap. 1.

Es wurde die »provokante These« vertreten, dass die »Auseinandersetzung mit Spiritualität ein sehr akademischer Diskurs in der Pflege(-wissenschaft) zu sein scheint, in dem sich ansatzweise und mit viel Engagement einzelner Personen bemüht wird, die Perspektive der Pflege einzunehmen und Spiritual Care in die Praxis zu integrieren, der sich aber als Diskurs in den letzten Jahren immer weiter von der Lebensrealität der Pflegekräfte und der Pflegepraxis entfernt bzw. diese nur punktuell erreicht hat.

9.1.1 Begriffsbestimmungen

Nach dem Verweis auf inhaltliche Fachdiskussionen (vor allem in Medizin und Theologie), der Einrichtung von Professuren für *Spiritual Care* in München und Zürich, der Erwähnung diverser Forschungsprojekt (u. a. SpECi) sowie einer grundsätzlichen Befürwortung eines Expertenstandards SpC in der Pflege (trotz Bedenken) standen Begriffsklärungen im Vordergrund: Differenziert wurde zwischen der »spirituellen Sorge«, der »Spiritualität der Sorge« und einer »Sorge um die Spiritualität«

Auch mit Bezug auf die im Rahmen des SpECi-Projektes erschienen »Handlungsempfehlungen« (vgl. hierzu Kloke, 2024) und die Veröffentlichungen von Peng-Keller (2020) wurde ausgeführt, dass es im Kern »um einen bewussten Einbezug der spirituellen Dimension in die Gesundheitsversorgung« geht.

Um den Begriff noch weiter zu schärfen, wurde zwischen einer generalisierten, einer spezialisierten (z. B. gesundheitsberuflichen) sowie einer seelsorgerlichen SpC unterschieden (vgl. auch Peng-Keller, 2020, 2019). Auf den Punkt gebracht geht es um den »Einbezug der spirituellen Dimension in die Pflege«. Der hierfür notwendige Konsens ist im Pflegeverständnis (in der Pflegewissenschaft) nicht erkennbar. Zu bedenken ist, dass mit einem so wirkmächtig normativ aufgeladenen Pflegebegriff Implikationen mit weitreichenden Folgen verbunden sind. Denn es wird ein idealtypisches Bild gezeichnet, die Rahmenbedingungen bleiben (aber) weitgehend unberücksichtigt. Damit – so die Referentin – entsteht eine Vorstellung von guter Pflege, der Pflegende kaum gerecht werden können, auch wenn von ganzheitlicher oder umfassender Pflege die Rede ist. Noch höhere Ansprüche finden sich, »wenn wir von diakonischer und/oder christlicher Pflege sprechen«. Explizit warnte die Vortragende vor dem Begriff der »Ganzheitlichkeit«, einem »normativ aufgeladenen Begriff, ein Euphemismus, der suggeriert, Menschen könnten in all ihren Befindlichkeiten, ihrem vielfältigen Schmerz, ihrer Geschichte … gesehen und verstanden werden. Und der suggeriert, es sei möglich, sie in Bezug auf alle diese Dimensionen angemessen zu versorgen und zu begleiten. Also Vorsicht bei der Wortwahl! Und das gleiche gilt (bei) SpC«.

Entschieden plädierte die Referentin für die Beachtung der Rahmenbedingungen für die pflegerische Arbeit – auch vor dem Hintergrund der Charakteristika der Care-Arbeit, der Abwertung der professionellen Pflege sowie der feministisch inspirierten Kritik. Diese hatte bereits vor über 20 Jahren auf die Gefahr der Reproduktion von traditionell geprägten Geschlechterrollen verwiesen.

Auch ist zu diskutieren, ob das Konzept (ausschließlich) in den Aufgaben- und Verantwortungsbereich der Pflege gehört – obwohl sie die zeitlich am meisten involvierte Berufsgruppe in der Betreuung von Patient:innen bzw. Bewohner:innen darstellt.

In diesem Zusammenhang wird auch auf das »Total Pain-Konzept« verwiesen. Es wird darauf hingewiesen, dass die traditionell enge Verbindung von Pflege und christlichem Glauben durch eine plurale, multikulturelle und durch Ökonomisierung geprägte Gesellschaft zunehmen erodiert. Das

– so die Referentin – betrifft auch die ehemals vorhandene Dominanz der Zuständigkeit des Themas für Kirche und Religion.

9.1.2 Herausforderungen des Theorie-Praxis-Transfers:

Ihre zentrale These, dass der Diskurs um Spiritualität in der Pflege akademisch geführt, aber wenig praxisrelevant ist, untermauerte die Vortragende durch sechs Aspekte:

- *Erstens* sind Pflegewissenschaft und Pflegepraxis von dem Diskurs um SpC in der scientific community weitgehend ausgeschlossen bzw. sie nehmen ihn wenig zur Kenntnis. Und durch diese marginale Beteiligung überlässt die Pflege die Deutungshoheit teilweise anderen Berufsgruppen. Die Hauptakteure kommen aus der Medizin und aus der Theologie. Interessanterweise sind das Disziplinen, aus deren Zugriff sich die Pflege erst zu emanzipieren beginnt. Der Hauptgrund dafür liegt darin begründet, dass die Pflege als nur geringfügig akademisch ausgebildete Berufsgruppe bezeichnet werden kann, mit einer jungen Wissenschaft, die noch nicht ausreichend über Rollen und Ressourcen verfügt, um sich aktiv am wissenschaftlichen Diskurs zu beteiligen.
- *Zweitens* sind die Rahmenbedingungen und insbesondere die Personalsituation zu nennen. Denn dem »in den letzten Monaten von den Medien wirklich redundant kommunizierten Personalmangel gehen jahrelange ungehörte Statements von pflegepolitisch aktiven Personen voraus. Dieser zu Versorgungsengpässen führende Mangel zeigt sich nicht nur quantitativ, sondern betrifft ebenso Kompetenzen und Qualifikationen«. Das wurde vor allem in der Corona-Pandemie deutlich, etwa wenn »Patienten nicht entlassen werden können, weil kein Heimplatz zur Verfügung steht, pflegende Angehörige ihrer Berufstätigkeit nicht mehr nachgehen können, weil kein Pflegedienst kommen kann oder Kinder im Krankenhaus nicht aufgenommen werden können, weil die Hälfte der Betten gesperrt ist. Unter diesen Bedingungen werden einfach andere Prioritäten gesetzt als die Frage nach der theoretischen Auseinandersetzung oder der Übertragung in die Praxis von Spiritual Care«.
- *Drittens* ist das mit dem Pflegenotstand eng verbundene Problem der Unterfinanzierung von Pflege zu nennen, und das besonders im Bereich der Pflegeversicherung. Sollte SpC ein reguläres Angebot innerhalb der Versorgung und eine der Pflege klar zugeordnete Aufgabe sein, dann müssten – so Meussling-Sentpali – die Leistungen inklusive der dafür notwendigen Voraussetzungen, z. B. Qualifikationsprogramme, auch adäquat refinanziert werden. Eine solche Forderung ist jedoch aus der Pflege – im Unterschied zur ärztlich geprägten Diskussion um die palliativmedizinische Komplexbehandlung – bislang nicht erhoben worden.
- *Viertens* – so die Autorin – wird beim Eingehen auf spirituelle Bedürfnisse von den Pflegepersonen eine Haltung der Wertschätzung eingefordert. Zur Entwicklung dieser Kompetenz, die als selbstverständlich vorausgesetzt wird, reichen Ausbildung und Studium nicht aus. Denn Lernmethoden stoßen da an Grenzen, wo sich prozesshaft eine Sensibilität, eine Haltung, eine Herzensbildung entwickeln muss. Zwar ist festgelegt, dass Patienten individuell und würdevoll zu betreuen, Ethikkodizes und Pflegecharta zu berücksichtigen sowie kulturelle, religiöse und spirituelle Bedürfnisse zu beachten sind, »dennoch möchte ich vor dem Hintergrund der oben genannten erforderlichen Kompetenzen und dem

teilweise unverfügbaren Wesen von Spiritualität trotzdem in Frage stellen, ob wir den Einbezug spiritueller Bedürfnisse als Haltung der Wertschätzung, und somit die Praxis von SpC, von jeder Fachkraft erwarten können und dürfen.

- *Fünftens* wird eine aus Sicht von Frau Meussing-Sentpali vorhandene Instrumentalisierung von SpC im Unternehmensinteresse kritisiert. Dabei steht außer Frage, dass Spiritualität eine Kraftquelle ist. Aber die Sorge um die psychische Gesundheit im Sinne der Selbstoptimierung in die Verantwortung des Einzelnen zu legen, muss problematisiert werden.
- *Sechstens* wird auf den Zusammenhang von Spiritual Care (SpC), der Ausbildung einer bestimmten Haltung sowie Belastungsfaktoren verwiesen. Dabei geht es um das Phänomen des »moral distress«. Einerseits kann die Erwartungen, sich mit den spirituellen Bedürfnissen von der anvertrauten Klientel zu befassen, Personen zusätzlich unter Druck setzen, den moralischen Stress erhöhen und die Pflegetätigkeiten noch unzulänglicher erscheinen lassen. Andererseits kann vermutet werden, dass Spiritualität bei der Bewältigung von Stress hilfreich ist (vgl. auch Frick et al. 2022).[30]

9.1.3 Abschluss und Diskussion

Abschließend verweist die Referentin auch vor dem Hintergrund persönlicher Erfahrungen in Ethikberatung, Schulung und Organisationsentwicklung – auf das große Interesse sowohl Pflegender wie auch der Institutionen am Thema.

Dabei sollte klar sein, dass SpC nicht deckungsgleich mit Kirche und Religiosität ist. Ein erweiterter Blick ist nötig und »nicht so sehr die Engführung auf die medizinisch-physische Perspektive, etwa im Akutsetting.«

Kritisch wird angemerkt, dass Palliative-Care in zunehmendem Maße eine Exklusivbehandlung zu werden droht, zu der Patienten ohne Tumorerkrankungen und vor allem Personen in der stationären Langzeitpflege kaum Zugang haben. Denn – so Meussling-Sentpali – es sei nicht gelungen, zeitgleich mit Voranschreiten und der starken Verbesserung der palliativen Versorgung in Hospiz und auf den Palliativstationen, den Ansatz auf andere Settings zu übertragen bzw. den Hinweis von Klaus Dörner (2007) ernst zu nehmen, dass die Person »dort leben und sterben kann, wo sie hingehört«.

Mit einem entsprechenden Expertenstandard »Spiritualität in der Pflege« sind sowohl Chancen und Grenzen verbunden, konkret:

Proargumente, weil:

- Monodisziplinarität die Verantwortlichkeit klar adressiert;
- eine Qualitätssteigerung der Pflegepraxis zu erwarten ist;
- aus der gelebten Praxis der Palliativ-Einrichtungen Synergieeffekte für andere Bereiche möglich sind;
- SpC für alle Settings der Pflege relevant ist, auch wenn die Bedeutung abhängig von der Versorgungsform ist (in der stationären LZ-Pflege höher als in der Augenklinik);
- als pflegefachliche Kompetenz selbstverständlich und nicht mehr von (konfes-

30 Die Forschungslage ist zurückhaltend und geht davon aus, dass positive Folgen ggf. nur dann zu erwarten sind, wenn seitens der Institutionen Vorsorge betrieben wird, vgl hierzu Kubitza 2023. In ihrer schriftlichen Stellungnahme führt Meussling-Sentpali darüber hinaus aus, dass Ergebnisse aus der internationalen Scientific Community vorliegen, die darauf hinweisen, dass besonders bei diesen Personen, für die Spiritualität eine große Bedeutung hat, moralischer Stress negative gesundheitliche Folgen haben kann (Wang, Al Zaben, Koenig & Ding, 2021).

sionellen) Trägern und Theologen abhängig;
- zugehörig zu den Vorbehaltsaufgaben im Rahmen des Pflegeprozesses und kein »add on«.

Chancen, weil:

- SpC als weltanschaulich und religiös breit verstanden wird;
- großteils unbelastet von Missionsverdacht und religiöser Indoktrination ist;
- dem Menschsein und der Pflege inhärent ist;
- durch einen Expertenstandard bekannter werden könnte, früher oder später implementiert werden müsste;
- keinen nur ethischen, moralischen, sondern einen Qualitäts- und ggf. Rechtsanspruch hat.

Grenzen, weil:

- SpC als Konstrukt schwierig zu konzeptualisieren ist, bisher wenig Auseinandersetzung innerhalb der (dt.) Pflegewissenschaft nachweisbar ist;
- Rahmenbedingungen – SpC als das, was am Ehesten als verzichtbar angesehen wird;
- Ggf. verknüpft mit einer Steigerung des Moral distress, und im Sinne einer Instrumentalisierung der Pflegepersonen;
- Voraussetzungsreich ist (sind in den Empfehlungen bereits formuliert);
- Benötigte Strukturen, Kompetenzen, Fortbildungsbedarfe und Assessments für individuelle spirituelle Bedürfnisse und Assessments zur Messung des Umsetzungsgrad auf Einrichtungen/Stationen bislang überwiegend fehlen.

In der sich anschließenden Diskussion wurde auf die Gemeinsamkeiten und Unterschiede von SpC und Total Pain aufmerksam gemacht und in diesem Zusammenhang noch einmal auf die Grenzen des Konzepts der »Ganzheitlichkeit« verwiesen. Ein anderer Diskussionsbeitrag machte die Notwendigkeit der Profilierung aus unterschiedlicher disziplinärer Perspektive deutlich, etwa wenn von medizinischer, pflegefachlicher, psychologischer oder theologischer Dimension die Rede ist. Auch sei zwischen spirituellen Belastungen und einem ressourcenorientierten Ansatz in der Pflege zu differenzieren. Von Moderatorenseite wurde betont, dass es – nicht zuletzt für die Argumentation im Hinblick auf das Für und Wider eines Expertenstandards – auf die Konkretisierung des Beitrags der Pflege selbst zum Thema ankommt. Dabei sollten auch die von der Referentin benannten Herausforderungen für den Theorie-Praxis-Transfer angesprochen werden. Denn ohne die Beachtung der strukturellen Rahmendingen, welche die Pflegearbeit prägen, kann es keine nachhaltige Implementierung geben; vor allem die Frage der Refinanzierung (auch die Einbindung des Themas in die Pflegeausbildung) ist hier aufzurufen. Denn diese hat aktuell eher verrichtungsorientierte Prioritäten, weniger den Blick auf eine »existenzielle Kommunikation«. Insgesamt bestand aber – trotz geäußerter Bedenken – dahingehend Einigkeit, dass das Thema für einen Expertenstandard bedeutsam ist und eine substantielle Chance für die Professionalisierung der Pflege bietet.

9.2 Gwendolin Wanderer: Ein multiperspektivischer Blick auf Forschungsergebnisse aus der Klinikseelsorgeethik und der Pflegeethik[31]

Der Beitrag kann in drei Hauptbereiche unterteilt werden. Zu Beginn wurden Begriffsbestimmungen erläutert und es wurde ausführlich auf akademische Diskurse rekurriert. Im zweiten Hauptteil wurde dann gezielt auf die Transferfrage eingegangen, auch das Für und Wider eines Expertenstandards verhandelt. Im Fazit wurde formuliert, dass die vertiefte Auseinandersetzung mit existenziellen Lebensfragen sowohl individuelle wie auch die organisatorische Voraussetzung hat, die in ihrer Komplexität nicht unterschätzt werden dürfen.

9.2.1 Akademische Diskurse zum Thema SpC

Zunächst wurde auf die WHO-Definition von Palliative Care eingegangen, in der die Dimension der Spiritualität enthalten ist, wodurch erst eine Bewegung zu einer multidisziplinären Bearbeitung in Gang gekommen ist. Nach der Definition der European Association for Palliative Care wird darauf verwiesen, dass Spiritualität die »dynamische Dimension menschlichen Lebens ist, die sich darauf bezieht, wie Personen individuell und in Gemeinschaft Sinn, Bedeutung und Transzendenz erfahren, ausdrücken und suchen und wie sie in Verbindung stehen mit dem Moment, dem eigenen Selbst, mit anderen, mit der Natur, mit dem Signifikanten und oder dem Heiligen«. Es werden weitere Definitionen vorgestellt, u. a. von Weiher (2024), für den SpC der »innere Geist ist, aus dem heraus ein Mensch sich versteht, woraus er sein Leben gestaltet«. Mit Peng-Keller (2024) wird auf die Unterscheidung von kirchlicher Seelsorge einerseits und SpC im Behandlungsteam verwiesen. Das davon etwas unterschiedene Modell bei Peng-Keller demzufolge SpC im Sinne eines gemeinsamen interprofessionellen Engagements verstanden wird, welches die Seelsorge einschließt, wird dem gegenübergestellt Zusätzlich wird mit Bezug auf Peng-Keller zwischen SpC als gemeinschaftsbezogenem Modell einer zivilgesellschaftlichen Aufgabe im Sinne von Caring Communities und einem holistischen Modell eines umfassenden Heilwerdens im Sinne von Healing versus Cure unterschieden. Besondere Überzeugungskraft für den Klinikkontext hat der Referentin zufolge das Verständnis von Seelsorge als Spezialisierung von SpC. Ein Alleinvertretungsanspruch ist damit ausgeschlossen. Diese Modelle zur Rollenklärung sind wichtig, um Verdrängungsängsten und Kompetenzgerangel vorzubauen.

Die Referentin rekurriert in ihren weiteren Ausführungen auf das interdisziplinäre und transatlantische Forschungs- und Weiterbildungsprojekt *Medizinethik in der Klinikseelsorge*, das in den Jahren 2006–2023 an der Goethe-Universität Frankfurt durchgeführt wurde. In diesem Kontext wurde unter anderem herausgearbeitet, dass Seelsorgende als medizinethische Akteur*innen im Gesundheitswesen insbesondere mit den folgenden Situationen und Themen der Patient*innen umzugehen haben: die Auseinandersetzung mit Brüchen, Leiden und Isolation des Menschen. Diesen ist mit der Vermittlung von Anerkennung, Trost und Beziehung zu begegnen. Relevante ethische Prinzipien sind: Solidarität, Zugehörigkeit,

31 vertiefend ▶ Kap. 7.

Menschenwürde,verletzliche Freiheit und Gerechtigkeit. Im Rahmen des Forschungs- und Weiterbildungsprojektes an der Goethe-Universität hatte sich bestätigt, dass Klinikseelsorgende eine besondere Affinität zur Narrativen Ethik haben. Im Rahmen der Narrativen Ethik wird u.a. reflektiert, wie Menschen von sich erzählen und wie sich anhand des Erzählens ihre Narrative Identität und dabei auch ihre Moralische Identität konstituiert. Die Erzählungen, auch sogenannte *small stories* ermöglichen ein Verständnis davon, was für den Betroffenen und auch für sein hörendes Gegenüber Bedeutung hat. Aufgabe der (Klinik)-Seelsorge als sogenannte *hörende* und *sprechende Disziplin* ist dann letztlich das Leisten einer Übersetzungstätigkeit:

> »Von der medizinischen Welt der Ärzte und Pflegenden überzuleiten zu den Alltagserfahrungen und der Lebenswelt (der Betroffenen) und die Frage zu stellen, wie man innerhalb des uns umgebenden Beziehungsgeflechts sein Leben gut leben könne. Das heißt, es ist eine Übersetzungsfunktion erforderlich von dieser Welt der Erfahrungen, aber nicht nur der Erfahrung, sondern auch der Zielsetzungen und der Selbstkonzeptionen: Wer bin ich und wo will ich hin? Und wie kann ich das jetzt unter den Voraussetzungen von Krankheit und Verletztheit?« (Haker 2009, S. 167).

Es wird auf weitere Forschungsarbeiten verwiesen. Mit Blick auf der Realität der Pluralität, auch Interreligiösität im Krankenhauskontext wird betont, dass ein Grundwissen über die anderen Religionen und kulturellen Prägungen eine Voraussetzung dafür darstellt, um Äußerungen von Patient*innen auch einordnen zu können. Diesbezüglich waren auch Erfahrungen aus Hospitationen in den USA hilfreich. Es lagen dort bereits etablierte Abläufe vor, die interreligiösen Bedarfe systematisch zu erfassen. So wurde von Klinikseelsorgenden bei Patient*innen mit der stationären Aufnahme eine spirituelle Anamnese vorgenommen. Erfahrungen und Ethikansätze, die für die Seelsorge Relevanz haben, so fasst Frau Wanderer zusammen, können auch auf den Bereich von SpC übertragen werden. Der Benefit von SpC für den Pflegesektor wird von der Referentin benannt. SpC sollte systematisch in der Pflege etabliert werden. Studien weisen darauf hin, dass SpC als Expertenstandard in der Pflege einen Beitrag zur Vermeidung von Moral Distress beizutragen vermag. Da Pflegekräfte häufig den Anspruch mitbringen, der Person bzw. der Patienten adäquat gerecht werden zu können, erhöht diese Erweiterung des Kompetenz- und Tätigkeitsbereichs die Berufszufriedenheit. Die Referentin betont allerdings die Bedeutung umfänglicher Fortbildung und adäquate strukturelle Unterstützung. Nur so kann gewährleistet werden, dass Pflegende nicht »von sich wegdrücken müssen, was eigentlich da ist«. Frau Wanderer weist darauf hin, dass auch in Ansätzen der Care-Ethik auf die Bedeutung der Beachtung der spirituellen Dimension von Pflegekräften und Patient*innen hingewiesen wird, etwa in den Arbeiten von Jean Watson (1990).

9.2.2 Hinweise zum Expertenstandard »Spiritual Care«

In den bislang vorliegenden Standards, u.a. dem zur »Beziehungsgestaltung« (bei Menschen mit Demenz) ist, so die Referentin, u.a. von »personaler Identität und Stärkung des Personseins durch Interaktions- und Kommunikationsangebote« die Rede. Anknüpfungspunkte zu einem Expertenstand »Spiritual Care« sind somit gegeben. Eine Sensibilisierung (der Pflegenden) für ethische Fragestellungen ist in in dem Expertenstandard »Beziehungsgestaltung [...]« bereits angelegt.

Frau Wanderer betont die Bedeutung einer Kompetenzentwicklung in der Pflege im Sinne der Entwicklung einer Sprachfähigkeit in Bezug auf Situationen, die zu einem moralischen Unbehagen und zur Formulierung eigener Moralvorstellungen. »Am Ende geht es um die Entwicklung einer Ethikkultur«, so die Referentin. Sowohl in Arbeiten der Pflegeethik als auch der Seelsorgeethik sind hierfür hilfreiche Anstätze zu finden.

Die Implementierung solcher Fortbildungen ist, so bemerkt die Referentin,eine besondere Herausforderung«. Das liege u.a. auch daran, dass bei Inhouse-Schulungen in der Regel Betreuungskräfte geschickt werden, weil die ausgebildeten Pflegekräfte nicht abstellbar seien für Fortbildungen. Ursache seien hier offensichtlich strukturelle Rahmenbedingungen, die dazu führen, dass es schwieriger für Heimleitungen wird, Pflegekräfte abstellen zu können und fehlende oder mangelnde Sprachkompetenzen auf der Seite der Pflegekräften häufiger vorkommen. Letzteres stellt eine weitere Herausforderung dar, da die Arbeit an den existenziellen Fragestellungen, d.h. Fragen nach dem jeweils *guten Leben*, nach Identität, wer bin ich und wo will ich hin, »setzt natürlich voraus, dass man hier auch sprachlich gut kommunizieren kann, nicht in einer oberflächlichen Art und Weise, sondern in einer tiefergehenden Art und Weise«.

9.3 Diskussion und Fazit

Im Hinblick auf einen möglichen Expertenstandard wird abschließend die Frage aufgeworfen, welcher Mehrwert – auch im Unterschied zum Expertenstandard »Beziehungsgestaltung (...)« – genau damit verbunden sein soll, vor allem im Hinblick auf die Zielsetzung: »(1) Ist das Ziel, dass Pflegekräfte sich intensiv auseinandersetzen können mit den Fragen der jeweiligen Lebenskonzeption von Patient*innen angesichts von Krankheit? (2) Geht es um eine Awareness für die Relevanz solcher existenticller Fragen?(3) Steht eine Haltungserweiterung im Zentrum? (4) Oder die Fähigkeit, bestimmte Herausforderungen und Themen kompetent weiter zu vermitteln, etwa an den Seelsorger im Haus? In der Diskussion wird zunächst noch einmal auf das Thema der Monodisziplinarität verwiesen. Dabei ist klar, dass Spiritualität nicht das Thema einer Disziplin ist bzw. sein kann. Für einen Expertenstandard in der Pflege ist explizit zu benennen, welche Rolle die Pflege hier genau einnehmen sollte. Auch bei der »spirituellen Anamnese« wurde ein wichtiger Punkt angesprochen, da es dabei letztlich um gewisse »Tools« geht, die für die Implementierung bedeutsam sein können. In der Diskussion wurde angemerkt, dass die Bezüge zur »Care-Ethik« kritisch und reflektiert wahrgenommen werden müssten. Keinesfalls – so ein Kommentar – sollte SpC zu einer Essentialisierung bestimmter, vermehrt Frauen zugeschriebener, Eigenschaften beitragen. Diesem Einwand wurde allerdings entgegnet, dass der Aspekt der Beachtung von Assymmetriekonstellationen, der in der Care-Ethik betont wurde, auch für den Kontext von Spiritual Care Bedeutung hat. Betont wurde in der Diskussion wiederholt die Notwendigkeit der Abgrenzung bzw. Verbindung zu bereits bestehenden Expertenstandards, u.a. dem zur »Beziehungsgestaltung [...]«. Für das Deutsche Netzwerk für Qualitätsentwicklung in der Pflege (DNQP) ist am Ende der entsprechende »Mehrwert« entscheidungsrelevant, welcher konkret benannt werden sollte. Die mit der Implementierung verbundenen Voraussetzungen, u.a. die Sprachkompetenzen, sind ein nicht zu vernachlässigendes Problem – auch dies wurde noch einmal bestätigt, vor allem im Hinblick auf die stationäre Langzeitpflege.

Ebenfalls wurde in einer Stellungnahme deutlich hervorgehoben, dass es – neben der eher generalistischen Kompetenz der Pflege – auch Kompetenzen gibt, die pflegespezifisch sind. Angesprochen ist hier eine Integrationsaufgabe der Pflege. Dabei sollten auch Kompetenz- und Verantwortungsdifferenzierungen innerhalb der Pflege in den Blick genommen werden, etwa die Unterscheidung zwischen einer Basisqualifikation, einer mittleren Qualifikation sowie einer spezialisierten Qualifikation – so ein weiterer Kommentar. Weiterhin wird ausgeführt, dass pflegespezifische Techniken, Schulen, etc. (respectare®, basale Stimulation, Aromatherapie, Logopädie) sozusagen als körpernahe Verfahren »Transportwege für eine spirituelle Kommunikation« sind.

Das akademische Level ist ebenfalls der Bedürfnislage der Betroffenen anzupassen; gerade in den Alten- und Pflegeheimen muss die »implizite Alltags-Spiritualität, das gelebte Leben«, im Vordergrund stehen. Dabei darf der Austausch – auch unter Pflegenden – über spirituelle Dinge nicht vernachlässigt werden – so der Hinweis.

Ebenfalls wurde auf generalistisch Grundkompetenz der Pflege verwiesen, die eben gerade die Hemmschwelle zu den medizinischen, psychologischen oder theologischen Spezialisten senkt: »Denn – Pflegerin zu sein ist ein ganz wichtiger Job, und die Pflege ist generalistisch. Sie ist sehr, sehr, sehr breit aufgestellt. Und ich finde, das ist eine Chance. Also letztlich ist die Pflege so, wie wir Menschen ja auch sind. Wir können auf einen Baum klettern, aber nicht so gut wie ein Affe. Und wir können laufen, aber nicht so schnell wie ein Gepard. Also wir können von allem ein bisschen was, und das ist doch auch unsere Chance«. Pflege hat damit eine ganz entscheidende »Übersetzungsfunktion«.

Ausführlich wurde noch einmal auf die Bedeutung der Berührung in der Pflege verwiesen, in diesem Zusammenhang ein eindrückliches Fallbeispiel präsentiert. Es geht um eine schwerkranke Patientin auf der Intensivstation, bei der eine große Angst deutlich wurde, sie äußerte selbst »Ich habe so Angst, ich löse mich auf!« Durch Berührungsarbeit (unter Nutzung des Respectare®-Konzepts, ▶ Kapitel 8) ist sie »wieder ins Leben gekommen und sagt zu mir … ich will wieder leben. Ich habe mich wieder gespürt, ich weiß, da ist eine Kraft, ich schaffe das.« Berührung also als »Tankstelle für Pflegekräfte«. An diesem Beispiel wird noch einmal eine Kernaufgabe der Pflege verdeutlicht – Ressourcenorientierung und Befähigung der Person.

Seitens des Forscherteams wurden abschließend vier Fragen aufgeworfen, und die Diskussionsrunde um deren Beantwortung gebeten. Es handelt sich um Aspekte, die vor allem als argumentative Grundlage für die Entscheidung des DNQP, im Hinblick auf die Frage, ob es einen Expertenstandard SpC geben sollte oder nicht, wichtig sind – auch vor dem Hintergrund eines klinischen Turns in der Pflegewissenschaft.

(1) Was ist die Relevanz von Spiritualität für die Pflege?

Hier wurde zunächst auf den Aspekt des Trosts verwiesen, der auch im SpECi-Curriculum bereits deutlich wurde (vgl. Giebel, Albrecht, Büssing & Team, 2024). Wiederholt wurde die Kompetenz der Beziehungsgestaltung thematisiert, die eine Voraussetzung für professionelles Handeln darstellt, und die im Demenzstandard als Element von Kitwood unbearbeitet geblieben ist. Sowohl national wie auch international gibt es Evidenz für die Relevanz des Themas. Das gilt einerseits im Hinblick auf das Argument, dass mindestens ein Teil der Patient:innen ein Bedürfnis nach spiritueller Begleitung implizit oder explizit äußert. Und das gilt auch bezogen auf die positiven therapeutischen Effekte. In diesem Zusammenhang sollte auf Überblicksstudien verwiesen werde: »Also ganz einfach, simpel, es dient der Gesundheit und dem Wohlbefinden und das ist doch das Zentrale der Pflege. Und da gibt es Studien dazu« (▶ Kap. 12). Ebenfalls sollten die Auswirkungen von existenziellen Fallgesprächen sowohl auf der Mitarbeiterebene als auch für die Organisationsentwicklung thematisiert werden. Der Aspekt der Entlastung der Pflegenden ist hier wichtig.

(2) Wie gelingt der Theorie-Praxis-Transfer?

Betont wurde die Notwendigkeit, dass Pflegende den Nutzwert für sich selber erkennen, d.h. für ihre eigene Entwicklung, Identität und Handlungsfähigkeit. Auch wurde der sog. »schwierige Patient« genannt. Konkret: »Ich zentriere mich kurz, bevor ich in das Zimmer reingehe. Also im Sinne einer Kurzmeditation, Achtsamkeit des Innehaltens, wäre so ein Beispiel. Ich brauche nicht viel Zeit, das verändert die Haltung. Ich glaube, man muss aufzeigen, in wie viel typisch pflegerischen Handlungen Spiritualität drinsteckt«. In diesem Zusammenhang wurde auch auf die »Handlungsempfehlungen« (vgl. Kloke et al., 2024) verwiesen. Die Rahmenbedingungen, Strukturen und Formate (der Organisation) sind hier besonders zu beachten. Eine »Kultur der Diskretion« ist wichtig, aber auch – ganz konkret – eine »happy hour« am Ende der Woche. Es geht (auch) darum, dass »man einander dankt und lobt, was gelungen ist … Das verändert auch das Klima, den Team-Spirit nochmal«. Diese Stärkung der Kompetenz und des Reflexionsvermögens, welche sich dann konkret in den existenziellen Lebenssituationen der Betroffenen zeigt, verhindert auch banalisierende Aussagen, wie z.B. nach einer Stillen Geburt, »Hier hast du ein Kind verloren, kriegst du das nächste, kein Problem.« Oder was sonst von Pflegenden auch geäußert wird aus der spontanen Situation heraus, Dies kann auch für Betroffene zu negativen Erfahrungen führen.«

(3) Welche Effekte und Auswirkungen sind beobachtbar?

Zunächst ganz niederschwellig: »Ich glaube, das macht hauptsächlich einen Unterschied darin, wie sich Betroffene wahrgenommen fühlen … ob ich mein Gegenüber sehen will, nicht nur mit der Krankheit, sondern auch als Person mit den spirituellen Aspekten … Den Unterschied mache ich schon beim ›Guten Tag‹ sagen«. Und natürlich der Blick auf die Ressourcen: »Ich würde das gerne gleich ergänzen, Ressourcenaktivierung. Es tut sich mit dieser spirituellen Dimension einfach nochmal ein weiteres Feld auf. Man bekommt etwas in den Blick, was man sonst tendenziell tabuisieren würde oder nicht von alleine schon im Blick hat. …Ich denke, wenn eine Pflegekraft die Frage stellt nach den Kraftquellen, was hat Sie schon mal getragen in einer solchen Situation? Also, die eigenen Ressourcen sozusagen, das macht einen Unterschied, ob so eine Frage gestellt wird für einen Schwerkranken oder nicht«. Es geht also um Selbstkompetenz und Würde, insgesamt um die Stärkung der psychosozialen Fähigkeiten und Fertigkeiten der zu pflegenden Person und ihrer (Selbst-)Wirksamkeitserfahrungen. Und das gilt insbesondere für vulnerable ältere Menschen, denn aktuell »ganz starke Tendenzen haben, gerade beim Umgang von Menschen mit

Demenz oder alten Menschen, sich ja am liebsten selbst aus dem Weg räumen[32], weil sie sich zu nichts mehr nütze fühlen. Also, da dieses Menschenbild, was ohne Zweck und ohne Leistung, Gegenleistung an Menschen herangeht und die so sind. Das wäre das. Du bist gesehen, du bist gehört. Du bist ein angesehener Mensch«.

(4) Lässt sich der Beitrag zur Pflegequalität bzw. Professionalisierung der Pflege spezifizieren?

Akzentuiert wurde, dass es um eine neue Perspektive geht: »Also im Grunde, wenn wir unser Gesundheitssystem anschauen, da geht es sehr stark um das Kriterium der Machbarkeit. Also der Körper als etwas wie auch immer. Und diese Maschine muss repariert werden. Und jetzt kommt eine neue Perspektive, die natürlich auch christlich fundiert ist, aber nicht nur, die einen anderen Akzent setzt. Und vor allen Dingen den Akzent auf die Person stärker, nicht auf das, was aus irgendeiner Sachlogik gemacht werden muss. Sondern wir kommen an viele andere Fragen. Was machen wir, wenn nichts mehr zu tun ist? Aber dieser andere Ansatz, das glaube ich, ist ein Element von Professionalität in der Pflege, sie ist sonst nur Adlatus der Medizin. Ich finde, es ist auch eine Erweiterung der Profession um diese Dimension, die eben mehr ist als körperlich, seelisch und geistig, sondern eben in der Richtung spirituell«. Der Aspekt der Sinnfindung wurde mehrfach betont, denn: »Ein Mensch braucht ein Wozu, um so was zu überleben auf einer Intensivstation«. Auch der Hinweis auf die Verbindung zum Expertenstandard »Beziehungsgestaltung« ist hervorheben, denn SpC wurde mit einer »konsequenten Umsetzung einer Personenzentrierung« verstanden … Das Problem ist aber, dass dieser Bereich von Spiritualität bisher nach wie vor im Gesundheitswesen ein Tabubereich ist. Empirisch lässt es sich sagen, dass es für viele ein wichtiges Feld ist, mindestens in Krankheitssituationen, aber das Gesundheitswesen geht nicht darauf ein. Und wenn wir an die Zielgruppe denken, dann war das Plädoyer eindeutig: Statt sich auf einzelne Gruppen zu fokussieren, geht es generell um »Menschen in einer gesundheitlichen Krise«. Das Schlusswort sprach davon, dass »dass wir dieses Dasein in den Dimensionen Trost, Beziehung, Bindung, Identitätsstiftung und Liebe – also als Herzensbildung und Herzensbeziehung – in eine professionelle Haltung bringen dürfen«.

9.4 Literatur

Beckert, G. (2024). Umsetzung Spiritual Care analog den Expertenstandards? In: Büssing, A., Giebel, A. & Roser, T. (Hrsg.). *SpC& Existential Care interprofessionell. Handbuch spiritueller und existentieller Begleitung in der Gesundheitsversorgung.* Springer: Wiesbaden, S. 339–346.

Büssing, A., Giebel, A. & Roser, T. (Hrsg.). *SpC& Existential Care interprofessionell. Handbuch spiritueller und existentieller Begleitung in der Gesundheitsversorgung.* Springer: Wiesbaden.

32 Hingewiesen sei auf aktuelle Debatten um den assistierten Suizid – auch in Krankenhäusern und Pflegeeinrichtungen (vgl. Feichtner et al. 2022).

Dörner, K. (2007). *Leben und sterben, wo ich hingehöre. Dritter Sozialraum und neues Hilfesystem.* Paranus Verlag der Brücke Neumünster.

Feichtner, A., Körtner, U., Likar, R. et al. (2022). *Assistierter Suizid. Hintergründe, Spannungsfelder und Entwicklungen.* Heidelberg: Springer.

Frick, E. & Schütte-Nütgen, K. (2022). Moral Distress und spirituelle Ressourcen in der Intensiv- und Notfallmedizin (MD_INSpir). In: *Spiritual Care, 11*(1): 99.

Gerundt, M., Büssing, A. & Giebel, A. (2023). SpECi – Spiritual und Existential Care interprofessionell: Kurzvorstellung eines Modellprojekts zur Spirituellen Begleitung am Lebensende, seiner Ziele und erwarteten Effekte. In: *Zeitschrift für Palliativmedizin, 24*(02): 76–84.

Giebel, A., Albrecht, J., Büssing, A., Team Curriculum SpECi (2024). *Curriculum Spiritual / Existential Care interprofessionell (SpECi) für alle Berufsgruppen im Gesundheitswesen.* Modul 1 bis Modul 10 / 40 Unterrichtseinheiten, Bonn: Pallia Med.

Giebel, A., Lubatsch, H. & Meussling-Sentpali, A. (2014). *DiakonieCare. Existenzielle Kommunikation, Spiritualität und Selbstsorge in der Pflege. Curriculum und Arbeitshilfe zur Organisationsentwicklung.* Göttingen: Vandenhoeck & Ruprecht. Verfügbar unter https://ebookcentral.proquest.com/lib/kxp/detail.action? docID =6027299 (Abruf 03.03.2025).

Kloke, M. et al. (2024). Handlungsempfehlungen zur spirituellen Begleitung alter und/oder schwerst-kranker Menschen1 – Langfassung. In: Büssing, A., Giebel, A. & Roser, T. (Hrsg.). *SpC& Existential Care interprofessionell. Handbuch spiritueller und existentieller Begleitung in der Gesundheitsversorgung.* Springer: Wiesbaden, S. 315–338.

Kubitza, K, Große, G., Schütte-Nütgen, K. & Frick, E. (2023). Influence of spirituality on moral distress and resilience in critical care staff: A scoping review. In: *Intensive Crit Care Nurs 76*(6), doi: 10.1016/j.iccn.2022.103377. Online-Publikation 14.12.2022.

Mayring, P. (2022). *Qualitative Inhaltsanalyse. Grundlagen und Techniken.* 13. überarb. Auflage. Weinheim/Basel: Beltz.

Nolan, S./Saltmarsh, P./Leget, C. (2011). SpCin palliative care: working towards an EAPC Task Force. In: *European Journal of Palliative Care 18*(2): 86–89.

Peng-Keller, S. (2019). Spiritual Care im Gesundheitswesen des 20. Jahrhunderts. In: S. Peng-Keller & D. Neuhold (Hrsg.), *Spiritual Care im globalisierten Gesundheitswesen. Historische Hintergründe und aktuelle Entwicklungen.* Darmstadt: WBG academic, S. 13–71.

Peng-Keller, S. (2020). Spiritual Care: Grundgestalten, Leitmodelle und Entwickungs-perspektiven. In: *Spiritual Care, 9*(2): 127–135.

Wang, Z., Al Zaben, F., Koenig, H. G. & Ding, Y. (2021). Spirituality, moral injury and mental health among Chinese health professionals. In: *BJPsych open, 7*(4): e135.

Weiher, E. (2024). Warum Spiritual Care eine Ressource für Gesundheitsfachkräfte ist. In: Büssing, A., Giebel, A. & Roser, T. (Hrsg.). *SpC & Existential Care interprofessionell. Handbuch spiritueller und existentieller Begleitung in der Gesundheitsversorgung.* Springer: Wiesbaden, S. 279–286.

10 Ein Expertinnengespräch mit Christa Olbrich zur Entwicklung eines Expertenstandards »Spirituelle Kompetenz« am 08.04.2024

Christa Olbrich & Daniela Kiefer-Fischer

Grundlage für den hier dokumentierten vertieften Austausch der beiden Autorinnen ist das 2023 in 4. Auflage bei Hogrefe erschienene Werk von Christa Olbrich zur »Pflegekompetenz«. Zudem wurden aus dem in 2025 erschienenen Buch von ihr »*Als wir nur tüchtige Mädchen waren. Wie wir die Seele der Pflege verstehen*« (2025) Passagen in das Transkript eingefügt.

CO: Zum Expertenstandard »Spirituelle Kompetenz« ist ja schon viel Vorarbeit geleistet worden. In den 14 Handlungsempfehlungen aus dem »SpECi«-Projekt steht Wesentliches und dort wird auch auf umfangreiche Literatur verwiesen. Ich habe überlegt, dass ich vier Schwerpunkte als Grundlage unseres Gesprächs setzen möchte.

DKF: Gerne dürfen Sie Ihre Vorüberlegungen einmal ausbreiten und wir sehen im Nachgang, ob noch etwas offen geblieben ist. Ich bedanke mich bereits jetzt für Ihre Zeit und bin sehr gespannt, was Sie mitgebracht haben.

CO: Schon 2006 habe ich in meinem Beitrag für »Pflege und Gesellschaft« meine Ableitung zur Begründung der Spiritualität aus der Physik heraus aufgezeigt. *Einführend* und weiterführend möchte ich Spiritualität definieren und in meinem Verständnis erklären. Für viele ist das ja ein weiter Begriff und jeder versteht etwas anderes darunter. Deshalb ist es mir so wichtig, hier Spiritualität als geistige Dimension und ihre Ableitung aus der Physik zu erläutern.

Der *zweite* Schwerpunkt ist die Definition oder Klärung des Kompetenzbegriffs. Kompetenz ist ja auch ein Alltagsbegriff, der unterschiedliches Verstehen beinhalten kann. Wenn wir weiterführend von spiritueller Kompetenz sprechen, dann müssen wir mit wissenschaftlichem Anspruch definieren, worüber wir hier eigentlich reden.

Der *dritte* Schwerpunkt lautet, wie man spirituelle Kompetenz entwickeln kann. Kompetenzerwerb ist immer an die konkrete Situation gebuchen und deshalb nicht nur aus der Theorie zu entwickeln. Dies setzt eine andere Pädagogik voraus als die Pädagogik, die wir in der Pflege und in der Ausbildung bisher haben. Wissen ist aber die Voraussetzung für Kompetenz(-entwicklung).

Viertens möchte ich als Mittel der weiteren Entwicklung, auch der spirituellen Kompetenz, die Kommunikation betrachten. Hier gehe ich auf das Konzept der Idiolektik ein, dass ich als ein ganz hervorragendes Konzept schätze. Gespräche in der Eigensprache eines Menschen führen sehr schnell zum Wesentlichen dessen, was für den betroffenen Menschen wichtig ist. In unserem Kontext von Spiritualität kann man damit zügig zu Sinnfragen, zum Wesentlichen des Menschen kommen, ihn dorthin führen und er kommt zu seinen eigenen Antworten. Die Idiolektik wäre dann eine Möglichkeit, im Aufgreifen der Eigensprache des Gegenübers ein Gespräch zu führen. Dies ist meist nur kurz und dennoch erreicht man damit die existentielle Dimension des Menschen.

Diese vier Schwerpunkte habe ich für den Austausch heute überlegt.

10.1 Spiritualität ist integraler Bestandteil der Pflege

CO: Was ist nun Spiritualität? Für manche ist es so ein ganz schillernder Begriff. Viele verorten Spiritualität im Feld der Religion. Der Begriff ist ja nie eindeutig, beschreibt immer das Abstrakte, immer nur eine Vorstellung und nie die konkrete Wirklichkeit, die dahinter verborgen ist. Die Wirklichkeit dahinter ist das Thema, das Menschen seit 5.000 oder 6.000 Jahren beschäftigt. Es wird auch heute immer unterschiedlich ausgedrückt, so z. B. als Transzendenz, Gott, als Bewusstsein oder das Universum. Wir sehen hier schon das breite gedankliche Spektrum! Ich verwende dann gern den Begriff des Quantenfeldes, das aus der Physik stammt. Zur Vereinfachung nenne ich es jetzt hier einfach »geistige Dimension«. Die Voraussetzung für jede spirituelle Pflege oder Kompetenz zur spirituellen Pflege ist die Anerkennung dieser bzw. einer geistigen Dimension.

Diese Anerkennung oder dieses Verständnis lässt sich in drei weitere Aspekte untergliedern. Einmal kann ich erlerntes Wissen über eine geistige Dimension haben. Wissen ist wichtig, aber es ist eben nicht das Wesentliche. Dann das Erkennen, die Erkenntnis. Die Erkenntnis geht schon über das Wissen hinaus. Das Wissen ist im Kopf, im Gedächtnis. Und Erkenntnis heißt, ich erkenne die Zusammenhänge und ich erkenne die Bedeutung und den Sinn. Damit bin ich bereits über den Verstand hinaus, also in einer geistigen Dimension. Das Dritte wäre die Erfahrung. Wir Menschen machen alle Erfahrungen. Wenn ein Mensch eine spirituelle Erfahrung macht, dann weiß er das, dann hat er das verinnerlicht. Eine Erfahrung ist etwas, das ich in mir trage und das ist dann meine erfahrene Wahrheit. Die muss ich nicht erklären oder begründen.

Spirituelle Erfahrungen haben wir eigentlich alle, im Kleinen, im Alltag, und im Großen auch. Also im Großen haben wir Erfahrungen von Mystikern oder von ekstatischen Erfahrungen. Wie man eine spirituelle Erfahrung ausdrücken kann, kann man auch ganz gut beschreiben. Es ist die Erfahrung von – zum Beispiel – Weite, Schönheit, Liebe, Verbundenheit. Das sind alles Phänomene, die eine spirituelle Erfahrung ausdrücken oder die man mit diesen Worten beschreiben kann. In meiner Literatur habe ich das immer abgeleitet vom Altgriechischen und Lateinischen von »Spirit« und von »Atmen«, also von Geist. Die englische Sprache differenziert hier zwischen Geist mit den Begriffen »Mind« und »Spirit«. Wenn wir aber im Deutschen »geistig« sagen, da haben wir ja in unserem sprachlichen Ausdruck nur einen einzigen Begriff. Wir meinen dann oft auf Verstandesebene unsere geistige Kapazität von Denken, Gedächtnis und Gehirn. Wir haben für uns in diesem Begriff das über das Personale hinausgehende enthalten: das geistige, das nicht materielle, das feinstoffliche oder wie man es auch nennen will.

»Spiritualität lässt sich auf den lateinischen Wortstamm »spiritus« Geist und altgriechisch »spiro«, ich atme zurückführen. Damit ist eine geistige Dimension gemeint, die sich von allem Materiellen abgrenzt. »Sie kann als die Haltung eines Menschen gesehen werden, die ausgerichtet ist auf Transzendenz, ein Überschreiten des Personalen.« (Olbrich, 2023a, S. 323)

Wenn ich das als Haltung formuliere, dann ist diese Haltung begründet in Wissen, Erkennen und Erfahrung. Wissen ist kognitiv, es sind Fakten in unserem Verstand. Wir wissen, dass ca. 80 % allen Schulwissens wieder vergessen wird. Erkennen reicht tiefer, es ermöglicht uns, die Bedeutung für etwas oder für unserer Leben in einem ganzheitlichen Sinn zu erkennen. (...) Erfahrung heißt, etwas leiblich mit allen Sinnen zu erfahren, verbunden mit Gefühlen. Damit ist die Erfahrung bis in die Zellen gespeichert und es entsteht eine Gewissheit. Daraus ergibt sich das Bewusstsein einer Person: das ist meine individuelle Wahrheit, denn ich habe sie erfahren.« (Olbrich, 2025a, S. 167f.)

CO: Ich möchte begründen, wie ich die geistige Dimension sehe und ableite. Man sagt ja oft, die Naturwissenschaft habe den Anspruch, dass nur das Messbare und Zählbare beweisbar und gültig ist. Alles andere wird ignoriert, abgetan oder als Aberglaube eingeordnet. Damit ist die Spiritualität, natürlich auch innerhalb der Pflege, hinten heruntergefallen. Jetzt muss man aber genauer hinschauen, dann kann man diese hier definierte geistige Dimension akkurat naturwissenschaftlich begründen. Die Physik hat sich weiterentwickelt und forscht inzwischen in einem subatomaren Bereich. Die Physik hat stets versucht, immer die kleinsten Materieteilchen zu ergründen. Bei der Suche des kleinsten Teilchens ist man bis auf Atom- und Stringebene vorgedrungen. Letzten Endes begründet sich die Materie nur auf Schwingung. Also ein Atom, ganz einfach ausgedrückt, besteht aus Bindungs- und Schwingungsenergie. Für mich war in diesem Zusammenhang ein Satz sehr eindrücklich, der sagt: Wenn in diese Energie, in diese Schwingungen, Frequenzen, Muster, eine ›Information‹ eintritt, dann kollabiert die Wellenfunktion und es entsteht Materie. Es sind im Grundsatz diese Dinge, welche Einstein schon in seiner berühmten Formel formuliert: Masse und Energie sind das Gleiche oder sie wechseln sich aus. Im Grundsatz die Energieerhaltung: Sie verschwindet nicht, sondern wandelt, transformiert sich.

Dies wird auch im folgenden Exkurs nochmals dargestellt.

Exkurs aus dem Kapitel »Die visionäre Zeit« (Olbrich, 2025a, S. 186f.)

»Ein Expertenstandard, der von und für die Pflege entwickelt ist, weist eine besondere pflegespezifische Qualität auf. Sie wird das Thema nicht nur auf Religion und existentiellen Fragen beschränken, sondern, so wie ich hoffe, die geistige Dimension des Menschen integrieren. Pflegende und zu Pflegende werden als transpersonale Wesen im Zentrum aller Bezüge stehen. Das ist nicht nur meine Vision, es ist als Potential bereits im Bewusstsein von uns allen. Um dies weiter zu begründen, möchte ich einen Hinweis zu Forschungen aus der Physik geben. Seit Einstein weiß man um die Zusammenhänge von Materie und Energie. In seiner berühmten Formel: $m=E/c^2$ wird dies ausgedrückt. Frank Wilczek, der 2004 den Nobelpreis für seine Forschung zu diesem Thema bekam, schreibt dazu: ›Die Logik der Formel kann auch in umgekehrter Richtung gelesen werden, um zu berechnen, wie viel Masse aus reiner Energie erzeugt werden kann. Der größte Teil der Masse von Protonen und Neutronen und damit die Masse von uns Menschen und unseren Alltagsgegenständen – entsteht in der Tat aus reiner Energie‹: $m=E/c^2$. (Wilczek 2021) Nun ist es eine Sache, Fakten zu beschreiben, und die andere ist ihre Interpretation. Naturwissenschaftler enthalten sich meistens einer ›Spekulation‹ oder einer Interpretation. Dennoch weist Wilczek auf die Mystik, vor allem auf die chinesische Tradition, die oft vom Qi, einer Energie, die durch die ganze Schöpfung fließt, hin. Ebenso verweist er auf unsere abendländischen Wurzeln, wenn er anführt: ›Erkenne dich selbst– Inschrift am Apollo-Tempel zu Delphi‹.«

CO: Logisch betrachtet sind wir Menschen reine Energie. Man kann dieses auch mit »Bewusstsein« benennen, mit Gottes Schöpfung begründen oder wie auch immer, es sind letztlich immer nur Begriffe. Wir sind reine Energie und sind damit geistige Wesen, die in den Körper oder in Materie inkarnieren und nicht umgekehrt. Mystiker wie z.B. Willigis Jäger haben dies immer wieder betont. Ich habe früher wirklich immer gedacht, wir Menschen entwickeln uns mit unserem Körper, unseren Sinnen und unseren Erfahrungen immer weiter ins Bewusstsein und in die geistige Dimension, aber es ist umgekehrt. Wir sind geistige Wesen und wir inkarnieren in Materie. Das Wort selbst ist natürlich auch sehr schillernd und mag verwirren, vielleicht kann man es auch nochmal anders formulieren, aber wir sind vom Prinzip her geistige Wesen.

10.2 Spirituelle Kompetenz setzt die Anerkennung der geistigen Dimension des Menschen voraus

CO: Die Voraussetzung für die Entwicklung spiritueller Kompetenz ist eben diese Anerkennung. Die kann natürlich sehr unterschiedlich aussehen. Es reicht vielleicht, wenn jemand nur etwas aus der Erfahrung anderer weiß oder wenn er selbst kleine Erfahrungen gemacht hat, die er für sich dem Feld der Spiritualität zuordnen kann. Vorhin war ich bereits bei den Alltagserfahrungen von Spiritualität. Wenn jemand offen und neugierig ist, kann er sehen und erkennen, dass er im Alltag spirituelle Erfahrungen macht. Wir haben nur häufig keine Wahrnehmung und Sprache dafür.

Diese Anerkennung der geistigen Dimension ist im Verständnis von Wissen, Erkennen und Erfahrung, sie ist immer in der Person der Pflegenden als Gesamtheit verankert und bedingt damit die Pflegeidentität, das Pflege- und Berufsverständnisses, Menschenbild und Haltung.

So finden sich Spirituelle Erfahrungen in jedem von uns auch im Alltag; Erfahrungen von Weite, Schönheit, Verbundenheit, Glück, Geborgenheit, Liebe, Zeitlosigkeit – in kurzen Momenten oder auch sehr intensiv, es ist eine Frage der Aufmerksamkeit, der Schulung, der Entwicklung und diese Potentiale liegen in jedem von uns.

Ein vielleicht griffiges Beispiel für ganz und gar nicht alltägliche spirituelle Erfahrungen, zu denen doch sehr viele von uns einen Zugang haben oder im Laufe des Lebens gewinnen, sind die Erfahrungen von und mit Geburt und Tod. Jeder, der eine Geburt erlebt oder miterlebt hat und jeder, der einen Sterbenden bis zu seinem letzten Atemzug begleitet hat, erfährt und weiß von da an, dass da etwas passiert, dass wir etwas erfahren, das größer ist als wir selbst. Etwas, das über unsere rein rationale Welt hinausgeht. Wir sprechen vom Wunder der Geburt und von den Geheimnissen des Todes. Wir öffnen symbolisch das Fenster, wenn ein Mensch gestorben ist, um seiner Seele Flügel zu verleihen. Und wir können tatsächlich sehen, wie das Antlitz eines Menschen sich verändert, wenn die Seele den Körper verlassen hat.

An dieser Stelle mache ich einen ganz kurzen Exkurs in den Bereich der Intuition. In der Pflege sprechen wir doch manchmal auch darüber. Ich habe jetzt einen Podcast gemacht und schöne Beispiele dazu gefunden (https://geschichten-des-lebens-und-der-pflege.de). Jeder Mensch kennt die Intuition als Entscheidungs- und Handlungsimpuls, und die Intuition kann man auch auf zwei Ebenen sehen. Die Wissenschaft erkennt die Intuition inzwischen auch an, nennt und begründet sie als implizites Wissen. Aber die andere Ebene von Intuition ist tatsächlich die geistige Ebene, sie kommt aus der geistigen Dimension. Mir fällt dazu ganz viel ein, wenn ich an mein aktuelles Buchprojekt denke – das schreibe ich aus meiner Intuition heraus. Mir fällt nichts ein, ich weiß nicht, was ich schreiben soll, weil mir die Überschrift fehlt, und ich brauche immer eine Überschrift, dann kann ich anfangen. Wenn ich abends ins Bett gehe, übergebe ich das meinem Quantenfeld. Ich wache dann nachts um vier auf und es fällt mir alles ein. Ich setze mich hin, schreibe und schreibe und »es schreibt« tief aus mir heraus, das kann ich wirklich aus meiner Erfahrung heraus sagen.

Wichtig ist mir, hier die Begründung aus dem Quantenfeld zu nehmen. Ulrich Warnke (2024) hat es einmal formuliert als »das Meer aller Möglichkeiten«. Im Quantenfeld ist ja reine Energie und diese Energie ist intelligent. Das ist das, was die Menschen schon immer so formuliert haben: Gott ist allmächtig, er weiß alles, er sieht alles, hier sind es religiös geprägte Formulierungen. In dieser Energie stecken alle Potenziale und deshalb stimmen auch so Aussagen wie: »es geht nichts verloren, was in unserer Welt gedacht wird«. Das kollektive Bewusstsein, welches wir alle haben, kann man dem durchaus zuordnen. Wir haben in unserer embryonalen Entwicklung und in uns als Quantenfeld alles Wissen des ganzen Universums gespeichert. Deshalb ist es ja auch so wichtig, dass wir die Gedanken, die wir aussenden, dass die wirklich gut sind oder ins Gute gehen, es liegen alle Möglichkeiten darin. Diese geistige Dimension ist den anderen drei Dimensionen des Lebens übergeordnet. Wir sagen ja immer Pflege betrifft Körper, Geist und Seele.

10.2.1 Spiritualität als integrale Grundlage

CO: Der Ansatz, wie z. B. im Projekt »SpECi« gedacht (Giebel et al., 2023), Spiritualität als vierte Säule in der Versorgung zu verstehen, stellt einen differenten Zugang dar. In meinem Verständnis ist nicht die Spiritualität oder die geistige Dimension ein getrennter Teil von uns Menschen, sie ist eindeutig integral und grundlegend. Davon leitet sich dann alles Körperliche, Seelische, Emotionale oder Soziale ab. Wenn ich das beschriebene Verständnis grafisch darstellen würde, dann wäre der äußere Kreis, der alles umschließt, die spirituelle Ebene, und darin sähe man dann das Körperliche usw. (► Abb. 10.1) Wenn man hierfür offen ist und genau hinschaut, dann kann man auch erkennen, dass unser Geist wirklich den Körper bestimmt. Die Ursachen von Erkrankungen und von Heilung sind nicht gänzlich erklärbar und bleiben offen. Dennoch beeinflusst unser Geist den Umgang mit Gesundheit und Krankheit und die Prozesse darin. Es gibt so viele Phänomene von Spontanheilung oder nachgewiesene Placebo-Effekte. Oder wir »denken« einfach. Unser Geist bestimmt unseren Körper, das ist so eindeutig, aber das sehen viele nicht. Dazu gibt es mittlerweile viele Forschungen und Möglichkeiten, Dinge sichtbar zu machen. Mit z. B. den Gehirnscans können Gehirnforscher die Wellen messen, wenn Menschen meditieren. Hierbei verändern sich die Gehirnwellen nachweislich. Wenn man einen Gedanken hat, dann triggert das in einem bestimmten Gehirn-Arenal, die Nerven feuern, es werden Hormone ausgeschüttet. Wenn es Cortisol ist, ist der Mensch im Stress, wird dauerhaft davon krank. Wenn es Serotonin ist, dann ist der Mensch in Freude. Unser Geist und als Werkzeug unser Gehirn bestimmen den Körper. Deshalb ist in meinem Verständnis die spirituelle Dimension nicht eine vierte Säule, sondern allem übergeordnet. Das ist dann nicht esoterisch oder so was, sondern durch mein Erleben von z. B. Intuition meine gefühlte Wahrheit.

DKF: Ich habe für mich in den Seminaren zu Palliative Care meine Betrachtung des Total/Spiritual Pain Konzeptes nach Cicely Saunders auch im Laufe der tieferen Auseinandersetzung damit angepasst und zeige das den Teilnehmenden inzwischen auch anders. Nicht mehr als viertes Feld eines Quadrates sondern als elementare Grundlage für alle andere Aspekte, eben weil der Mensch Mensch ist. Hier lohnt sich auch ein vertiefender Blick auf die Person Cicely Saunders, die auch ein sehr spiritueller Mensch war.

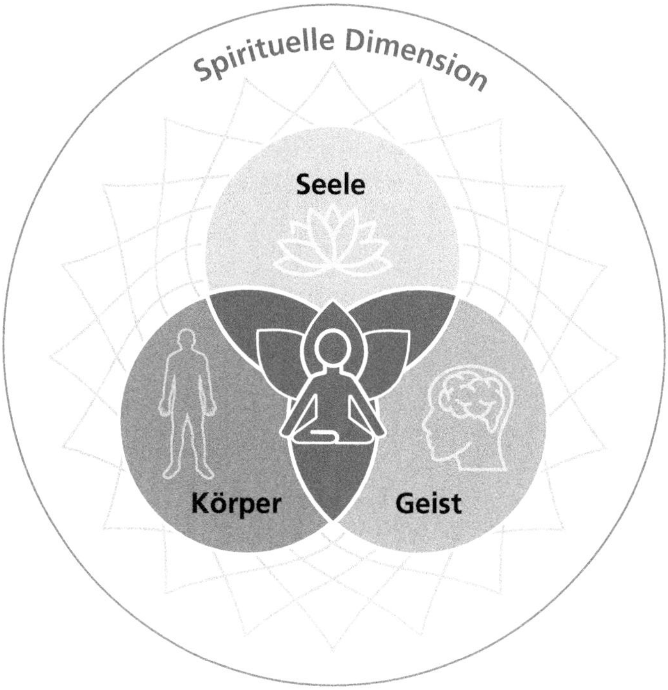

Abb. 10.1: Spiritualität – Die Spirituelle Dimension umfasst integral alle drei Dimensionen des Menschen (Copyright Hinweis: ©freepik/starline; ©freepik/brgfx; ©freepik/kliwir art; ©freepik/Elzicon; ©freepik/Freepik).

10.3 Spirituelle Kompetenz beinhaltet das Potenzial zur feinstofflichen Wahrnehmung und ihren Ausdruck in der verbalen und nonverbalen Kommunikation

DKF: In der Auseinandersetzung mit dem Phänomen der Berührungsarbeit in der Pflege habe ich mich intensiver mit dem Resonanzkonzept von Hartmut Rosa beschäftigt. In ihren Ausführungen wurde mir dann die Anschlussfähigkeit der Resonanz als physikalischer Begriff sehr deutlich. Hierzu hat Rosa selbst ja bereits in seinen Publikationen eine eigene Weiterführung hin zu »Beschleunigung«, »Entfremdung« und der »Unverfügbarkeit« genommen. Er führt aus, dass eine Aufrechterhaltung des Status quo nur durch Beschleunigungsprozesse möglich ist. Durch die Limitierungen der Ressourcen hier auf diesem Planeten denken wir inzwischen außerplanetar, streben weiter und darüber hinaus. Hierbei wird das Spannungsfeld zwischen Ausweitungen der Beschleunigungsprozesse und uns als ganz feinstoffliche Materie, als kleinste Teilchen und in Angewiesenheit aufeinander extrem deutlich. Ich finde das an der Stelle sehr interessant, dass wir uns rein in dieser physikalischen Forschungsdimension bewegen und als Pflegende ja aber ganz grundsätzlich am Kern der atomaren Leiblichkeit sozusagen einander begegnen.

CO: Wir leben eben erst mal als Menschen aus diesem Verständnis heraus in der dreidimensionalen Welt und mit den Polaritäten als Lebensgesetz, aber der Zugang zu dem Anderen ist uns (potenziell) möglich. Resonanz ist ja auch Schwingung und das ist ganz spannend, wenn wir ein idiolektisches Gespräch führen. Wenn es gut läuft, dann können wir eine Resonanz wahrnehmen. Die fragende und die erzählende Person sind in einer Übereinstimmung. Diese spürt man atmosphärisch und auch körperlich. In der Schulung zur Idiolektik arbeiten wir mit Videoaufnahmen und da sieht man dann oft, wie sich die Menschen auch körperlich mit ihrer Sitzhaltung angleichen. Wie die Kopfneigung ist, wie das Gesicht aussieht. Die Beine sind plötzlich synchron auf der gleichen Seite oder so. Hier sieht man diese Resonanz.
Dies ist aus meiner Sicht für die Entwicklung des Berufsfeldes Pflege sehr bedeutsam, sonst fallen wir auf die Pflege der Materie, der Körperlichkeit zurück. Die Herausforderungen der Digitalisierung und KI/Robotik im Feld der Pflege liegen darin, die Chancen und Ressourcen für uns im Sinne einer klugen, menschlichen Pflege zu nutzen. Hierzu gehört, neben den zeitlichen Räumen hierfür, insbesondere die Haltung und die Qualität der Begegnung zu entwickeln. Insbesondere im Sinne des Bewusstseins eines Pflegeverständnisses in unserem Beruf ist dies hochrelevant.

10.3.1 Kompetenzentfaltung versus Wissensvermittlung/ Wissenserwerb

CO: Lassen Sie uns nun »Kompetenz« mit Blick auf die Kompetenzforschung betrachten. Sie definiert Kompetenz als Potenzial oder als Disposition der Person und ihrer Möglichkeiten, die wir als Menschen haben. Wahrscheinlich nutzen wir diese gar nicht umfänglich aus, dennoch sind sie uns gegeben. Wie wir unsere Potenziale zum Ausdruck bringen, wird dann Performanz genannt. Häufig unterscheiden wir das in der Alltagssprache nicht, und das, was zum Ausdruck kommt, wird ebenfalls Kompetenz genannt. Dies ist dann immer in einem konkreten Bezug zu sehen, immer in einer reellen bzw. konkreten Situation – die Pflegeperson handelt immer in einmaligen, komplexen Situationen.
Kompetenz kann man also nicht vermitteln oder aufnehmen wie Information oder Wissen. Kompetenz entfaltet sich unter sehr differenzierten Bedingungen, die von der Person selbst bzw. von den Rahmenbedingungen abhängig sind. Wissen um Spiritualität ist also die Grundlage und im Ausdruck zeigt sich das im Handeln, durch Rituale, Beten oder einfach in der Präsenz.

10.3.2 Handlungsdimensionen und die davon abgeleitete Kompetenz

CO: Aus meiner empirischen Forschung im Rahmen der Dissertation konnte ich mit der Grounded Theory vier Dimensionen des pflegerischen Handelns herausarbeiten. Aus diesen vier Dimensionen des Handelns leite ich die Pflegekompetenz ab: es sind das regelgeleitete, das situativ beurteilende, das reflektierende und das aktiv-ethische Handeln. Regelgeleitetes Handeln ist noch keine Kompetenz, da es auf Wissen und Handeln nach Plänen, nach Vorgaben, nach Standards beruht. Wenn der Standard als Regel verwendet wird, zeigt sich hierhin allein noch keine Kompetenz. Man darf den Einsatz und die Arbeit mit Standards kritisch beleuchten. Der Standard muss differenziert betrachtet und situativ angepasst werden. Dies würde dann auch einen Standard zur Spiritualität betreffen.

Obwohl mein Buch zur Pflegekompetenz schon mehr als 20 Jahre erhältlich ist, hat es noch immer eine hohe Aktualität. Auch in Bezug auf genau diese Wahrnehmung, dass unser Arbeiten nach Pflegeplan und Pflegestandards allein noch keine Kompetenz darstellt. Kompetenz beginnt erst in der situativen Wahrnehmung, mit unseren Sinnen, mit Entscheidungen, die daraus erfolgen und in der Gesamtbeurteilung der Situation. Die Beurteilung selbst ist zwar eine kognitive Leistung, wenn ich daraus aber etwas im größeren Zusammenhang oder im tieferen Sinn erkenne, kommt dies aus der geistigen Dimension und nicht nur aus dem Verstand. Weiterführend erreichen wir die dritte Dimension des Handelns, die des Reflektierens.

Reflektion ist eine wichtige Grundlage für die Entwicklung von Kompetenz, insbesondere der Bereich der Selbstreflexion. In der Selbstreflexion von Pflegefachpersonen zeigte sich entweder die Berufszufriedenheit, indem sich Patienten beispielsweise bedankten, oder die innere Unzufriedenheit, wenn die Pflege nicht nach dem eigenem würdevollem Pflegeverständnis ausgeführt werden konnte.

Die vierte Dimension ist das aktiv-ethische Handeln. Es zeigte sich nicht als Postulat: »man soll« oder »man muss«. Sondern darin, dass Pflegefachpersonen in der konkreten Situation handeln, indem sie Werte und Werteverletzungen erkennen und aktiv für den Menschen eintreten. Somit sind sie in einem Bewusstseinsbereich, in dem die geistige Dimension erkannt wird. Pflege wird damit würdevoll, menschlich, liebend, spirituell oder, einfach ausgedrückt, ethisch (weiterführende Literatur: Olbrich, 2023a, Olbrich, 2023c, Olbrich, 2025a).

10.3.3 Selbstreflexion als Grundlage einer berufsethischen Haltung

CO: Fußend auf dem oben ausgeführten Verständnis könnte man natürlich in der Schule den Ethik-Codex lernen lassen. Die Schüler:innen lernen den dann auswendig, um in der Klausur Punkte zu machen. Das adressiert allerdings die reine Wissensebene und stellt noch keine ethische Kompetenz dar. Diese entwickelt sich erst in der konkreten Auseinandersetzung, mit der Selbstreflexion in der pflegerischen Wirklichkeit. Was heißt das für mich als Frau, Mann, Krankenschwester, Pflegefachmann? Wie definiere ich mich und meine Rolle? Grundlage ist, welches Bewusstsein und Kompetenzverständnis ich für mich habe. Wie drücke ich mich und mein (berufliches) Sinnerleben aus? Im Verständnis von Kompetenz als Ausdruck der Potenziale und daraus zur Kompetenzentwicklung kommend, stellt sich eben die Frage, wie ich mein Handeln reflektieren kann. Wie kann ich mich mit dem Handeln auseinandersetzen, wie kann ich Erfahrungen machen? Erst in dieser Reflexion kann Kompetenz gelehrt und gelernt werden und entstehen. Die Schulen müssen in der Zukunft wirklich einen totalen Paradigmenwechsel gestalten. Im Zuge der Veröffentlichung von »Kompetenzbasiertes Lehren und Lernen (2023c)« konnte ich Schulen mit generalistischer Ausbildung besuchen. Die Rückmeldung der Lehrenden war und ist, dass sie durch die Ausbildungsjahre galoppieren, um drei Ausbildungsschwerpunkten der Berufe gerecht zu werden. Hier habe ich den Eindruck, dass das Wesen der Ausbildung in der Pflege nicht verstanden wurde. Die Schüler:innen lernen und lernen, erhalten Folien und Folien und Texte und Texte und dann sind sie überfüllt und ihr Kopf ist voll mit totem Wissen. Man weiß ja schon, dass dieses beziehungslose Wissen zu 80 Prozent wieder vergessen werden wird. Wissen braucht einen Anwendungsbezug und wird so zur Kompetenz. Dies zeigt auch der Diskussionsbedarf an den Hochschulen, wenn sich Lehrende im Diskurs nur über kognitives Wissen austauschen. Die ethische Dimension in Form einer Persönlichkeitsentwicklung ist gerade auf akademischem Niveau wenig präsent. Man muss die Naturwissenschaften bedienen und das nicht messbare, nicht zählbare fällt unter den Tisch.

DKF: Hier denke ich an Liliane Juchli mit ihrem ersten Standardwerk vor über 50 Jahren zur Krankenpflege…

CO: Ja, genau, sie hat formuliert: »Ich pflege als die Person, die ich bin«. Das beinhaltet den Blick auf die gesamte Person, eben auch mit ihrer religiösen, spirituellen oder geistigen Dimension. Erst in dieser »Ganzheitlichkeit« kommt die Person zum Ausdruck und kann eine berufsethische Haltung entwickeln. Darin sehe ich die Grundlage der spirituellen Kompetenz der Pflege.

10.3.4 Kompetenzentwicklung als Persönlichkeitsentwicklung

CO: Die Bedeutung der Persönlichkeitsentwicklung würde ich für Lernende als sehr hoch einordnen. Dies nimmt Bezug auf Kreativität, Bewusstsein, mit Eigenleistung und indem die Person an sich mit einbezogen wird. Sie können somit schöpferisch lernen, Sinnfragen stellen und die so schwer beschreibbaren Phänomene integrieren und entwickeln. Hier verstehen wir die Kompetenzentwicklung als Persönlichkeitsentwicklung und somit als Entwicklung des Bewusstseins. Damit werden ästhetische Themen und Methoden nicht als reine Theorie erlebt, sondern durch und in der Anwendung reflektiert. In einer Schule konnte ich z. B. mit Erfahrungsberichten der Auszubildenden arbeiten. Das verlangt sehr viel Offenheit. Man öffnet darüber aber wertvolle Freiräume, wenn man hier nichts vorgibt. Denn Vorgaben können einengend sein und man verhindert damit Eigeninitiative und die schöpferische Kraft, die jedem Lernenden innewohnt. So kann subjektive Erfahrung zum Ausdruck kommen. Standardisiertes Lehren würde genau das verhindern. Gelingt dieser subjektive Zugang zu den Lernenden, kommt häufig viel und Unerwartetes zutage. Dies gilt es dann nicht zu bewerten, sondern diese Erfahrung des Subjektiven zur reflektieren. Hieraus entstehen Entwicklung und kein Standard, innerhalb dessen alle das Gleiche erkennen und den gleichen Prozess durchlaufen. Diese Subjektivität ist Teil der Kompetenzorientierung, z. B. vom BIBB oder in der Gesetzgebung für uns Pflegende: die Ausrichtung erfolgt am Subjektiven, der Person, nicht an den Standards (vgl. hierzu Olbrich, 2023b).

DKF: Aus meiner eigenen Ausbildungszeit »damals« an einer reinen Krankenpflegeschule ist mir manches noch sehr bewusst. Theaterspielen z. B. war da Thema, Feste gestalten für die Jahrgänge mit festen Ritualen und dennoch Gestaltungsfreiraum individuell für jede Gruppe. Wir haben es ja nach wie vor mit jungen Menschen zu tun, die sich auf den Weg in eine eigenständige Lebensführung begeben. Hier beziehen sich die Lernfelder ja nicht nur auf die Beruflichkeit als solche, sondern auf das Erwachsenwerden und eigenständige Persönlichkeitsentfaltung unabhängig vom Elternhaus. Diese Prozesse sind eng verknüpft und generieren ihre eigenen Fragen: Wer bin ich, wer bin ich in diesem Beruf und wer möchte ich damit sein? Eigenverantwortung für sich selbst übernehmen, dabei schon Verantwortung lernen und üben für anvertraute Personen. Unser Berufsfeld hat darin eine sehr große Chance, genau diese beiden Stränge: »Eigenmaterie« zu sein, ein eigenes Energiefeld zu spüren und in Beziehung zu gehen mit anderen, Patient:innen, Ausbildern und Kurskolleg:innen, in unterschiedlichen Lehr- und Lernstationen. Eben auch im Erfahren von Feedback – sind die Menschen, die ich betreue zufrieden, bin ich wirksam, sehe ich Sinn in dem was ich tue – dies wirkt unmittelbar auf die eigene Person zurück.

10.3.5 Reflexion als Grundlage der Persönlichkeitsentwicklung

CO: Ja, das braucht immer den lebendigen Austausch, ganz differenziert und höchst individuell. Da ist dann die Berührung, nicht ausschließlich im Sinne körperlicher Berührung, sondern auch auf einer geistigen Ebene, einer personalen Ebene. Berührung eben nicht nur der Materie oder des Körpers, sondern geistige Berührung oder emotionale Berührung oder wie immer man es nennen mag.

Wenn wir im Sinne der Kompetenzentwicklung qualifizieren wollen, müssen sich Aus- und Weiterbildung einem Paradigmenwechsel stellen. Im Zentrum geht es nicht um das abfragbare Wissen, sondern um die Bedeutung des Wissens, es geht um die dahinter liegende Sinnerfassung. Kompetenz kann sich hier durch die Auseinandersetzung und Reflexion entwickeln, wenn sich aus einer individuellen Erfahrung bedeutsame Fragen entwickeln, aufgrund einer lebendigen Situation und der Bedeutung für mich und den anderen.

DKF: Das heißt, die Bedeutung der praktischen Ausbildung ist im Zuge der Generalistik ja eher noch gestiegen.

CH: Unbedingt. Hier stellt sich für Praxisanleitende natürlich auch die Frage der Qualität, nicht nur der Quantität. Es zeigt sich im Feld sehr deutlich, wie fest die pädagogischen Muster verankert sind. Die Ausrichtung z. B. nach meinem Konzept der Pflegekompetenz hat noch viele Hürden zu nehmen, um Pflegekompetenz auch in ein entsprechendes Berufsverständnis hin zu entwickeln.

DKF: An dieser Stelle beschäftigt mich die Frage nach der Selbstpflegekompetenz Pflegender. Ausgehend von oben beschriebenen Grundverständnis geht es dann auch wesentlich um die Person des Pflegenden. Wie steht es da um die Beziehung oder den Zusammenhang im Kompetenzleben und der Selbstpflegekompetenz?

CO: Ja, die Selbstpflegekompetenz ist natürlich etwas Grundlegendes. Jedes Handeln nach außen ist immer von meinem Verständnis, von meinem Bewusstsein bestimmt. Wenn ich mich mit Gesundheit/Heilung bei anderen beschäftige, ist es eine Voraussetzung, dass ich mich mit meiner eigenen Gesundheit auseinandergesetzt und hierfür ein Bewusstsein entwickelt habe und in diesem Sinne mich selbst pflege. Bei einer Erfahrung im Außen, z. B. bei Trauer, kann ich mitfühlen, wenn ich selbst eine Erfahrung dazu gemacht habe, es also bei mir eine Resonanz hierzu gibt. Diese Selbsterfahrung und -reflexion ist die Voraussetzung für unser Handeln nach außen, auch wenn ich mir dessen nicht immer bewusst bin. Die Selbstreflexion hierzu ist etwas ganz Wichtiges und die Erfahrung des eigenen Erlebens ist die Voraussetzung, um bei anderen Menschen wirklich hilfreich sein zu können.

Diese Auseinandersetzung muss schon zu Beginn der Ausbildung erfolgen und sich durchgehend vertiefen. Die Methode dazu ist ein ständiges Reflektieren immer in den Bezügen von verschiedenen theoretischen Themen und den praktisch erlebten Situationen.

Ich pflege immer als die Person, die ich bin und in dem Bewusstsein, das ich selber habe. Wenn ich einer bestimmten Sache eine Bedeutung gebe, weil sie mir selbst bedeutungsvoll ist, weil mir z. B. der Glaube wichtig ist, dann habe ich eine ganz andere Sensibilität für einen anderen Menschen, dem auch der Glaube wichtig ist und kann mein Handeln entsprechend ausrichten. Wir schließen sehr oft von uns auf andere, das ist ja so eine Allgemeinaussage, aber da ist ganz viel drin, dass man immer das, was man selbst ist, auch nach außen vertritt. Hier fällt mir die Aussage ein: »Du gleichst dem Geist, den du begreifst« (aus »Faust« von Goethe). Wenn ich selbst ein spiritueller Mensch bin, kann ich auch die Spiritualität beim anderen erkennen und entsprechend kompetent handeln. Wenn ich selbst hierzu keinen Zugang habe, kann ich zwar regelgeleitet Rituale anbieten, aber es hat dann keine oder eine andere Qualität.

DKF: Es entsteht an dieser Stelle dann keine Resonanz….

CO: …genau, dann gibt es keine Resonanz. Hieran wird deutlich, dass ich nur das am anderen erkenne, was ich an mir erkennen kann. Der Begriff ist hier sehr stimmig, weil wir mit unserem Gegenüber in Beziehung stehen.

DKF: Hier hätte es für unsere generalistischen Pflegeausbildungen eine große Bedeutung, dass wir nicht nur die Wissensebene adressieren und regelgeleitetes Wissen »trichtern«, sondern viel tiefer diese Selbsterfahrung und die Selbstreflexion als elementare Grundlage unseres beruflichen Tuns mit anlegen. Aus meiner Beobachtung ist das verloren gegangen. Im Entwicklungsprozess von Kompetenzmodellen und Qualitätsgedanken kommt diese integrale und dynamische Grunddimension irgendwie nicht mehr vor.

CO: Ich würde fast sagen, sie war vielleicht noch nie da oder sie war in der anderen Form da. Unsere Pflegeentwicklung ist durch die christlich-abendländische Kultur und das Verständnis hieraus geprägt. Dieses christliche Verständnis ist dann aber allein ja auch noch nicht ausschlaggebend. In unserer Geschichte gab es daraus ja z. B. hinreichend Missionierungserfahrungen mit bekannten, auch negativen Entwicklungen.

Hier ist die Reflexion und das Selbst-Bewusstsein – im eigentlichen, wörtlichen Sinn des »sich seiner Selbst bewusst seins« – sehr wesentlich. Ken Wilber als bedeutender Bewusstseinsforscher hat dies ausführlich und treffend beschrieben. In seinem Buch »Integrale Spiritualität« sind sehr differenzierte Bewusstseinsebenen beschrieben. Eine wesentliche Aussage ist, dass ich, wenn ich mir (als Pflegeperson) meiner selbst bewusst bin, z. B. wie ein Zeuge auf das Geschehen schauen kann und dabei nicht in eine Identifikation falle. Wenn ich beispielsweise nun einen traurigen Menschen vor mir habe und ich kann auf eine eigene, traurige Erfahrung zurückgreifen, dann kann ich das aus meiner Erfahrung heraus verstehen. Je nach meinem Bewusstsein und meiner Reflexion kann ich damit entsprechend umgehen und bin dennoch nicht identifiziert. Aus dem heraus kann ich dem Menschen nahe und hilfreich sein. Wenn ich mit dem Geschehen identifiziert bin, bin ich vielleicht nicht hilfreich.

DKF: Das ist sehr interessant, weil es ja auch immer um die Frage des Mit-Leidens in unseren Feldern geht, die mir sehr häufig z. B. im Kontext der Sterbebegleitung begegnet.

CO: Ja, genau. Wenn ich mitleide, bin ich vielleicht schnell überfordert oder ausgebrannt. Deshalb ist immer der Blick auf mich selbst, meine eigene Gesunderhaltung und auf meine Selbstpflege wichtig.

DKF: Wenn ich an die Vorbereitung Ehrenamtlicher zur Hospizbegleitung denke, gibt es hier eine explizite Auseinandersetzung und Betrachtung des Themenfeldes »Nähe und Distanz«. Hier vertrete ich deutlich die Auffassung, dass der erste Schritt der Blick auf die Selbstpflege sein darf und auf mich als begleitende Person, wie ich unterwegs bin und worauf es hier für mich in diesem Kontext wichtig ist zu achten. Ich lerne und übe mich neu wahrzunehmen, bewusst zu reflektieren, wie ich denn zum anderen hingehe und was ich mit der Nähe mache, die daraus automatisch entsteht. Hier ist es nicht möglich, Distanz zu wahren, sonst würde ich mich nicht dorthin begeben, sondern wichtig, für sich einen Schutzraum zu finden und mit diesen verdichteten Erfahrungen gut umzugehen.

CO: Diese innere Distanz einnehmen zu können, meint nach Ken Wilber, nicht identifiziert sein mit dem anderen': Ich schaue von außen her als Zeuge darauf und bleibe aktiv und handlungsfähig. Hier zeigt sich auch der Unterschied zwischen Mitleid und Mitgefühl. Im ›Mit-Leid‹ schwimme ich mit und bin nicht mehr handlungsfähig oder treffe eine falsche Entscheidung. Oder ich ›fühle mit‹ in einer Differenzierung und Selbstreflexion, bleibe bei mir und bin für die betroffene Person dann hilfreich: das ist der andere und das bin ich. Dies ist eine ganz wichtige Komponente und Grundlage von Kompetenz, diese Differenz herstellen zu können. Ich kann beurteilen und mich in diesem Beurteilen verwickeln und verhaftet bleiben. Ich kann aber auch beurteilen und einen inneren Abstand nehmen, wertfrei draufschauen. Dies bedeutet, die Bewertung wegzulassen oder hinten anzustellen. Dies gilt natürlich grundsätzlich für uns Menschen, nicht nur im Beruf. Beurteilen ist letztlich eine Grundlage im gesamten Leben. Wenn wir Menschen beurteilen, z. B. ist der andere mir jetzt gut oder nicht gut gesinnt, dann ist das grundsätzlich erstmal lebensdienlich. Es bekommt eine andere Qualität, wenn ich diese Beurteilung oder Einschätzung zurückstellen, mich distanzieren und so aus der Nichtbewertung heraus handeln kann.

DKF: Kann es sein, dass auch dieser Aspekt der Wahrnehmung(-sschulung) von meiner Rolle als »Selbst« in einer professionellen pflegerischen Beziehung in unseren Aus- und Weiterbildungen eigentlich zu kurz kommt?

CO: Ja, auf jeden Fall. Natürlich ist das wiederum sehr unterschiedlich. Aber wenn eine Ausbildung oder Hochschulbildung den Schwerpunkt auf kognitives Wissen und nur Theorien legt, so kommen die Lernenden in ihrer Persönlichkeitsentfaltung zu kurz. Der Pflegeberuf beruht eben nicht nur auf abstraktem Handeln, sondern ist immer durch die Persönlichkeit getragen.

DKF: ...Der Umgang mit dieser Nähe und der Distanz als einem Schutzraum. Wie lernen wir mit diesen Erfahrungen, die uns entgegenkommen, die wir ja in irgendeiner Form als Person aufnehmen und bewerten, nämlich als beachtenswert oder eben nicht, in einer professionellen Beziehungsarbeit gut umgehen.

10.4 Der gute Umgang mit der Nähe

CO: Das ist sehr wichtig und wenn es gelingt, führt es zur Kompetenz. Dies betrifft dann unmittelbar die Anwendung, die Bezüge und den nötigen Austausch. Was bedeutet das und wie erlebe ich diese Situation im Sinne der Selbstreflexion und des sich Selbst-Bewusstseins? Hier ist der Begriff nicht im Sinn des Egos oder wer ich jetzt bin, gemeint, sondern ›ich bin mir meiner selbst bewusst‹, ich bin mir meiner Gefühle, Grenzen, der Nähe und meines Bedürfnisses bewusst. Dafür braucht es Raum in der Aus- und Weiterbildung, um die nötigen Reflexionsfähigkeiten zu entwickeln.

Voraussetzung der Entwicklung ist

die Reflexion in allen Bezügen. Nicht das Wissen ist entscheidend, sondern die Erfahrung. Entwicklung des Bewusstseins und Entwicklung der Person, welche den Bezug zur konkreten Situation herstellt. Das ermöglicht Erkenntnis und Erfahrungen als Grundlage einer persönlichen Entwicklung und damit zur spirituellen Kompetenz.

Dies betrifft auch neu entwickelte Fortbildungsformate, wie z. B. die 10 Module von SpECi[33] innerhalb der 40 Unterrichtseinheiten. Diese empfinde ich für die Komplexität des Themenfeldes als sehr wenig. Hier gilt es zu prüfen, welches Format sinnvoll ist: geht es um reine Wissensvermittlung oder stellt dieses Curriculum Reflexionsräume zur Verfügung. Das wäre ein wesentlicher Unterschied. Theoretische Inhalte müssten z. B. Voraussetzung sein. Hier gilt es auch eine andere – dialogisch, reflektierende Pädagogik in der Erwachsenenbildung zu entwickeln. In der zur Verfügung stehenden Zeit kann dann Bezug auf das subjektive Erleben der Lernenden genommen werden und das Wissen wird mit der Erfahrung verinnerlicht. Ich meine nur so kann spirituelle Kompetenz entwickelt werden.

Wir definieren ja Pflege als Handeln in komplexen, nicht vorhersehbaren, sich rasch verändernden Situationen. Da ist Handeln in diesem einmaligen Rahmen, welcher immer in Bezügen steht, höchst individuell und veränderlich. Das Wissen ist eine unabdingbare Grundlage für diese transformatorische Leistung. Dafür müsste in der Ausbildung selbstgesteuertes Lernen vermittelt werden. In der Weiterbildung müsste man das als Voraussetzung nehmen und immer abgleichen, welcher Raum für Reflexion und welcher Raum für Wissensvermittlung vorgesehen sind. Die reine Wissensvermittlung dürfte höchsten 10 Prozent einnehmen, komprimiert als grundlegender Input aufbereitet sein oder vorbereitet mitgebracht werden. Nach einer kurzen Wiederholung für eine gemeinsame Ausgangslage gilt es im Schwerpunkt dann in den Austausch der Bedeutung und Reflexion zu kommen. Dies führt dann weiter zur Kompetenzentwicklung.

DKF: Meine Erfahrung aus der Lehre im Kontext der Weiterbildung Palliative Care ist hier auch sehr eindeutig. In den Feed-back-Runden geht es häufig in der Rückschau um den Zugewinn, nicht nur an Fachwissen, sondern insbesondere um das erfahrungsorientierte Lernen und den Auseinandersetzungsprozess. Das bleibt wesentlich haften und die Selbstwahrnehmung führt zur Kompetenzentwicklung. Im Palliative-Care-Kontext in intensiver Auseinandersetzung mit den Aspekten von Endlichkeit, Trostbedürfnissen und existenziellen Fragen.

CO: Hier ist ganz wichtig, dass wir spirituelle Themen nicht als einen Anteil sehen, der z. B. in einer Weiterbildung an einem Tag oder in einem Modul »gelehrt« wird. Wenn wir diese spirituelle Dimension ernst nehmen und als übergeordnet, grundlegend verstehen, dann muss das vom ersten Tag überall in den Themen verortet sein. Dann stellt sich nicht die Frage, was machen wir mit der definierten Zeit. Wenn wir es

33 Informationen zum Projekt und Curriculum »Spiritual und Existential Care interprofessionell« unter: www.speci-deutschland.de

im Gesamtkontext der Entwicklung ernst nehmen, dann braucht das Thema der Spiritualität vom ersten Augenblick an Raum – in Form der Reflexion, der Kommunikation, der Auseinandersetzung, im Erfahrungslernen und wird dadurch grundsätzlich. Wenn Spiritualität als ein extra Thema unterrichtet wird, dann bleibt es was Besonderes, dann können Auszubildende geneigt sein zu sagen: »Jetzt müssen wir nicht nur Dekubitus lernen, sondern uns auch noch mit Spiritualität beschäftigen«. Für Zusätzliches haben wir keine Zeit. Es muss so verinnerlicht sein, dass es zum Wesen des Menschen gehört, dass es zu meinem Wesen gehört und zum Wesen von Pflege.

DKF: … als eine permanente Grundlage.

CO: Genau. Das Thema der Spiritualität ist somit keine vierte Säule und keine Lücke. Bei der parlamentarischen Abendveranstaltung zum Projekt SpECi wurde immer von einer Lücke, von einem blinden oder weißen Fleck gesprochen (vgl. hierzu YouTube-Kanal der Diakonie Deutschland[34]). Wie bereits ausgeführt verstehe ich die Spiritualität als Grundlegendes und wir können dies auch anthropologisch einordnen: Wer sind wir als Menschen? Das muss dann auch primär gar nichts mit Religion zu tun haben. Wie sind wir als bewusstes Wesen in der Entwicklung und was heißt das? Bei jedem Waschen des Patienten, bei jeder Spritze, muss das immer als grundlegendes Verständnis mit verinnerlicht – immanent sein. Dies beinhaltet einen großen Paradigmenwechsel in der Pflege. Aber ich meine, die Pflege der Zukunft muss eine spirituelle Pflege sein oder sie versinkt in die Materie und Körper.

DKF: Da liegt viel Arbeit vor uns. Aus meiner Beobachtung und im Prozess in diesem Themenfeld würde ich dies als wesentlichen Anker deuten, dass wir dies wieder zu Bedeutung und Erinnerung für unseren Berufsstand bringen. Aber ich beobachte auch, dass wir als Pflegende in Bezug auf diese existenziellen Erfahrungen wenig sprachfähig sind und dieses Phänomen in der Lehre nicht angelegt ist. So haben wir viel Mühe, diesen Wesenskern unseres Berufes deutlich zu machen. Auch deswegen ist das Berufsbild so verrichtungsorientiert entwickelt worden. In diesen den alltäglichen Aufgaben haben wir in ihnen die Bedeutung verloren und sprechen z. B. der Körperpflege nur eine geringe Bedeutung zu.

CO: Ja, genau. Das ist wirklich ein anderes Denken und das darf sich hier verändern, als Prozess, das ist nicht herstellbar. Entwicklung ist ein Geschehen, welches Raum und Impulse benötigt. Diese Bewusstseinsentwicklung braucht vielfältige Unterstützung.

DKF: Also auch im Sinne von guter Führung, also in Organisationskultur…

CO: Auf allen Ebenen. Da könnte die Pflege der Medizin haushoch überlegen werden. Pflege ist Heilkunde, hierzu habe ich einen Artikel geschrieben und das nehme ich auch in meinem neuen Buch in den Blick. Pflege macht wirklich Heilkunde, weil sie den Menschen mit allen Bezügen im Blick hat, sie sieht den Menschen ganzheitlich. Medizin konzentriert sich auf Krankheit, Krankheitsdiagnostik und leitet

34 https://speci-deutschland.de/spiritual-care-geht-uns-alle-an-spiritualitaet-in-der-gesundheitlichen-versorgung/

davon die Therapie ab. Jeder Therapeut hat seinen spezifischen Blick und ist damit eindimensional. Pflege umfasst den Menschen in seiner Gesamtheit und das ist Heilkunde (weiterführende Literatur zur Pflege als Heilkunde: Olbrich, 2025a und 2025b).

10.5 Kommunikation ist von zentraler Bedeutung – die Idiolektik als Konzept

CO: Auf das Konzept der Idiolektik möchte ich im Folgenden noch etwas eingehen. Es geht im Kern um den Umgang und Kommunikation in der Eigensprache des anderen. Dies ist in erster Linie eine Haltung und kann dennoch als Methode geübt werden. In der Anwendung geht es dann darum, die eigenen Gedanken hintenanzustellen. Man nimmt alles entgegen, man akzeptiert den anderen und stellt sich ganz auf ihn ein. Die Idiolektik arbeitet radikal anders als die bekannten Kommunikationskonzepte. Man muss dem anderen in einer großen Offenheit, Zieloffenheit und Wertfreiheit begegnen. Dies ermöglichten die Wahrnehmung und das Erkennen von Schlüsselwörtern. Diese werden mit offenen, kurzen und einfachen Fragen aufgegriffen. Eigentlich einfach und dennoch unheimlich schwer. Diese Art der Kommunikation ermöglicht Resonanz zwischen den Gesprächspartnern. Die Gedanken der erzählenden Person fließen aus dem Inneren, aus der Intuition und nicht durch anstrengende, verstandesmäßige Überlegungen. Dann passiert es sehr rasch, dass Menschen plötzlich ein Aha-Erlebnis haben und ihre eigenen Antworten finden. Im Bereich der spirituellen Themen könnte sich für Betroffene über ihre Eigensprache ihr Sinn erschließen. Durch die wertfreie Haltung in einem idiolektischen Gespräch entsteht Sicherheit und die ist wiederum Grundlage für Beziehung. Damit ist es der Person möglich, sich zu öffnen und Wesentliches für sich zu erkennen.

DKF: Hier hätte ich mir eine offensive Haltung des DNQP gewünscht, um den Anschluss an den Expertenstandard Beziehungsgestaltung auch in die Richtung der spirituellen und existenziellen Aspekte des Konzeptes nach Kitwood auszubreiten, die Ausarbeitung des bisherigen Standards dazu ist an diesen Stellen sehr lückenhaft. Die Schwerpunktsetzung auf der Beziehungsgestaltung nimmt die Rolle oder Person der Pflegenden in einer besonderen Weise auf und bezieht sie ein. Hier kann in der Begegnung das Identitätserleben gestärkt werden, Beschäftigung wird wesentlich, für Betroffene Einbezug und Bindung erlebbar machen. Als fünften Aspekt geht es für mich um die Ausgestaltung von Trost und des Tröstens. Hier tauchen dann existenzielle Sinnfragen auf und wollen adressiert werden. Somit sind wir in Kommunikation und Beziehung, dürfen das auch für uns als Pflegende ausbuchstabieren und als unsere

Aufgabe sehen. Für die konkrete Umsetzung haben wir hier dennoch eine Leerstelle, die noch nicht bedient ist und ein neuer Expertenstandard spirituelle Kompetenz könnte sich hier als relevant erweisen. Er könnte helfen, Fragen und Zugänge für unsere Berufsgruppe eindeutiger zu beantworten und auch hier sprachfähiger werden können, eben im Sinne von »Zuständigkeit«.

CO: In meinem Buch »Pflegekompetenz« habe ich im Kapitel zur Idiolektik (Kapitel 11) bereits einige Gesprächsbeispiele aufgeführt. Mit den Studierenden in Mainz konnte ich in einigen Semestern hierzu lehren und einüben, wie solch ein Gespräch dann wirklich aussehen kann. Daraufhin haben mir viele Studierende Beispiele aus ihrer praktischen Anwendung geschickt. Es ist also sehr gut in der Praxis anwendbar, es wurde ausprobiert und ich habe beeindruckende Erfahrungen mitgeteilt bekommen. Diese Kommunikation ist dann verbal berührend, nonverbal geschieht dies darüber hinaus auf allen Ebenen, körperlich, psychisch, emotional und geistig wahrnehmbar. Über die Ausdrucksfähigkeit durch Kommunikation ist dies eben im Sinne einer Bewusstseins- oder Persönlichkeitsbildung entwickelbar. In der Hospizarbeit erfahren wir oft, dass Menschen sich durch Metaphern ausdrücken. Gelingt es der Pflegefachperson dieses zu erkennen und idiolektisch aufzugreifen, so führt das in eine geistige Dimension und kann als spirituelle Kompetenz bezeichnet werden.

Zur Verdeutlichung ein Auszug aus meinem neuen Buch:

»Viel Leid und Schmerzen könnten mit mehr Achtsamkeit und Mut vermieden werden. Manchmal auch ganz einfach mit mehr Wissen und Können. Dazu ein Situationsbeispiel, das mir ein Krankenpfleger nach meinem Unterricht zur Idiolektik aufgeschrieben hatte:

›Ich ging routinemäßig zum Patienten, um den Urinbeutel zu leeren. Unvermittelt sagte der Patient: ›Im Himmel ist es schöner'. Ich blieb am Bett stehen und fragte: ›Wie sieht es denn im Himmel aus?‹ Er antwortete: ›Da hat man keine Schmerzen.‹ Der Patient war 6 Wochen bei uns auf der Station und konnte, warum auch immer, seine starken Schmerzen nicht zum Ausdruck bringen, oder er wurde nie danach gefragt. Wir leiteten eine Schmerztherapie ein und dem Patienten ging es wieder besser. Dank der Idiolektik, denn früher hätte ich nicht gewusst, was ich auf so eine Aussage hätte antworten können und wäre weiter gegangen.‹

Wer in idiolektischer Gesprächsführung geschult ist, erkennt eine Metapher im Gespräch.«
(Olbrich, 2025a, S. 160)

DKF: In den Vorbereitungen zu den Gesprächen und dem Expertenpanel ist mir viel Literatur begegnet. Grundlegende Texte aus der Pflegewissenschaft, z.B. von Hanna Mayer aus 2009. Auch habe ich viel zu Liliane Juchli recherchiert, die ja mit ihrem Lehrbuch Generationen von Pflegenden geprägt hat. Cicely Saunders in ihrer Biographie und persönlichen, spirituellen Suche, die als Begründerin der modernen Hospizbewegung für mein Berufsfeld auch noch heute bedeutende Schriften hinterlassen hat. Hierbei wurde mir deutlich, dass es nicht die Spiritualität in der Pflege heißen darf, sondern eigentlich die Spiritualität der Pflege ist. Würden Sie dies jetzt auch nach unserem intensiven Austausch so unterstützen?

CO: Ja, genau, das ist das, was ich deutlich machen wollte. Ich habe 2006 über Spiritualität in der Bedeutung für die Pflege geschrieben. Das trifft es noch nicht so ganz. Es ist Spiritualität der Pflege. Das vermittelt dann dieses gesamte, grundlegende Verständnis. Dafür habe ich jetzt sehr gern mit Ihnen gesprochen und auch für mich wieder etwas gelernt. Wenn ich etwas weitergebe, bekomme ich auch immer wieder etwas dafür.

DKF: So ist das Wesen der Resonanz…Ich habe das Gefühl, in der Pflegewissenschaft bahnt sich ein Generationenwechsel an. Hier gilt es noch einmal wichtige Anker aus der Entwicklung der Profession Pflege für die nächsten Generationen, die jetzt aus der Generalistik erwachsen, zu setzen und das Thema der Kompetenzentwicklung und Professionalität in unserem Pflegeberuf aktuell zu buchstabieren. Hier entstehen neue Fragen. Das ist weiterhin wichtig, denn nur weil es Fragen gibt, geht es weiter.

CO: Fragen zu stellen ist das Wesentliche für Entwicklung. Ich danke Ihnen für den guten Austausch.

DKF: Genau, ich danke Ihnen herzlich, alles Gute für Sie natürlich persönlich und viel positive Resonanz auf das neue Buch!

10.6 Literatur

Büssing, A.; Giebel, A.; Roser, T. (Hrsg.)(2023). *Spiritual Care & Existential Care interprofessionell. Handbuch spiritueller und existentieller Begleitung in der Gesundheitsversorgung.* Springer: Berlin.

Olbrich, C. (2006). Spiritualität in der Bedeutung für die Pflege. In: *Pflege & Gesellschaft, H. 1,* S. 31–41.

Olbrich, C. (2023a). *Pflegekompetenz.* 4. Aufl. Hogrefe: Bern.

Olbrich, C. (2023b). *Kompetenzbasiertes Lehren und Lernen.* Elsevier: München.

Olbrich, C. (2023c). Pflegekompetenz aktuell. In: *Padua 18*(2): 76–78.

Olbrich, C. (2025a). *Als wir nur tüchtige Mädchen waren. Wie wir die Seele der Pflege verstehen.* Wermeling, Münster.

Olbrich, C. (2025b). Neue Positionierung der Pflege durch Kompetenz und Heilkunde. In: Goller, E., Schaller, C. (Hrsg.). *Berufsfeldentwicklung. Gesundheitsversorgung sichern, Profession gestalten* (S. 165–180). Kohlhammer: Stuttgart.

Warnke, U. (2024). *Quantenphilosophie und Spiritualität. Wie unser Wille Gesundheit und Wohlbefinden steuert.* Goldmann: München, 4. Auflage.

Wilber, K. (2017). *Integrale Spiritualität.* Kösel: München, 5. Auflage.

Wilczek, F. (2021). *Fundamentals. Die zehn Prinzipien der modernen Physik.* C. H. Beck: München.

11 Sollte es einen Expertenstandard Spiritualität der Pflege geben? Ein Interview mit Heiner Friesacher am 08.05.2024

Heiner Friesacher, Daniela Kiefer-Fischer & Hermann Brandenburg

11.1 Einleitung

Dieses Expertengespräch mit Heiner Friesacher (HF) zum Statement des Deutsches Netzwerkes für Qualitätsentwicklung in der Pflege (DNQP) im Hinblick auf einen *Expertenstandard Spiritualität der Pflege* fand am 08.05.2024 statt – nach erfolgter Antragsstellung an den Lenkungsausschuss des DNQP im Februar 2024. Das Gespräch führte Daniela Kiefer-Fischer (DKF), MAS, M.sc. als Mitglied der Expert:innengruppe zur Erstellung der Expertise für den Lenkungsausschuss des DNQP.[35] Eröffnung und Abschluss dieses Gesprächs fanden gemeinsam mit Prof. Dr. Hermann Brandenburg (HB) statt.

11.2 Eröffnung

Einführung

HB: Sehr geehrter Herr Kollege Friesacher, wir haben Sie ja quasi überfallen mit dem Wunsch zu diesem Gespräch und freuen uns sehr, dass Sie zugesagt haben.

HF: Ich habe die beiden Texte, die Expertise zu einem *Expertenstandard Spiritualität der Pflege* sowie den Respons des DNQP, im Vorfeld gelesen. Ich war etwas überrascht, wie das DNQP geantwortet hat. Darüber können wir sicherlich noch reden. Ich finde, das zeugt von sehr viel Unkenntnis und Oberflächigkeit und einer Haltung, ja, die ich dem DNQP immer schon ein bisschen vorgeworfen habe. Das, was technokratisch geht, was quantifizierend erfassbar ist, das ist das, was dort bearbeitet wird. Ich habe den verantwortlichen Personen beim DNQP aufgrund unserer langen Verbundenheit auch schon einmal vorgeschlagen, andere Schwerpunkte zu setzen, aber das ist total schwierig, finde ich.

HB: Ja, ich weiß, hier war Ihr erstes Statement von Ihnen, Herr Kollege Friesacher, natürlich schon Gold wert. Ich sehe das genauso. Ich habe auch den Eindruck, dass das DNQP sehr stark klinisch unterwegs ist. Das kann ich zwar verstehen, aber Spiritualität der Pflege ist doch ein The-

35 Das Gespräch wird in voller Länge wiedergegeben. Denn auch zwischen den Zeilen wird die Position des Interviewten deutlich. Es wurden nur einige sprachliche Ungenauigkeiten bearbeitet.

ma, wo man die Pflege in Deutschland noch einmal ganz anders aufstellen könnte. Daher wurde im Antragsprozess bewusst dieser andere Schwerpunkt gesetzt. Parallel sind hierzu ja andere Disziplinen – z. B. die Medizin und die Theologie – mittlerweile sehr, sehr prominent unterwegs. Das muss man zur Kenntnis nehmen. Ich sehe das genauso wie Sie, dass da noch Diskussionsbedarf besteht, sagen wir es mal so.

HF: Ja, es wäre eine große Chance, dazu einfach mal ein Statement zu setzen und zu zeigen: pflegerische Expertise bedeutet auch etwas anderes als »nur« technologische Verfügbarkeit über irgendeinen Gegenstandsbereich.

HB: Ich danke Ihnen sehr, dass Sie dabei sind und kann mir auch gut vorstellen, Sie bei weiteren Konferenzen und Gesprächen mit einzubeziehen. Es muss einfach Farbe bekannt und die Chance ergriffen werden. Sonst werden es andere tun. Vielen Dank, dass Sie dabei sind!

DKF: Auch ich möchte mich ganz herzlich dem Dank anschließen, dass Sie sich für dieses Expertengespräch zur Verfügung stellen. Ich freue mich sehr, dass Sie sich Zeit dafür nehmen. Wir haben in diesem Prozess der Expertise-Erstellung für das DNQP schon gemerkt, dass die deutschsprachige Pflegewissenschaft zwar in Einzelteilen sehr stark positioniert ist, aber nicht unter der Überschrift der ganzheitlichen Dimension und unter Einbezug des Themas der Spiritualität in unserem Berufsfeld. Diese wird explizit so kaum benannt. Die existenziellen Themen schwimmen zwar immer unterschwellig mit, aber sie werden nicht so klar herausgearbeitet. Ich selbst hatte die Chance, mich bei der Erstellung meiner Masterarbeit im Studium Pflegewissenschaft und Community Health Nursing in Vallendar eingehender mit Ihrer Dissertation, Herr Friesacher (2008), zu beschäftigen. Zum einen in der theoretischen Begründung, aber auch mit dem Fokus der Diskussion und des Ausblickes für die Bedeutung der Berührungsarbeit in der Pflege. Daher war es mir ein Herzensanliegen, Sie für dieses Buchprojekt mit Ihrer Expertise im Rahmen dieses Gespräches mit ins Boot zu holen.

11.3 Vom Kern der Pflege

DKF: Für den Gesprächseinstieg möchten wir Sie bitten, einmal kurz zu fokussieren, was für Sie der Kern der Pflege ist. Das ist ja eine spannende Frage in der Theoriebildung und Beschreibung von Pflege. Was ist das Wesentliche der Pflege?

HF: Dies ist ein häufig angefragtes Thema bei mir für Vorträge und Publikationen. Und daran merkt man ja, dass es trotz jahrelanger Debatten um Pflegetheorie, Pflegemodelle, Konzepte nicht wirklich klar ist, was eigentlich den Kern von Pflege ausmacht. Ja gut, man kann da durchaus unterschiedlich herangehen – und das zeigen ja auch die jeweiligen pflegetheoretischen Zugänge. Obwohl wir seit 20 Jahren kaum noch theoretisch diskutieren in der Pflegewissenschaft.

Wir machen Versorgungsforschung, Evidence Based Nursing, alles sehr theorielos. Für mich ist – ganz banal gesprochen – Pflege im Kern natürlich eine Situation, in der es um Hilfe-Handeln geht. Ich finde diesen Begriff immer noch ganz passend. Frau Höhmann (2006) hat ihn in einem schönen Artikel verwendet. Es sind Hilfesituationen, sonst würden wir ja beruflich in der Regel gar nicht angefragt werden. Also: man geht ja nicht einfach mit dem Köfferchen ins Krankenhaus und sagt, ich würde mich gerne hier behandeln lassen. Oder man kommt ins Pflegeheim und sagt, hier ziehe ich jetzt ›mal ein. Es sind Situationen, die mit Einschränkungen der individuellen Handlungsautonomie verbunden sind, aufgrund von Krankheit oder Behinderung. Sei es erworben, angeboren – eine Krisensituation jeglicher Art. Das kann auch einfach das hohe Alter sein oder eben palliative Situationen. Und immer dann, wenn wir in solchen Situationen sind, greift hier ein spezifischer pflegerischer Zugang. Diese Aufmerksamkeit im Zugang zum anderen, das zeichnet Pflege aus. Wie stelle ich überhaupt einen Zugang her? Über welche Ebenen? Und das ist für mich immer ein leiblicher, ein mehrdimensionaler Zugang, eine personale *Synästhesie*, so hat Wettreck es in seiner Arbeit genannt (Wettreck, 2020, S.113). Daran zeigt sich, dass dies eine Besonderheit darstellt, in einer Situation, in der es um Verletzlichkeit, um Bedürftigkeit geht. Wo Hilfe in mehr oder weniger großer Bandbreite in Anspruch genommen wird. In einem Arbeitsbündnis, wenn ich jetzt mal den Professionsbegriff von Oevermann (2005) verwende. Ein Arbeitsbündnis ist für mich immer geprägt von der Care-Praxis im weitesten Sinne, so wie Conradi (2001) es formuliert und Care beschrieben hat, als Philosophin und gelernte Pflegerin. Ja, Care auch als gelebte Praxis, aber mit einer Dynamik von Nähe und Distanz, im Erleben von Machtasymmetrie. Ich glaube, das Pflegerische ist vor allem auch gekennzeichnet durch diese besondere Art des Involviert-Seins, des auch auf der existenziellen Ebene Involviert-Seins. Denn diese Einschränkung aufgrund der mangelnden Autonomie im Bereich der Lebensaktivität verlangt ja, dass wir uns in gewisser Weise identifizieren mit dem anderen und mit ihm oder ihr eine Ebene finden. Ohne Identifikation mit dem anderen kann keine Hilfeleistung funktionieren. Das wäre für mich ansonsten ein Schritt zur Entfremdung vom anderen, hin zur dessen Verobjektivierung. Adorno (1970) hat das einmal ganz scharf ausgedrückt, als er gefragt wurde, wie er es sich erklärt, warum Auschwitz überhaupt möglich wurde. Er sagte damals: »Es lag in der mangelnden Identifikation mit dem anderen.« Das ist der erste Schritt zur Entfremdung, dazu, den anderen nicht mehr als Subjekt wahrzunehmen. Alles das – sich involvieren lassen, sich identifizieren – zeichnet für mich das Pflegerische, den Kern von Pflege in diesen besonderen Situationen aus. Das verlangt eine ethische Haltung, eine Haltung der Achtsamkeit, der Advocacy, der Anerkennung des anderen. Hier verweise ich auf Honneth (1994). Zusammengefasst geht es also um dieses Arbeitsbündnis in Hilfesituationen, die im Gesundheitsbereich ganz besondere Lebenslagen sind. Es geht um Unterstützung von Lebensaktivitäten. Und da gehört das Existenzielle natürlich mit hinzu. Man könnte hier auch Krohwinkel (2013) heranziehen, die von ihr genannten *Existenziellen Erfahrungen des Lebens.* Oder die Arbeiten von Käppeli (1997) und anderen. Leider dort ist dies, das Existenzielle, immer nur punktuell zu finden.

DKF: Ja, das war tatsächlich auch eine Erfahrung, die ich in der Vorbereitung des Expert:innenhearings und der Erstellung unserer Expertise gemacht habe. Es war sehr komplex und schwierig, dies in dieser Expertise zusammenzufassen und für das DNQP anschlussfähig aufzubereiten. Leider ist es an dieser Stelle nicht auf das richtige Gehör gestoßen. Uns hat auch die Frage beschäftigt, welche Sprache wir denn tatsächlich finden können, um dieses Gehör zu verschaffen. Es ist jetzt die Chance der Pflege, dieses Thema noch einmal aufzugreifen und hierzu Position zu beziehen. Wenn sie dann nicht genutzt wird, dann haben wir aber trotzdem unseren Beitrag versucht. Würden Sie sagen, die Aspekte, die Sie eben komprimiert haben, sind auch der Kern der Professionalität unseres Berufes?

11.4 Zentrale Inhalte des Professionsbegriffs in der Pflege

HF: Ja, den Professionsbegriff würde ich tatsächlich etwas anders fassen. Dieser hat ganz viele Aspekte. Für mich ist Professionalität etwas, das sich mit den Kernaufgaben weitgehend erklären lässt. Also nicht über Merkmale, die von außen zugeschrieben werden. Darüber sind wir – glaube ich –hinweg, über diese Zuschreibung von Autonomie, langes Studium, Zentralwertbezug. Ja, diesen Weg kann man so beschreiben. Dann bleibt die Medizin, die Juristerei und die Theologie als klassische Professionen übrig und schließen alle anderen aus. Ich glaube, darüber sind wir seit vielen Jahren hinweg. Professionalität hat was mit Könnenschaft zu tun. Da bin ich nah bei Benner (2000) oder auch Olbrich (2023) und anderen wie beispielsweise Neuweg (2020), der berufspädagogisch qualifiziert, aber ganz viel zu implizitem Wissen und Könnerschaft geforscht hat. Nein, es geht für mich bei Professionalität erst einmal um eine Identität, die man entwickeln muss. Um Berufsidentität: zum einen kollektiv als Berufsgruppe; zum anderen um die Auffassung jedes und jeder Einzelnen. Dies ist für mich wichtig, wenn ich mich als professionell Pflegende:r verstehe. Da kann man interaktionsorientiert ansetzen – den symbolischen Interaktionismus nach Mead (1975) finde ich hier sehr passend. Professionell zu sein hat natürlich auch etwas mit systematischem Arbeiten im Pflegeprozess zu tun – wobei ich immer sehr kritisch bin, wenn man ihn so sehr technokratisch abarbeitet. Im weitesten Sinne geht es ja darum, zu Beginn zu klären, um welchen Fall es sich handelt. Wie deute ich ein Phänomen? Welche Schlussfolgerungen und Bewertungen muss ich daraus ableiten? Was wird konkret gemacht? Es geht immer um eine Art Diagnosestellung. Da muss jetzt nicht NANDA (North American Nursing

Diagnosis Association International, siehe: https://nanda.org/) oder ähnliches herangezogen werden, das sehe ich eher kritisch. Ein an Abbott (1988) orientiertes Professionsverständnis spielt sicherlich auch eine Rolle, wenngleich dies wieder sehr nah am medizinischen Denken ist. Aber dies ist ja auch Teil unserer Professionalität. All das, was man von Oevermann (2005) lernen kann zum Stichwort Arbeitsbündnis (doppelte Handlungslogik, stellvertretende Krisenintervention, gemeinsame Situationsdeutung etc.), stellt die Basis dar, um zu sagen: »Lieber Klient, liebe Patientin, lieber Bewohner oder Gast, jetzt haben wir eine gemeinsame Ebene und von dort aus schauen wir, wie wir unser Angebot gestalten können. Was brauchst du von uns? Welche Prioritäten setzt du? – das alles ist für mich Professionalität. Denn Profession ist nicht nur an akademische Qualifikationen gebunden. Sondern auch an Können. Denn jeder, der eine Könnerschaft hat, ist professionell. Dass man dazu auch die Begründung braucht, die wissenschaftlich herleitbar ist, ist okay, aber ich möchte nicht Kolleg:innen ausschließen, die nicht studiert haben und ihnen sagen: »Ihr seid keine Profis, Eure Arbeit ist nicht professionell«.

DKF: Ich glaube tatsächlich, dass dies auch in den klinischen Feldern noch immer ein Spannungsfeld zwischen den »Studierten« und denen der langjährigen Praxis ist. Mir fällt dazu Ihr Exkurs in Ihrer Dissertation (Friesacher, 2008) ein, den ich sehr oft heranziehe. Es ist das Beispiel des Umgangs mit einem Absaugschlauch. Sie haben dies sehr praktisch und nachvollziehbar in einem Kapitel dargelegt, wie eine Pflegekraft die praktische Tätigkeit des sorgsamen Absaugens erspürend erlernen kann. Dies ist weniger lehrbares Wissen, denn vielmehr eine praktische Könnerschaft. Hier Expertin/Experte werden erfordert Geschick. Dies lässt sich auch wissenschaftlich begründen und auch belegbar einordnen. Und ich denke, die ist qualitativ wesentlich für unseren Berufsstand.

11.5 Aufgabe der Pflegewissenschaft und die existenzielle Dimension

HF: Ja, ich glaube die Pflegewissenschaft muss dieses praktische Professionswissen versprachlichen, in eine Übersetzung bringen, auch für andere Professionen. Wohl wissend, dass es nicht in Gänze erschließbar ist, sprachlich nicht alles erschließbar ist.

DKF: Als ich mich mit dem Thema meiner Masterarbeit, der Berührung, beschäftigt habe, 2018/19, ist mir immer wieder in Artikeln das Thema *vernachlässigte Körperpflege* (u. a. Friesacher, 2015) begegnet, der ich als Pflegekraft ein bisschen hinterher trauere. Ich denke, hier haben wir in der Pflege mit der Abgabe der Körperpflege an weniger qualifizierte Gruppen einen wesentlichen Teil unserer Kernaufgaben aufgegeben. (***HF:*** Ja!) Darauf würde ich gerne später vielleicht nochmal eingehen wollen. Wo würden Sie in diesem Punkt die *spirituelle/existenzielle Dimension einordnen und wo hat Pflege hier Zugang?*

HF: Also ich glaube, ich nenne es lieber existenzielle Dimension, das ist für mich immer der treffendere Begriff. Da ist für mich alles jenes enthalten, was auch die Herausforderungen spiritueller Art beinhaltet. Auch, wenn man im weitesten Sinne religiöse Aspekte berücksichtigt, auch Sinnfragen, Wertfragen, all das. Und ja, ich glaube, das ist Teil jedes Pflegesettings. Ich würde das nie reduzieren, also schon gar nicht sagen, das kommt hauptsächlich nur in der Palliative Care vor und da braucht man das vielleicht. Ganz im Gegenteil! Ich habe in vielen Bereichen gearbeitet, ich habe lange häusliche Pflege in allen möglichen Pflegesituationen durchgeführt. Ich habe Intensivpflege gemacht, ich habe mit schwer dementen Menschen gearbeitet und unterrichte in Palliativ-Kursen immer Ethik und Recht. Also ja, ich kenne diese verschiedenen Settings und ich wüsste gar nicht, wo *nicht* Existenzielles oder Spirituelles eine Rolle spielt. Cicely Saunders hat es damals für Palliative Care formuliert, gut, aber ich habe das immer übertragen können (hierzu exemplarisch in Weiß, 1999). Ich habe es auch nie auf Schmerz, Total Pain reduziert, sondern immer als »total symptom« gesehen. Es betrifft Atemnot genauso wie jedes andere Symptom. Jedes andere Phänomen ist auch immer körperlich, psychisch, sozial, spirituell durchtränkt oder mit existenziellen Fragen verwoben. Deswegen würde ich das nie trennen wollen. Das ist Basis, und das ist auch die Basis eines professionellen Zugangs, dies sich immer sehr bewusst zu machen, dass die Menschen, die wir betreuen, sich an der Abbruchkante des Lebens befinden. Das hat Wettreck, finde ich, in seiner Arbeit so schön beschrieben. Rainer Wettreck ist ja kein Pflegewissenschaftler, aber er hat als Theologe und Psychologe – finde ich – einen wunderbaren Blick auf das, was das Pflegerische ausmacht. Da habe ich viel im Austausch von ihm gelernt, da haben wir gut voneinander gelernt. Ich würde also noch einmal unterstreichen: Das Existenzielle, das gehört in jeder Pflegesituation hinzu. Das ist nicht trennbar. Ich mag den Begriff der Ganzheitlichkeit nicht so gern, der ja gerne benutzt wird. Diese Vierdimensionalität, bio-psycho-sozial-spirituell, das meint eigentlich Ganzheitlichkeit (▶ Abb. 10.1). Ganzheitlichkeit ist ein schwieriger Begriff, finde ich, er ist von vielen verschiedenen Facetten belegt. Ob wir die philosophische Tradition von Schelling (1797 und passim) heranziehen oder die romantische Medizin, die darauf zurückgreift und Krankheit als Lebensprozess thematisiert, bzw. Akzeptanz von Krankheit und Sinnfindung in der Krankheit. Dies hat für mich rasch eine konservative Schlagseite, weil es da sehr viel um Innerlichkeit geht nach dem Motto: »Du musst selbst mit dir klarkommen«. Dann läge die Verantwortung allein beim Individuum; alles Äußere würde quasi außen vorgelassen. Wenn ich von Spiritualität und Existentialität spreche, geschieht dies für mich immer unter einem kritischen Blickwinkel. Ich komme ja von der kritischen Theorie her und würde immer auch bestehende Verhältnisse kritisch betrachten. So wie ich in Palliative Care auch immer eine Kritik an einer zu stark auf kurative Aspekte ausgerichteten Versorgung habe, ist für mich SpC oder Existenzielles in der Pflege auch immer eine Kritik an der zum Teil – sag ich mal so –substanzlosen Herangehensweise in der Pflege. An dem, was wirklich wichtig ist, wird gar nicht gerührt. Wir haben gelernt, das Körperliche in den Mittelpunkt zu stellen, da haben wir ganz viel von der Medizin. Dann kam irgendwann auch das Soziale, die Psychologie, die Soziologie. Das beziehen wir jetzt ein, wir können reden, wir gehen in Interaktion – aber alles Existenzielle ist immer noch ausgespart, punktuell, nicht verwissenschaftlichungsmäßig, nicht so fassbar. Also ist es vorrational, ein bisschen schwammig, und driftet dann ganz schnell in die Richtung, vielleicht zur Esoterik, vielleicht in der religiösen Ecke beheimatet. Und damit wird es – finde ich – abgewertet.

DKF: Könnte dieses Phänomen daran liegen, dass wir auch keinen guten Umgang mit der Intuition und diesem impliziten Wissen in der Professionsentwicklung, dem Prozess eines jeden und einer jeder Pflegeperson finden und gestalten?

HF: Komischerweise wird ja das implizite Wissen und Können in der Pflege eher abgewertet, wenn gesagt wird: »Ach, da hat die Schwester mal wieder so ein Bauchgefühl«. Wenn aber ein Arzt, der ein super Diagnostiker ist, ein solches Gefühl äußert, dann sagt man, wow, der oder die ist ja klasse. Meine große Tochter ist Psychologin. Sie sagt, in der Psychologie ist Einfühlungsvermögen durchaus ein Teil von Professionalität. Bei uns Pflegenden wird dies abgewertet und in die Gefühls-Ecke gestellt, während hingegen Böhle, Brater & Maurus (1997) bereits situatives Handeln beschrieben haben. Sie haben damals schon gesagt, dass hochkomplexe und hochqualitative Altenpflege sich dadurch auszeichnet, dass man ein Gespür für Situationen hat. Und ein Gespür ist nicht irgendwie ein gefühlsduseliger Zustand, sondern eine Erkenntnisform, eine Methode, hochqualifiziert, die nur durch viel Erfahrung und Wissen zu haben ist. Also sind wir wieder bei Benner (2000).

DKF: Ja, und bei der Kombination von klinischem Blick und Erfahrungswissen.

HF: Genau. Ja und ich glaube, die existenzielle Dimension zu erschließen oder das Spirituelle überhaupt wahrzunehmen, setzt voraus, dass man die Fähigkeit hat zu erkennen, dass dies eine ganz wichtige Dimension der menschlichen Existenz ist. Das ist doch für jeden, der pflegebedürftig ist, ganz wichtig, zu fragen: »Welchen Sinn hat denn das eigentlich?« Es verbindet sich ja ganz viel mit der Frage: »Warum gerade ich?« Wenn man religiös ist, wird möglicherweise eine Schuldfrage aufgeworfen. Es fallen mir etliche Beispiele mehr ein. Da kommen viele Dimensionen zutage und wenn ich einen Sinn finde – das wissen wir von Antonovsky (BZgA, 2001) schon seit Jahrzehnten – ist das Teil des Gesundheitswissens. Etwas sinnhaft zu verstehen, handhabbar, kontrollierbar zu haben, das ist ja das *Sense of Coherence.* Das ist nicht umsonst etwas, das gesund erhält, Resilienz in den Mittelpunkt stellt, etc. – und eben auch Teil eines komplexen Pflegeblicks ist.

DKF: Ja, das ist spannend, weil ja schon Viktor Frankl (2007) in seinem Werk »Ärztliche Seelsorge« wesentliche

Heilungszugänge beschrieben hat und dieses Verständnis als das eigentliche Behandeln praktisch vorneweg setzt. Daher finde ich es schade, dass wir uns hier den Anschluss so wenig nehmen, im pflegerischen Zugehen diese Dimension der existenziellen Zugänge zu finden und nicht gesehen wird, dass darin möglicherweise auch eine Ressource für uns liegt. Würden Sie sich da auch anschließen, zu sagen, auch für uns als Pflegende stellt dies eine große Ressource dar?

11.6 Resonanz, Berührung, Wahrnehmung

HF: Ja, ein Pflegesetting ist keine Einbahnstraße. Wenn es um Resonanzen geht, um soziologisch bei Hartmut Rosa's (2019) Idee anzuknüpfen, dann ist das etwas Zweigleisiges und dann sind wir ganz schnell auch bei der Leibphänomenologie, als andere Art des wissenschaftlichen Zugangs zu einem Phänomenbereich – und ich glaube, das hat die Pflegewissenschaft sehr stark verpasst. Sie hat sich die Professionalität erkauft, auch international, durch die Annäherung an das medizinische Denken, an rationale, eher naturwissenschaftliche, auch sozialwissenschaftliche Verständnisse. Alles andere, wenn es in die Phänomenologie und geisteswissenschaftliche Bereiche hinein geht, und in Bereiche, die so wenig wissenschaftlich fassbar sind wie Intuition, Ahnung, ein Gespür für etwas haben, da haben wir, glaube ich, ganz viel einfach vernachlässigt und uns verkauft, billig verkauft, glaube ich.

DKF: Also, das baut ja gleich schon wieder die Brücke zu Ihrem Eingangsstatement, in dem darum ging, unter welchem Blickwinkel diese Expertisen betrachtet und bewertet werden. Ich merke das auch ganz stark als Praxisbegleiterin für das Berührungskonzept *respectare*®, das etwas anders als die *Basale Stimulation* konzipiert ist. Auch hier geht es ja um eine dialogische Beziehung und nicht darum, mit einer therapeutischen Intervention einen messbaren Effekt oder Ergebnis anzuregen. Hier habe ich in der Kolleg:innengruppe große Mühe, zu sagen, ja, wir können das beschreiben, wir können das wahrnehmen, wir können es auch dokumentieren und messen, aber eben nicht in reinen Zahlen. Wir messen in anderen Kategorien und immer wieder wird deutlich, wie stark auch diese Gruppe der Anleitenden geprägt ist, die Idee zu haben, dass man das Erfahrene in dieses Paradigma des Zählbaren bringen muss, des Messbaren, um einen Begründungsrahmen dafür zu schaffen, um sagen zu können, das wirkt – trotzdem. Also es wirkt nicht trotzdem, sondern es wirkt tatsächlich. Wir können das beschreiben, wir brauchen nur andere Methoden dafür. Es ist wichtig, da 'dranzugehen und zu sagen, auch wenn man es nicht zählen kann, ist es etwas wert. Das zeigt diese tiefe Verhaftung in diesem Paradigma, obwohl es überwiegend keine akademisch gebildeten Expert:innen sind. Damit meine ich, sie haben sich das nicht im Rahmen eines fortschreitenden quantitativ orientierten, akademischen Prozesses angeeignet, sondern es ist so schon in ihrer Basis angelegt.

HF: Aber das genau ist das medizinische Modell, das uns seit Jahrzehnten in der Pflege prägt. Auch diese Kategorien der Grund- und Behandlungspflege, die ich unsäglich finde. Und ja, so vieles. Oder wenn wir über Pflegediagnostik sprechen, wenn wir Systeme wie NANDA, ICNP, ICF favorisieren, aber wenig über den verstehenden Zugang, Phänomenologische Klassifikationen reden. Selbst in der Medizin: ein Thomas Fuchs (2023) ist da schon viel, viel weiter, wenn er über Phänomenologische Zugänge spricht – und das als Mediziner.

DKF: Ich finde gerade bei ihm sehr interessant, diesen Prozess seiner Publikationen zu verfolgen, wie sich das auch ein Stück weit verändert hat. Wenn man sich die frühen Werke anschaut bis hin zu den letzten – ich habe noch mal einen Beitrag von ihm hier in diesem Sammelband von Uzarewicz/Gugutzer/Uzarewicz/Latka (2023) gefunden – habe ich das Gefühl, dass wir sehr anschlussfähig in unserer Pflegewissenschaft und den Zugängen sind, die er dort beschreibt. Auch aus dem Anschluss an Hermann Schmitz (2009) mit dessen *Neuen Phänomenologie* wird deutlich, dass die Diskussion und der Diskurs an den Rändern ohne die Pflegewissenschaft geführt werden, auch in Bezug auf die Themen der existenziellen Zugänge.

HF: Ja, ich finde das so schade, da verpassen wir so viel und ich weiß nicht, wie man das deutlicher sagen kann. Deswegen wäre es schön gewesen, wenn das DNQP sich getraut und gesagt hätte, wir sind hier mal unkonventioneller. Allein das hätte ja bereits Riesendiskussionen ausgelöst, denke ich mal. Wenn man so einen Expertenstand hat und das dann auch nach außen entsprechend gut begründet, auch zur Gesellschaft hin, – ich glaube, dass viele Menschen es verstehen und sagen würden: ja, genau darum geht es in der Pflege. Es geht ja gerade darum, würden Patienten sagen, mich abzuholen, nicht nur im Körperlichen, nicht nur meine Wunde zu sehen, sondern zu fragen, was macht das denn mit Ihnen? Und wir sind ja an manchen Stellen durchaus so ein bisschen in die Richtung gegangen, aber nicht konsequent genug.

11.7 Der blinde Fleck der Expertenstandards

DKF: Ja, das zeigt sich ein Stück weit im letzten Expertenstandard, 2019, zum Thema *Beziehungsgestaltung bei Menschen mit Demenz.* Hier wurde schon der Weg aus dieser reinen Verrichtungslogik herausgebahnt, und ein Schwerpunkt auf die Beziehungsgestaltung gelegt. Es ist interessant, dass hier auf Tom Kitwood (2008) Bezug genommen wird. Bei Kitwood sind u.a. Trost und Identität aufgeführt, die werden aber in diesem Expertenstandard nicht aufgegriffen. Es wird in der Übersetzung sehr handlungsorientiert ausgeführt, z. B. wie Musik, Märchen, Geschichten, Kontakt einbezogen werden können, sehr detailliert an manchen Stellen, aber dieser Aspekt des Trostes für die betroffenen Menschen und wie sie umgehen in dieser Beziehung mit dem Aspekt des Trostbedarfs, da wird die Berufsgruppe tatsächlich alleine gelassen. Das wäre die große Chance gewesen mit diesem Aufschlag jetzt an dieser Leerstelle nochmal anzuknüpfen und sie zu füllen. Als DNQP zu sagen: »Wir haben verstanden, das ist ein wesentliches Erfordernis, und wir brauchen eine Antwort hierauf durch und für den Berufsstand.«

HF: Das hätte man auch bei vielen anderen der Expertenstandards schon machen können, z. B. wenn ich an dem Umgang mit chronischen Wunden denke. Die Grundidee ist ja ganz gut, dass das DNQP gedacht hat, »wir entwickeln nicht analog einer ärztlichen Leitlinie, wie ein Verbandwechsel gemacht wird, sondern reflektieren unter anderem, wie lebt ein Mensch mit einer chronischen Wunde«. Aber da ist man stecken geblieben, man ist nicht weitergegangen, man hat es sozusagen sehr oberflächlich betrachtet. Das findet sich auch beim Mobilitätsstandard, wo ich denke, was für ein Bewegungsverständnis wird hier wieder transportiert? Das ist wieder so ein physikalisches Ortsbewegung von A nach B. Ich habe das in einem Artikel oder Buchkapitel irgendwann einmal auseinandergenommen und das phänomenologisch gedeutet. Auch das wäre eine große Chance gewesen, hier Bewegung und Mobilität zum Beispiel anders zu beschreiben, aber das DNQP und die Expertengruppen sind hier jeweils verantwortlich. Ich möchte da niemanden als Buhmann darstellen. Nein, das sind die jeweiligen Expert:innengruppen. Ich habe diesbezüglich mit einigen Personen über den Pflegebedürftigkeitsbegriff diskutiert und gedacht, oh Mann, ist das eng und einseitig. Und ja, das ist schwierig, das ist sehr schwierig. Und jetzt das Thema *Kontinenzförderung*, ich habe es gerade hier auf dem Schreibtisch liegen, weil ich es gerade für unseren Mitarbeiter-Newsletter aufbereite. Im Rahmen meiner halben, festen Stelle in so einem kleinen Unternehmen mit sechs oder acht Einrichtungen ermögliche ich so Theorie-Praxis-Transfer für die Kolleg:innen. So wird wissenschaftliches Wissen handhabbar und den Expertenstandard zur Kontinenz arbeite ich jetzt gerade durch. Gerade Kontinenz: da ist doch die Chance so groß, das Thema Scham, Intimität zum Beispiel mit aufzunehmen. Das sucht man aber vergeblich. Da wird dann so ein bisschen einleitend gesagt, wie tabuisiert das Thema ist und wie Schambesetzt, aber es wird nicht weiter daran gearbeitet, sondern es geht um technische Dinge, wie man Toilettengänge, Blasentraining organisiert, welche Hilfsmittel man einsetzt, etc. Es bleibt immer auf einer instrumentell-technischen Ebene. Bei so einem Thema ärgert mich das, weil das, was die Menschen, die Betroffenen wirklich bewegt, nicht nur das ist, welche Art Blasentraining wir mit ihnen machen, sondern die Frage, wie geht man mit dieser Scham um, mit diesem tief besetzten Thema, das ja an meiner Identität rührt. Da ist nichts, gar nichts.

11.8 Kompetenzentwicklung, Technisierung und spirituelle Aspekte

DKF: Genau, es bleiben einfach so viele Leerstellen. Haben Sie eine Idee, wie wir für die zukünftigen Pflegefachfrauen/Pflegefachmänner diese Kompetenzen in der generalistischen Ausbildung anlegen können? Ich habe den Eindruck, da geht es an manchen Stellen nur noch um rudimentäre Zugänge. Die Curricula sind so komplex, dass gefühlt überhaupt nur noch die Grundlagen reinpassen und in die Module gepackt werden können. Und selbst die Grundlagen sind ja nur noch eine Essenz. Wie können wir es schaffen, dass diese Grundessenzen, über die wir uns ausgetauscht haben, trotzdem noch in den Themen irgendwie auftauchen?

HF: Also, ich bin ja ab und zu mal auch in Pflegeschulen unterwegs und unterrichte dort Pflegewissenschaft oder Ethik. Hier stelle ich immer wieder fest, es steht und fällt mit dem Team der Schule, was die tatsächlich aus dem machen, was ihnen vorgegeben wird. Wenn Sie eine Schule wie Delmenhorst nehmen, das ist eine kleine Schule. Da hat man ganz viel Wert daraufgelegt, dass ein erweiterter Blick von Pflege vermittelt wird und kein eingeschränkter. Dort haben sie auch kritisch Fragen diskutiert, wie die Aufteilung zwischen Grund- und Behandlungspflege, oder was die Kernaufgabe von Pflege eigentlich ist. Dann merkt man deutlich, dass Leute, die diese Ausbildung durchlaufen haben, anders sozialisiert werden oder anders sozialisiert sind. Das hat ganz viel mit den Lehrkräften zu tun. Wie vermittle ich Ganzkörperwäsche, wenn ich wie gehabt weitertradiere: das geht von oben nach unten, hygienisch nach Standard. Das haben wir bei Juchli (1997) schon so in etwa gelernt, damals. Oder ob ich sage, ja Ganzkörperwäsche ist die Chance für ein Interaktionsangebot, Beziehungsgestaltung, Wahrnehmung, Zugang finden. Das gebe ich doch nicht aus der Hand an irgendwelche weniger qualifizierten Mitarbeitende, ohne Pflegehelfer:innen jetzt abzuwerten. Da delegiere ich doch lieber die Blutzucker-Kontrolle oder das Verbinden eines suprapubischen Blasenkatheters, aber doch nicht die Ganzkörperwäsche. Und Kuckeland (2020) hat das doch schon in ihrer Dissertation gezeigt, dass dieses »Handeln wider besseres Wissen im Körperpflegeunterricht« ist. Das Wissen ist ja eigentlich da, auch phänomenologische Studien über Berührung, über alles das, was in der Körperpflege eine große Rolle spielt. Aber es wird nicht entsprechend vermittelt. Ich spreche mit Schülern, und diese sagen, wenn ich das Beispiel kognitiv eingeschränkter Personen anführe: »Fangen Sie doch bloß nicht im Gesicht an.« Dazu gibt es doch schon Berührungsstudien aus den 80er und 90er Jahren von McKenna/McCann (1993), die ich in meinem Studium schon gelesen habe. Sie wissen doch, oder eben aus der *Basalen Stimulation,* was sinnvolle Zugänge sind. Die Schüler:innen gucken mich dann an wie ein Auto und sagen, ja, aber unser Lehrer hat gesagt von oben nach unten und wir lernen das und Waschwasserwechsel und

Waschlappen und wie viele... Und dann denke ich, okay, das ist funktional wie vor 40 Jahren.

DKF: Ja, ich habe das Gefühl, wir fallen im Erkenntnisstand in die vor-80er-Jahre zurück. Also, gut, dass wir zwar nicht mehr »eisen und föhnen«, aber selbst das ist noch im Feld anzutreffen.

HF: Es ist unglaublich. Ich habe gestern auch eine Fortbildung für Praktiker:innen gemacht, z. B. auch Atemtherapie. Ich bin ja ein alter Intensivpfleger und vermittle Themen wie Atmen. Aber ich mache dann eben auch nicht nur das Technische, sondern mir geht es da eben auch um Berührung. Da kann man ganz viel auf der existenziellen Ebene abholen, wenn es um Atmen geht und auch hier begegnet mir, dass das alles nur funktional angegangen wird. Es werden ja auch immer noch Schnabelbecher verwendet, die am Bett stehen. Wenn ich dann in der Langzeitpflege frage, habt ihr bei 70 % Dysphagien überhaupt ein Screening gemacht, bevor ihr mit solchen Sachen arbeitet... Nee, das ist alles nicht bekannt und wird auch nicht gelehrt. Und dann denke ich immer, ja wir machen den Rückschritt tatsächlich in die 70er. Weil ja auch wieder Funktionspflege angesagt ist...

DKF: Ja und das Schlimme ist, es wird alles mit dem Pflegenotstand und der Personalknappheit begründet. Man kann alles machen, wir haben ja schließlich keine Leute...

HF: Ja, das ist vordergründig und das stimmt auch an vielen Stellen nicht. Aktuell arbeite ich in einer Demenzeinrichtung, die hat im Moment von 24 nur 13 Plätze belegt. Dennoch arbeiten sie aber in gleicher Besetzung. Das heißt, es sind nicht alles Examinierte, es sind aber vier Menschen für 13 Bewohner zuständig. Da kann man nicht meckern. Da würden selbst norwegische Kollegen sagen, wow, nicht schlecht. Und trotzdem läuft keine gute Pflege.

DKF: Ja, leider.

HF: Ich war in der Einrichtung und habe festgestellt, es werden verrichtungs- und ablauforientiert Routinen abgearbeitet. Jetzt habt ihr doch mal die Chance, euch wirklich auch mal zu den Leuten hinzusetzen, das Wesentliche zu tun und Dinge umzusetzen, wie z. B. den *Expertenstandard Beziehungsgestaltung*. Vielleicht auch eine vernünftige Verstehenshypothese aufzustellen, zu diskutierten und ethische Fallbesprechungen durchzuführen. Dann höre ich, »Wir haben keine Zeit!«, »Das können wir nicht«, »Das haben wir noch nie gemacht«. Ich bin jetzt das 46. Jahr in der Pflege unterwegs und manchmal könnte man verzweifeln. Manchmal zweifle ich auch an dem, was ich so erlebe. Aber ich erlebe dann immer wieder auch positive Aspekte. Wenn ich auf dem Jungen Pflegekongress bin und da sitzen 500 begeisterte, junge, kreative Leute, die Ideen haben, dann denke ich, ja, die gibt es, die gibt es auch. Leider sind das eben bei der Masse an Pflegenden dennoch Einzelkämpfer:innen. Wir sind nicht gut organisiert und somit nicht gut aufgestellt. Wir könnten jetzt berufspolitisch hier ein Fass aufmachen. Wenn man weder Verbände noch Gewerkschaft noch Kammer hat, wie will man politisch irgendwas reißen? Gerade beim Thema SpC wäre es ja total wichtig, dass man das als Berufsgruppe vertritt und stark macht. Auch der Politik zeigt: »Hey, Leute, das ist ein ganz wichtiger Teil von Pflege!«. Und dafür braucht es Expertise, hierfür stehen wir in der Pflege. Und das ist nicht irgendeine esoterische Zusatzgeschichte oder irgendwas Undefinierbares, sondern das ist Professionalität.

DKF: Ja, die Frage des Ausdrucks und der Sprachfähigkeit wird dann immer wieder gestellt. Das ist mir in der Vorbereitung der Gespräche und Expertiseerstellung oft begegnet. Teilweise schon zum Thema *Berührung in der Pflege* hat schon mancher gesagt, das ist aber unaufgeregt für eine Masterarbeit. Ja, nun machen wir nicht nur Kontinenz-Training, Wunden und Bewegungsprogramm, sondern jetzt auch noch Spiritualität. Wie würden Sie das einordnen?

11.9 Spiritualität als Teil der Pflege

HF: Spiritualität der Pflege – das ist nicht was Additives. Es ist Teil dessen, was Pflege ausmacht. Wenn ich das nicht verstanden habe, habe ich Pflege nicht verstanden. Pflege ist davon nicht trennbar. Wenn ich Menschen habe, die pflegebedürftig sind, Einschränkungen oder eine Krankheit haben, dann wird das Existenzielle leiblich erfahren. Das kann man nicht trennen. Dann sind wir mitten in der Pflege. Wo hole ich Menschen ab? Menschen, die Ängste haben, die ihre Vitalfunktionen bedroht sehen, die nicht wissen, wie die Zukunft aussieht. Wenn ich die Studien Corbin & Strauss lese, aber Strauss mit seiner alten Arbeitsgruppe aus den 80ern mit Fagerhaugh, Suczek und Wiener (1985) heranziehe, z. B. *Social Organization of Medical Work* (Wiener,1997), die habe ich schon in meiner PDL-Weiterbildung gelesen. Der Dozent damals fand das für die Pflege sehr wichtig, auch weil Pflege hier 'mal unter dem Aspekt der Arbeitsformen anders beschrieben wird. Da wurde zum Beispiel biografische Arbeit beschrieben oder Gefühlsarbeit. Hier steckt das Existenzielle ganz tief drinnen. Bei der biografischen Arbeit geht es doch darum: »Muss ich noch was aufarbeiten?«, »Was ist mir wichtig?« – eben auch Sinnfragen zu stellen. Das haben die damals schon diskutiert und gesagt, ohne diese Arten von Arbeit gelingen doch die Hauptarbeitsprozesse der Pflege gar nicht. Ich würde das medizinisch-technische nicht die Hauptarbeitsprozesse nennen.

DKF: Ich finde das immer so spannend, wenn ich in die Altenhilfeeinrichtungen gehe, als Palliativ-Care-Fachkraft und da Beratung zum Thema Essen und Trinken am Lebensende anbiete. Immer wieder taucht hier der Aspekt der Symptomlinderung auf, im Spannungsfeld zwischen Übelkeit und Nahrungszufuhr im Sterbeprozess, wo meist noch immer die Kalorien in unterschiedlichen Formen zugeführt werden. Ja, die Pumpe mit der Nahrung, die läuft. Was aber macht dieser Körper mit diesen Kalorien? Den kann ich eben nicht zwingen, diese Kalorien zu verarbeiten, wenn er nicht sinnhaft, irgendwie damit was anfangen kann. Wenn die Prozesse innerlich verlaufen, dieser Körper überhaupt nicht mehr verarbeiten will/kann, wie auch immer man das dann auf der Zellebene sieht – wenn der Mensch aber für sich den Sinn dahinter sieht, ernährt zu werden, dann klappt das. Tatsächlich dieses Warum, warum macht ein Patient die Chemotherapie und die Bestrahlung immer noch, trotz des Tumor-Voranschreitens? Diese Warum- und Sinnfragen zu klären, sind doch die Grundlage, um eine gute, nicht nur pflegerische, sondern auch medizinische Behandlung anbieten zu können. Das heißt für mich, es geht grundsätzlich gar nicht ohne diese Dimension mitzudenken. Dass wir die Idee haben, wir könnten therapieren, ohne diese Antworten zu generieren, finde ich immer wieder ein Phänomen. Im Rahmen meiner Vorbereitung in der Primärversorgung hatten wir einen Blog zum Thema Personzentrierung. Ich saß dennoch, bei aller wissenschaftlich fundierten Aufbereitung, wie in einem schrägen Film und habe mich gefragt »Ja, denkt ihr, es geht irgendwie ohne die Person?« Ich erinnere eine häusliche Situation, ein Setting mit einer polnischen Live-in und einer 96-jährigen Frau, bei der mit Eisen und Föhnen die Hautpflege und Dekubitusprophylaxe durchgeführt wurde. Wenn ich in meinem Zugehen das Thema dieses Pflegearrangements nicht bediene, kann ich Rezepte aus der Praxis anschleppen und informieren, wie ich möchte. Das alles wird nichts bewirken.

HF: Die Pflege muss verstehen, dass sie einer anderen Logik als der Medizin folgt und dies ist nicht nur ein Problemlöse-Prozess. Das mag es auch sein, aber es ist in erster Linie eben Beziehungsprozess. Die Logik der Pflege ist ja, dass diese Begleitung selbst zum Teil schon Ziel des Handelns der Pflege darstellt. In bestimmten Situationen einfach Dasein. Erich Schützendorf (2020), der Demenzexperte, hat das mal so schön gesagt. Die Pflege braucht viel mehr die Passivitäten des täglichen Lebens, weil die sind immer nur aktiv, aktiv, aktiv. Machen, machen, machen und nehmen das Ergehen der dementen Menschen gar nicht wahr, sie kriegen es zum Teil gar nicht mit. Wie soll ich denn gut mitkriegen, wie es jemandem geht? Es gilt doch, auch zwischen den Zeilen lesen, auch nonverbale Signale deuten – gerade, wenn ich mit Schwerstdementen oder mit Wach-Koma-Patienten arbeite! Dialogaufbau nach Zieger (2005) zum Beispiel ist für mich ein wunderbares Konzept. Hier muss ich mich doch zurücknehmen, da sein können, wahrnehmen, beobachten, spüren können. Das alles ist doch Teil dessen, was auch zur existenziellen Dimension dazu gehört – denn ansonsten gelingt doch alles auch andere nicht. Das kann nicht funktionieren. Es ist ein Teil des professionellen Basis-Repertoires, diese Dimension mit zu denken, mit zu bedienen und mit zu integrieren in das, was ich tue. Keinesfalls additiv, sondern es ist Grundbestandteil dessen, was professionelles Handeln und Könnerschaft in der Pflege ausmacht.

11.10 Nähe und Distanz als Ressource?

DKF: Wir haben ja am Anfang schon festgestellt, dass es beim Thema Spiritualität der Pflege auch um ein Nähe-Distanz-Thema zwischen der Person und Pflegeperson selbst geht. Wie ist Ihre Einschätzung zum Thema Nähe-Distanz als Ressource in dieser Zeit für die Profession Pflege? Ist die Beschäftigung oder Auseinandersetzung hiermit tatsächlich eine Ressource? Auch um möglicherweise Mitarbeitende noch mal anders zu stärken oder zu binden, bestenfalls auch durch Unternehmenskultur?

HF: Ja, also Nähe-Distanz ist ja ein ganz schwieriges Thema. Das Changieren zwischen diesen beiden Extrempolen kann ja, wenn es nicht gelingt, bei zu viel Nähe ins Burnout führen. Zu viel Abstand, denke ich immer, kommt dann eher im Cool-Out zum Tragen. Das macht ja jede Helferbeziehung aus, dass ich Nähe und Distanz sozusagen je nach Situation variabel gestalte. Zu glauben, man könnte professionell handeln, ohne Nähe zuzulassen, das funktioniert ja nicht. Dann verobjektiviere ich, entfremde mich von dem, was das Eigentliche der Pflege ist. Das kann ich im Büro oder am Band bei Mercedes funktionieren, aber nicht, wenn ich mit Menschen arbeite. Das zeichnet, finde ich, ja alle Helferberufe aus. Das geht der Sozialarbeiterin nicht anders, dem Sonderpädagogin oder der Heilziehungspflegerin. Ich glaube, das ist eine Ressource auch für die Pflege, darüber zu reflektieren, nachzudenken. Es muss aber professionell gehandhabt werden. Wenn ich mich mit meiner großen Tochter austausche, dann berichtet sie immer wieder, wie viel Supervision sie so hat, wie viel kollegialen Austausch, wie viel Selbstreflexionsmomente. Die hat jetzt ganze Wochenende wieder Selbsterfahrungsseminare gehabt. Das ist begleitend zu einer Arbeit, die so sehr anstrengend ist. Sie fragt dann immer, wie wir das in der Pflege machen. Die Realität in der Pflege ist, dass die meisten in der Richtung gar nichts machen.

DKF: Die gehen auf den Balkon.

11.11 Sterbebegleitung und Palliative Care – vom anderen lernen

HF: Ja, dann geht man eben raus und raucht eine mit Kollegen oder hat im Palliative Care Setting oder im Intensivbereich vielleicht 'mal eine Supervision an der Hand, weil man denkt, da ist es nötig. Das ist viel mehr nötig in der Langzeitpflege, finde ich. Die sind viel ausgepowerter. Ich fand Intensivpflege ein Luxusarbeiten im Vergleich zur Langzeitpflege. Von daher, nein, ich sehe das schon als ein ganz, ganz wichtiges Thema, mit Nähe und Distanz richtig umzugehen, aber auch die Nähe sozusagen richtig zu dosieren. Es muss ja eine professionelle Nähe bleiben, aber ich muss mich trotzdem persönlich in eine Situation einlassen. Da bin ich wieder bei der Identifikation oder dieser Betroffenheit. Ich bin doch existenziell betroffen. Das erzähle ich ganz oft in Seminaren. Eine meiner letzten Patientinnen in der häuslichen Pflege, die ich selbst gepflegt habe, war Mitte 30, Mama CA mit Metastasen und sie hat sich nicht gut therapieren lassen. Ich habe es damals ganz schwer nur verstehen können, erst als wir eine gute Pflegebeziehung hatten. Ich war jeden Tag bei ihr, sie hatte zwei kleine Kinder und sie wollte unbedingt einen Mann in der Versorgung. Ja, war ungewöhnlich. Ich habe sie auch gefragt, aber sie sagte, »Ich fühle mich sicherer bei Männern«. Okay. Ja, okay. Ich habe sie dann zu ihrer Haltung gefragt und dann kam mir das so sehr nah, auch sehr persönlich. Ab dann konnte ich es auch nachvollziehen, was sie bewegt hat. Sie sagte: »Ich bin durchmetastasiert. Was mache ich denn jetzt noch mit einer Chemo? Wir wissen, dass die Zeit hier limitiert ist.« Das zu verstehen, zu akzeptieren, hat mir den Zugang zu ihr ja wirklich erst ermöglicht. Ich habe sie wirklich auf den letzten Metern begleitet, das werde ich nie vergessen. Sie hat mir noch ein Buch von Dietrich Schwanitz (1995) geliehen, *Der Campus*. Ich habe es gerade zu Ende gelesen und kurz danach ist sie dann in die Sterbephase gegangen und verstorben. Das war für mich so eine wichtige Erfahrung, der Identifikation mit jemandem Betroffenem, sonst wäre es gar nicht gelungen. Das ist doch Teil dieser existenziellen Kompetenz, die ich haben muss und doch ein Aspekt von SpC, der Professionalität ausdrückt.

DKF: Ich unterstütze Ehrenamtliche in einer Vorbereitungsreihe zur Sterbebegleitung. Da ist der Umgang mit Nähe und Distanz ein festes Modul. Das vermisse ich in meinen gesundheitsberuflichen Curricula, das vermisse ich in vielen Zugängen, das vermisse ich an den Kranken- und Altenpflegeschulen. Stattdessen begegnet mir nach wie vor die Idee: »Ich kann mich als Person da komplett herausnehmen. Ich mache hier den Job, aber das hat mit mir nichts zu tun.« Damit einen guten, professionellen Umgang zu finden, braucht auch eine gewisse Anleitung. Daher war auch in unserer Expert:innengruppe ein Aspekt der Diskussion, dass dieser Themenbereich in die grundständischen Ausbildungen gehört und eine Anbahnung dessen ist, dass die Themen von Spiritualität und existenziellen Zugängen grundlegend für die Pflegearbeit sind.

11.12 Falsch verstandene Selbstfürsorge

HF: Ja, es ist Basis der beruflich-professionellen Tätigkeit. Und wenn ich sehe, dass Schüler:innen nur mit Handschuhen unterwegs sind und z. B. einen Bewohner kaum noch anfassen mögen…, wenn ich dann mal sage: »Mach doch mal was wie Nestbau oder nimm Jemanden in den Arm, der deutlich signalisiert, dass er körperliche Nähe braucht!« – dann habe ich das gerade in unserer Schwerst-Dementen-Einrichtung ganz oft. Die, die nur auf Abstand sind und meinen, sie wären ganz professionell, weil sie distanziert sind, die haben für mich ein völlig falsches Verständnis von Professionalität. Und das hat auch mit Könnerschaft nichts zu tun.

DKF: Also auch der Umgang mit der Nähe geschieht in einer professionellen Art und Weise.

HF: Ja, diese Nähe wird gar nicht mehr zugegeben, auch nicht im rein körperlichen Sinne, wenn man nah 'dran ist: Ich kann auch eine atemstimulierende Einreibung nicht mit Handschuhen machen. Oder auch bei einer Ganzkörperpflege, wenn ich jemanden am Oberkörper anfasse, dann ziehe ich doch keine Handschuhe an. Ich frage die Schüler dann immer. »Was reitet euch da?« Ja, aber dann wird die Hygiene aufgeführt und: »Ich hole mir dann irgendwas.« Da denke ich immer, mein Gott, wo fangen wir jetzt hier an, zu erklären? Ja, ich finde, das sind so wichtige, grundlegende Sachen, die Könnerschaft auszeichnen. Dass man ein Gefühl dafür hat, jede Pflegesituation braucht mehr oder weniger von diesen spirituellen, existenziellen Elementen. Das ist ja etwas, was graduierbar ist. Wenn wir das auch wie Caring betrachten, Fürsorge-Arbeit, graduiere ich ja mal mehr, mal weniger je nach Art der Sozialbeziehung. Aber zum Beispiel den würdevollen Umgang mit jemandem, das ist nicht graduierbar. Das ist, wie Honneth (1994) auch sagt, *Achtung vor dem Anderen*, das steht jedem zu jeder Zeit zu 100 Prozent zu. Das kann ich nicht mal mehr oder weniger in einer Situation zum Zuge kommen lassen: wie ich Nähe und Distanz gestalte und wie ich mich auf jemanden einlasse. Natürlich geschieht dieses mal mehr oder weniger. Aber immer ›carefully‹. Wie ich die ganz Körperwäsche mache, ist das Entscheidende (Friesacher, 2015). Nicht was ich mache, sondern wie ich etwas mache. Wenn ich das verstanden habe, dann ist jede professionelle pflegerische Handlung getragen von existenziellen, spirituellen Elementen. Das ist nicht additiv, das ist Teil, das ist Kern, das ist ein Element des Zentrums, was Pflege ausmacht. Sonst kann ich nicht professionell Pflegen.

DKF: Mich beschäftigt dies auch sehr, denn wenn wir es nicht schaffen, jetzt diese Themen zeitnah nochmal zu akzentuieren, dann löst sich Pflege in ihrer Profession ein Stück weit auf. Dann werden wir nur noch Assistent:innen und pflegen die robotischen Systeme.

HF: Wir sind ja auf dem Weg dahin.

DKF: Es sind alle Bemühungen dahin nötig, um zu fokussieren, was Qualität von Pflege ausmacht. Die laufen leider sonst ins Leere, weil diese Übersetzungen auf die Dimensionen der Person hin nicht mehr stattfinden.

HF: Ich habe das Buch von Büscher & Krebs über *Qualität in der Pflege* (2022) rezensiert und ziemlich kritisch besprochen. Hier wird ein sehr konventioneller Qualitätsbegriff verwendet. Andere Personen in der Pflegewissenschaft vertreten wesentlich komplexere Ansätze, was Qualität angeht. Hier wird der Qualitätsbegriff sehr eng geführt. Wenn wir Qualität in der Pflege so reduzieren, ich dann auch noch sehe, dass Kernarbeit von Pflege immer weiter herunter delegiert wird und Pflege nur noch steuert, managt, irgendwelche evidenzbasierten Studien heranzieht und Versorgungsforschung macht – ja, das ist dann für mich der Ausverkauf dessen, was Pflege im Kern ausmacht. Deswegen wäre SpC für mich auch eine kritische Herangehensweise an dem, was wir vorfinden an unwissenschaftlichen, schlechten Rahmenbedingungen.

DKF: Tatsächlich sehe und erlebe es auch so. So bleiben bzw. werden wir als Pflegeberufe nicht attraktiv. Wenn es nicht gelingt, diese Schärfung dem Berufsstand zurück zu geben, werden wir auch nicht nachhaltig junge Menschen für den Beruf begeistern können.

HF: Dann entschließt man sich auch möglicherweise, was ganz anderes zu machen. Ich unterstütze jetzt die Jade Hochschule gerade für ein paar Semester. Da habe ich vier Studenten, die verlassen den Studiengang Pflege und machen Physician Assistant[36] oder Study Nurse. Weil sie gerne medizinnah, techniknah arbeiten möchten. Und da brauche ich ja keinen Patienten mehr so richtig anpacken. Und nicht waschen und essen anreichen. Und dann denke ich, okay, das kann man so machen, aber das hat mit Pflege, Professionalisierung oder Entwicklung nichts zu tun. Ich verlasse das Pflegefeld und arbeite einer anderen Berufsgruppe zu. Möglicherweise hochkompetent, aber das hat mit Pflegeentwicklung nichts zu tun. Das müssen wir in die Köpfe hineinkriegen. Und das fängt dann, wie Sie es vorhin sagten, auch in der Ausbildung schon an. Wenn wir in der Ausbildung schon den Schüler:innen beibringen, dass alles technische, medizinnahe spannend ist und spektakulär ist, dann wollen Schüler:innen spritzen, Verbände geben, Infusionen anhängen, aber nicht waschen, kein Essen anreichen, keine Beziehung mit Menschen mit Demenz aufnehmen.

DKF: Auch keine Fußbäder mehr anbieten.

HF: Nö, die hängen dann die Sondennahrung an die PEG vielleicht noch gerne an, aber mehr auch nicht.

DKF: Was meinen Sie, mit einem Blick in die Glaskugel, was können wir denn verändern?

HF: Ganz viel müsste man machen. Sie kennen ja auch das Buch von Quernheim & Zegelin, dieses *Mutmach-Buch* zum *Berufsstolz in der Pflege* (2025). Ich fand es schön, so eine Perspektive aufzumachen, nicht immer alles schwarz sehen, sondern zu lesen, man kann auch mal anders hingucken. Da wird viel aufgezeigt, was man machen könnte. Das fängt bei politischem Engagement an, etwas auf den Weg zu bringen, eine Kammer, eine Selbstverwaltung, gewerkschaftlich sich stärker zu engagieren, berufsverbandmäßig. In der Ausbildung muss es natürlich anfangen, dort ein anderes Pflegeverständnis vermittelt werden, also stärker pflegefokussiert lehren und lernen. Wir brauchen wieder mehr wirkliche, theoriebasierten Sinne und nicht nur evidenzbasiertes Wissen. Das ist auch nett und an manchen Stellen auch brauchbar, aber das ist ja nicht alles. Nein, wir müssen auch nach außen zeigen: Pflege ist mehr als nur technisch-rationales Handeln. Es muss an

36 Aktuelle Studie zu den Aufgabenprofilen v. PA und ANP: Petri, S. & Stemmer, R. (2025). Physician Assistants und Advanced Nursing Practice Nurses – Unterschiedliche Kompetenzen für eine zukünftige Gesundheitsversorgung. Pflege & Gesellschaft, 30, (4), 327–343.

so vielen Stellen ansetzten, wir müssen Pflege viel mehr zeigen. Es ist eine komplexe Querschnittsdisziplin, sonst kriege ich auch keine interessierten Leute in diesem Beruf.

DKF: An dem bereits Ausgeführtem anknüpfend, glaube ich, dass dies in der Gesellschaft, bei Betroffenen, An- und Zugehörigen, bei Patientinnen und Patienten gut verstanden wird.

11.13 Studieren – auch in der Pflege?

HF: Bei Betroffenen – aber nur bei Betroffenen. Nicht bei denen, die nichts mit dem Pflegebereich zu tun haben. Die sagen immer noch, wenn ich irgendwo bin und sage, »Ich komme aus der Pflege«, »Oh, das könnte ich ja nicht, das mit den Töpfen und mit dem Stuhlgang und so«. Das sind immer die ersten Assoziationen. Wenn ich dann irgendwann sage, ich habe auch Pflege studiert, dann wird gefragt: »Was studiert man denn da? Die Studierenden im Gesundheitsbereich, das sind doch die Mediziner, was muss denn Pflege jetzt noch studieren?« Das hat mich letztens noch ein Mediziner gefragt, in einer Tagungspause, warum wir denn jetzt auch studieren.

DKF: Also, der hat ihr Buch bestimmt noch nicht in den Händen gehabt, das kann ich Ihnen sagen.

HF: Ja, die Meinung herrscht vor, Pflege wäre doch eine praktische Tätigkeit, und da kann ich immer nur erwidern: »Ja, und Sie, ihre Medizin ist doch auch hochpraktisch!« Da stellt es auch keiner in Zweifel. Ja, es gäbe so viel zu tun, aber ich sehe im Moment eine Entwicklung – auch selbst aus der Pflege heraus – bei der viele ein Pflegeverständnis haben, was wir hier, wir drei hier, jetzt nicht teilen. Also der Mainstream der Pflegeentwicklung geht in eine andere Richtung und da kann man manchmal verzweifeln. Hier waren wir schon mal weiter, hatte ich das Gefühl, auch kritischer. Ich weiß nicht, ob die Leute alle so angepasst sind, weil es bequemer ist oder weil die Forschungsgelder besser fließen, wenn man Evidenz Based Nursing und Versorgungsforschung macht. Wenn ich hier in Bremen mit den Kolleg:innen diskutiere, habe ich das Gefühl, alles diejenigen, die mit Hartmut Remmers (2018) und auch mit Ingrid Darmann (2000) groß geworden sind, dies alles ein bisschen kritischer sehen, was an Berufspädagogik übriggeblieben ist. Aber alles andere: »Nö!«. Und das finde ich sehr, sehr schade.

DKF: Die Antwort scheint in der KI und der Robotik zu liegen. Wir lassen die Softskills heraus, – und switchen direkt aus der Verrichtung in die Robotik.

11.14 Wie geht es weiter?

HB: Ich würde sagen, ein Problem ist natürlich auch, dass die Berufsgruppe es selbst nie geschafft hat, sich da herauszuarbeiten, und immer noch in der Haltung verharrt: »Jetzt gehe ich in Einrichtungen 'rein und da geht es darum, ob drei oder viermal den Handschuhwechsel korrekt durchgeführt wurde. Jedes Mal, also bei jedem neuen Handschuhwechsel. Denn das kontrolliert dann die Heimaufsicht!« Die Berufsgruppe hat selbst gar kein Problembewusstsein mehr über das, was Sie, Herr Friesacher, eben dargelegt haben. Das ist alles weg. Von Seiten der Einrichtungen wird von oben durchdekliniert, eben und genau so zu pflegen. Wer würde der Medizin sagen, ihr müsst so oder so operieren? Weil wir das in der Pflege nicht geschafft haben, sind wir empfänglich für alle möglichen Regulierungen, die von außen kommen und immer wieder neue Aspekte setzen. Die eigentlich kritische Diskussion um das Berufsbild, um das Profil von Pflege, die findet einfach nicht mehr statt. Der Zug ist fast abgefahren mit *evidence based*, dahin fließen ja die Forschungsgelder. Die Universität Bremen hat da eine ganz andere Tradition gehabt. Ich sehe das überall im Feld, – und auch die Akademisierung in einem Feld, wo sie eigentlich nicht hingehört, nämlich bei der Medizin. Die nehmen in ihre Fakultäten die Pflegeausbildung hinein, während die Fachhochschulen auf der Kippe stehen, Sie kennen ja die Diskussion um primärqualifizierende Studiengänge. Dennoch muss die Frage gestellt werden, wie es weitergehen kann? Wo stehen die Gewerkschaften und gelingt es ihnen, wirklich Incentives setzen zu können für eine akademische Entwicklung in Deutschland? Noch gibt es ein paar ›Alte‹ in der Pflege, aber mich bewegt natürlich auch, wohin die Reise geht.

HF: Andererseits, ich habe so viele Anfragen für Seminare, Vorträge, immer wieder zu meinen Kernthemen. Was ist der Kern der Pflege, was ist würdevolle, professionelle Pflege? Ich mache das mittlerweile wieder in Krankenhäusern, wo ich lange gesagt habe, ich gehe nicht mehr in Krankenhäuser, da ich mich mehr auf Langzeitpflege fokussiert hatte. Mittlerweile habe ich vier Kliniken hier im Raum, die mich wegen solchen Themen anfragen und auch nicht nur für einen einmaligen Vortrag. Ich mache zum Teil Seminarreihen für die PDLer, für die Pflegeexperten-Ebene und dann demnächst für Praxisanleiter:innen. Immer zum Thema, »Was ist Kern der Pflege?«, »Was ist würdevolle, professionelle Pflege?« Da denke ich, ja, der Bedarf ist ja da. Thematisch kennen Sie das auch, sonst würden wir nicht angefragt werden.

DKF: Also meine Hypothese ist ja ein Stück weit, dass gerade die Erfahrungen der Pandemie hier noch einmal sehr, sehr wesentlich waren. Auch um verstärkt festzustellen, dass es an vielen Stellen nicht gut gelaufen ist und auch die Pflege wieder keine Relevanz in der Aufarbeitung erhält. Viele Personen sind unzufrieden mit dem, was sie in der Pandemie an krassen Situationen erlebt haben. Viele haben die Pflege verlassen. Möglicherweise auch durch diese vielen besonderen Lebenslagen, die sie mit begleitet haben. Ohne eben als spezielle Trauer- oder Palliativbegleiterin vorbereitet zu sein und dass die eigenen existenziellen Erfahrungen tatsächlich selbst aufgefangen wurden oder adäquat bei den Betroffenen auffangen hätten zu können. Auf diesem Erfahrungshintergrund und mit den gewonnenen Perspektiven wirken die Themen unterschwellig noch nach, sind nicht wirklich beantwortet oder bearbeitet worden. Darin liegt für mich tatsächlich auch die große Chance unserer Arbeit jetzt in der Expert:innen-Gruppe, dass wir auf diesem Boden nochmal einen Impuls setzen können. Zudem schätze ich es so ein, dass der Zug, wenn wir ihn jetzt nicht nutzen, durch ist.

HF: Ja, deswegen wäre es so ein schönes Signal gewesen, wenn das DNQP sich getraut hätte zu sagen, da machen wir jetzt mal ein Fass auf! Das hätte eine schöne Diskussion gebracht: »Mensch, wie kommt ihr darauf, so einen Expertenstandard zu initiieren? Und ja, dann hätte man sich auch über die Inhalte auseinandergesetzt, dann wäre intensiv diskutiert worden. Und wäre ja vielleicht auch einem größeren Teil der Pflege deutlich geworden, Mensch, da gibt es ja noch etwas anderes als nur evidenzbasiertes Wissen und auf Intervention fokussierte Dinge in der Pflege. Das wäre die Chance gewesen. Jetzt ist die große Frage, was gibt es denn für Alternativen, um das Thema breiter bekannt zu machen, um da irgendwie nicht nur jetzt ein paar Akademiker anzusprechen und ein paar Interessierte – dann landen die entsprechenden Veröffentlichungen in den Bibliotheken und das war's dann.

DKF: Ja, tatsächlich ist das die Frage, was machen wir nun mit den gewonnenen Erkenntnissen? Man kann zu den Expertenstandards in der fachlichen Diskussion stehen, wie man will, aber wir haben eben dieses etablierte Instrument. Man muss sich den Logiken nicht vollständig anschließen und trotzdem kann man mit dem Instrument, denke ich, Impulse setzen. Ich würde sagen, dass wir das auch nach wie vor verfolgen. Mit der Arbeit am Sammelband setzen wir einen Anker und hoffen, genau das zu erreichen. In der Hoffnung, dass es bei erneuter Einreichung nicht noch einmal direkt abgelehnt wird, sondern mit Rückfragen und Diskursfreude versehen wird, weil man auch die Fragen lieben darf.

HB: Ich denke auch, dass wir mit dem DNQP nochmal weiter ins Gespräch gehen sollten. Der erste Versuch ist jetzt erst einmal durch. Es wird sicher Veranstaltungen geben, wo wir das Thema von der Pflegeseite nochmal aufbringen. Und dann erscheint ja auch unsere Buchpublikation. Das Problem ist ein bisschen, dass die anderen Disziplinen sehr, sehr stark sind. Ich denke vor allen Dingen an die Medizin, auch an die Theologie, die sind traditionell gut aufgestellt. Jetzt gibt es den Studiengang *Spiritual Care* in Münster. Dieser steht auch Pflegenden offen, kooperiert strukturell auch mit der Medizin, und es wird sicher weitere Studiengänge und Weiterbildungen wie SpECi (www.speci-deutschland.de) geben. Wir tun unser Bestes, das Thema weiterhin am Köcheln halten. Mit dem DNQP bin ich ein bisschen zurückhaltend. Die werden ein, zwei Jahre brauchen, um sich des Themas noch einmal anzunehmen. Ich weiß nicht, ob wir da kurzfristig noch einmal eine Initiative starten sollen. Die Entscheidung liegt ja beim Lenkungsausschluss – und da gibt es dann eben die entsprechenden Positionen.

HF: Ach, einfach schade!

DKF: Ja, unser Feld ist weit und es gibt noch viel zu tun. Tatsächlich hatte ich vor Kurzem Gelegenheit, dieses System aus der Innenperspektive nochmal neu zu betrachten. Ich war teils sehr resigniert, weil ich erlebt habe, dass meinem Berufsstand eigentlich nicht zu helfen ist. Ich habe mir die Frage gestellt, was ich jetzt mit einem akademischen Abschluss in der Pflegewissenschaft eigentlich noch anfangen kann. Nachdem diese Phase überwunden war, habe ich gedacht, dass es nun höchste Zeit ist, meinen Beitrag an der Stelle zu leisten.

HB: Haben wir noch eine Frage an den Herrn Kollegen Friesacher?

DKF: Wir haben uns sehr ausführlich ausgetauscht und vieles von dem in den Blick genommen, was uns dazu im Vorfeld an Argumenten und Einschätzungen begegnet ist. Es war mir eine Ehre, das Gespräch führen zu dürfen. Herzlichen Dank!

HF: Ja, auf jeden Fall. Als Hermann Brandenburg angefragt hat, habe ich gedacht: »Es ist ja schön, mal wieder jemanden zu sprechen, der ähnlich tickt und Pflege auch ein bisschen komplexer sieht. So, das tut ganz gut!«

HB/ DKF: Herzlichen Dank für Ihre Zeit und die Unterstützung damit. Alles Gute! Wir freuen uns auf den weiteren Diskurs dazu.

11.15 Zusammenfassung

»Für die Pflegewissenschaft bietet sich als möglicher identitätsstiftender Kristallisationspunkt der ›Kern der Pflege‹, das ›Pflegerische‹ an. Dieser stellt sich dar als eine Form der Hilfe aufgrund von Situationen mit Einschränkungen der individuellen Handlungsautonomie infolge Krankheit, Alter, Behinderung, in Krisensituationen und im Sterben. Pflegearbeit realisiert sich in einem Arbeitsbündnis mit den zu Pflegenden in ihrem lebensweltlichen Kontext, sie ist dabei geprägt durch eine asymmetrische, Nähe und Distanz ausbalancierende, interaktionsorientierte und kommunikative Zugangsweise, die am Leibkörper ansetzend als therapeutische und fürsorgende, pathische, anteilnehmende und fürsprechende Haltung und Handlung eine eigenständige Antwort auf die Konfrontation mit Leiden, Krankheit, Verlust, Trauer, Sterben und Tod darstellt. Die Erarbeitung einer ›Sprache des Pflegerischen‹ inklusive der Integration des ›stummen Wissens‹ auf einem höheren Reflexionsniveau und die Verknüpfung des wissenschaftlichen Wissens mit dem fallspezifischen Erfahrungswissen wäre dann Aufgabe der Disziplin Pflegewissenschaft (Friesacher, 2017).« Dies betrifft im Wesenskern der Pflege auch die spirituelle, existentielle Dimension des Menschen. Der Prozess einer Standard-Entwicklung mit dem DNQP und dem Expertengremium dazu hätte dem fachlich-theoretischen Diskurs im Berufsfeld eine neue Dynamik ermöglicht und dem Berufsstand zu neuer Deutungsmacht verholfen. Hier bleibt eine Leerstelle, die Relevanz für alle Berufsfelder und Verantwortungsbereiche von Pflege hat und auch eine verpasste Chance für die Ressourcenstärkung Pflegender in den breiten und vielfältigen Versorgungsfeldern gerade in dieser Zeit darstellt.

11.16 Literatur

Abbott, A. (1988). *The System of Professions.* An Essay on the Division of Expert Labor. Chicago: University of Chicago Press.

Adorno, Theodor W. (1970), *Gesammelte Schriften, Band 6: Negative Dialektik. Jargon der Eigentlichkeit.* Frankfurt am Main: Suhrkamp.

Benner, P. & Tanner, Ch. A. & Chesla, C. A. (2000). Pflege*experten: Pflegekompetenz, klinisches Wissen und alltägliche Ethik*, Bern: Hogrefe.

Büscher, A. & Krebs, M. (2022), Qualität in der Pflege, Stuttgart: UTB.

Bundeszentrale für gesundheitliche Aufklärung (2001). *Forschung und Praxis der Gesundheitsförderung, Band 06: Was erhält Menschen gesund? Antonovskys Modell der Salutogenese*, https://shop.bzga.de/band-06-was-erhaelt-menschen-gesund-antonovskys-modell-der-salutogen-60606000/ (Abruf: 20.02.2025).

Conradi, E. (2001). *Take Care. Grundlagen einer Ethik der Achtsamkeit.* Frankfurt am Main, New York: Campus. Zugl. Diss. Universität Basel 1999.

Darmann-Finck, I. (2000). *Kommunikative Kompetenz in der Pflege. Ein pflegedidaktisches Konzept auf der Basis einer qualitativen Analyse der pflegerischen Kommunikation.* Stuttgart, Berlin, Köln: Kohlhammer.

Friesacher, H. (2008).*Theorie und Praxis pflegerischen Handelns. Begründung und Entwurf einer kritischen Theorie der Pflegewissenschaft.* Wien und Köln: Vandenhoek und Ruprecht.

Friesacher, H. (2015). Wider die Abwertung der eigentlichen Pflege. In: I*ntensiv2015*; 23(4): 200–214 © Georg Thieme Verlag KG Stuttgart New York· DOI 10.1055/s-0035-1556893

Friesacher, H. (2017). *Professionalisierung der Intensivpflege – Handeln in Spannungsfeldern.* Vortrag auf der 6. Fachtagung der DGP am 17.03.2017 in Witten, https://dg-pflegewissenschaft.de/wp-content/uploads/2017/05/Friesacher-Professionalisierung_der_Intensivpflege_Witten_2017.pdf (Abruf 20.02.2025).

Fuchs, Th. (2023). *Psychiatrie als Beziehungsmedizin. Ein ökologisches Paradigma.* Stuttgart: Kohlhammer.

Höhmann, U. (2006). »Hilfehandeln« als Tätigkeit der beruflichen Pflege. Eine Annäherung an zentrale Elemente eines Bezugsrahmens in der Verschränkung von systemischer und handlungstheoretischer Perspektive. In: *Pflege und Gesellschaft, 11*(3): 17–31.

Honneth, A. (1994). *Kampf um Anerkennung. Zur moralischen Grammatik sozialer Konflikte.* Frankfurt am Main: Suhrkamp.

Käppeli, S. (1997). *Pflegekonzepte 1: Phänomene im Erleben von Krankheit und Umfeld.* Bern: Huber.

Kitwood, T. (2008). *Demenz: Der person-zentrierte Ansatz im Umgang mit verwirrten Menschen.* München: Huber.

Krohwinkel, M. (2013). *Fördernde Prozesspflege mit integrierten ABEDLs.* Bern: Hogrefe.

Kuckeland, H. (2020). *Handeln wider besseres Wissen im Körperpflegeunterricht. Pflegedidaktisches Professionswissen und Professionshandeln von Lehrenden in der Pflegeausbildung.* Münster / New York, Waxmann.

McCann, K. & McKenna, H. P. (1993). An examination of touch between nurses and elderly patients in a continuing care setting in Northern Ireland. In: *Journal of Advanced Nursing, 18*(5): 687–853.

Mead, G. H. (1975). *Geist, Identität und Gesellschaft. Aus der Sicht des Sozialbehaviorismus.* Frankfurt am Main: Suhrkamp.

Neuweg, G. H. (2020). *Könnerschaft und implizites Wissen. Zur lehr-lerntheoretischen Bedeutung der Erkenntnis- und Wissenstheorie Michael Polanyis* (4., aktual. Aufl.). Münster, New York: Waxmann.

Oevermann, U. (2005). Wissenschaft als Beruf. Die Professionalisierung wissenschaftlichen Handelns und die gegenwärtige Universitätsentwicklung. In: *Die Hochschule: Journal für Wissenschaft und Bildung 14*(1): 15–51.

Olbrich, C. (2023). *Pflegekompetenz. Kompetenz im pflegerischem Wissen und Können.* 4. überarbeitete Auflage, Bern: Hogrefe.

Quernheim, G. & Zegelin, A. (2025). *Proud to be a nurse! Berufsstolz in der Pflege. Das Mutmachbuch.* Göttingen: Hogrefe.

Remmers, H. (2018). Anmerkungen zum ›Schicksal‹ von Care-Berufen im Kontext gesellschaftlicher Erosionskrisen. In: Balzer, S., Barre, K., Kühme, B. und von Galen-Hoops, W. (Hrsg.) (2018): *Wege kritischen Denkens in der Pflege. Festschrift für Ulrike Greb*. Frankfurt a. M.: Mabuse-Verlag, S. 102–117.

Rosa, H. (2019). *Resonanz. Eine Soziologie der Weltbeziehung.* Frankfurt am Main: Suhrkamp.

Schelling, F. W. J. (1797). *Ideen zu einer Philosophie der Natur*, Bd. I,5.Stuttgart-Bad Cannstatt: frommann-holzboog.

Schmitz, H. (2009). *Kurze Einführung in die Neue Phänomenologie*. Baden-Baden: Karl-Alber-Verlag / Nomos.

Schützendorf, E. (2020). Komm*unikation mit Menschen mit Demenz. Worte, Gesten und Blicke, die berühren.* Köln: medhochzwei.

Strauss, A. , Fagerhaugh, S., Suczek, B. & Wiener, C. (1985). *Social organization of medical work.* Chicago: University of Chicago Press.

Schwanitz, D. (1995). *Der Campus. Roman*, Frankfurt am Main: Eichborn.

Schwenk, M. (2005), *Professionelles Handeln. Oevermanns Theorie und die Professionalisierung in der Pflege.* München: GRIN, https://www.grin.com/document/287953.

Strauss, A., & Corbin, J. (1994). Grounded theory methodology: An overview. In: N. K. Denzin & Y. S. Lincoln (Eds.), *Handbook of qualitative research* (pp. 273–285). Sage Publications, Inc.

Uzarewicz, Ch. & Gugutzer, R. & Uzarewicz, M. & Latka, T. (2023). *Berühren und berührt werden. Zur Phänomenologie der Nähe.* Baden-Baden: Karl-Alber-Verlag / Nomos.

Wettreck, R. (2020). *»Am Bett ist alles anders« – Perspektiven professioneller Pflegeethik.*, Münster: Lit.

Wiener, C. N. (1997). *Social Organization of Medical Work.* Milton Park, Abingdon, Oxfordshire, England, UK: Routlegde.

Zieger, A. (2005). *Körpersemantik und körpernaher Dialogaufbau am Beispiel von Wachkoma-Patienten mit praktischen Übungen zur Selbsterfahrung.* https://www.a-zieger.de/Dateien/Vortraege/FolienUniGreifswald2005.pdf (Abruf 20.02. 2025).

Teil III Expertise zu Spiritual Care in Pflegeberufen

12 Spiritual Care in der Praxis (SCP) – ein Thema für einen Expertenstandard in der Pflege?

Hermann Brandenburg, Daniela Kiefer-Fischer, David Leopold & Nicole Stöbich

»Je mehr eine wissenschaftliche Disziplin dem ›Ideal‹ exakter Empirie sich annähert, um so ausschließlicher arbeitet sie an Präparaten und Messdaten, die sie von der Zufälligkeit der Erscheinung ihrer Gegenstände unabhängig machen. Unter dem Mikroskop des Pathologen liegt nicht der Kranke, der nicht zu sehen bekommt. [...] Wie mancher Mathematiker nicht mehr rechnen, kann mancher Astronom die alten Sternbilder nicht mehr zeigen. Für ihn hat das Objekt Positionsdaten, die in den Steuerungscomputer des Instruments eingegangen eingegeben werden – was sich dann meldet, ist es.«
(Hans Blumenberg, 1987: Das Lachen der Thrakerin. Eine Urgeschichte der Theorie, o. S.)

Vorbemerkung

Sinn und Zweck dieser Expertise ist es, den Forschungsstand zu Spiritualität in der Pflege auf den Punkt zu bringen und eine Entscheidung des Lenkungsausschusses des DNQP im Hinblick auf ein Pro oder Contra für einen Expertenstandard zu unterstützen.

Die vorliegende Expertise wurde im Rahmen des Modellprojektes *Spirituelle Begleitung am Lebensende* (SpECi)[37] erstellt. Auftraggeberin war Frau Dr. Giebel für die Steuerungsgruppe des Modellprojekts SpECi, das bei der Diakonie Deutschland verortet und in Zusammenarbeit den Evangelischen Kliniken Essen-Mitte (KEM) als Projektträger sowie der Universität Witten/Herdecke (UWH) als gleichberechtigtem Projektträger durchgeführt wurde (Hinweis der Hrsg.: Das Projekt wurde im Zeitraum 09/2020 bis 04/2024 durchgeführt).

Die Expertise selbst wurde von einem kleinen Forschungsteam erstellt, welches von Hermann Brandenburg (UWH) geleitet wurde.

Im Zeitraum vom 01.11.2023 bis 15.02.2024 wurde eine Literaturrecherche erstellt, ein Expertenpanel ausgewertet sowie vier Experteninterviews mit Praktiker:innen ausgewertet. Ebenfalls wurden die vorliegenden Erfahrungen bei der Umsetzung einer Pflege berücksichtigt, die fundiert die spirituelle Dimension der Betreuten als unverzichtbar und gleichwertig zur physischen, psychischen und sozialen versteht und in den Alltag integriert. In der zur Verfügung stehenden Zeit konnte nur ein erster empirischer Hinweis generiert werden, die Limitationen – auch aufgrund des begrenzten

37 Spirituelle Begleitung am Lebensende – Entwicklung und Erprobung einer Implementierungsstrategie im Rahmen eines Modellprojektes mit Pilotcharakter (kurz: SpECi) Sponsoren: Stiftung Wohlfahrtspflege NRW, Friede Springer-Stiftung und Diakonie Rheinland-Westfalen-Lippe. SpECi ist ein gefördertes wissenschaftliches Projekt in Kooperation mit der Deutschen Gesellschaft für Palliativmedizin e. V. (DGP), dem Deutschen Hospiz- und PalliativVerband e. V. (DHPV), der Diakonie Deutschland im Evangelischen Werk für Diakonie und Entwicklung e. V. (EWDE e. V.), dem Diözesan-Caritasverband für das Erzbistum Köln e. V. und ALPHA NRW, den Ansprechstellen im Land Nordrhein-Westfalen zur Palliativversorgung, Hospizarbeit und Angehörigenbegleitung sowie der Charta zur Betreuung schwerstkranker und sterbender Menschen in Deutschland. Projektträger und gleichberechtigte Kooperationspartner sind die Evangelischen Kliniken Essen-Mitte gGmbH und die Professur für Lebensqualität, Spiritualität und Coping, Fakultät für Gesundheit (Department für Humanmedizin) der Universität Witten/Herdecke.

Seitenumfangs – müssen kritisch beachtet werden. Dennoch kann der vorliegende Text als ein erstes Votum für die Entwicklung und Umsetzung eines Expertenstandards *Spiritual Care in der Praxis (SCP)* angesehen werden. Das zentrale Argument besteht darin, dass die Platzierung des Themas ein Beitrag zur Professionalisierung in der Pflege ist (auch gegenüber Medizin und Theologie) und Expertenstandards – trotz mancher Kritik – als ein für Pflegewissenschaft und Pflegepraxis hoch bedeutsames Instrument zur Qualitätssicherung angesehen werden müssen. Dabei ist es ein Anliegen dieser Expertise, (auch) über den Tellerrand hinauszublicken. Denn die nachhaltige Umsetzung von SCP ist letztlich eine Aufgabe, die nicht nur das Engagement und die Qualifikation der Pflegenden betrifft. Die Forschungslage verweist eindeutig darauf, dass die substanzielle Unterstützung durch die Fachgesellschaften, Trägerverbände und Einrichtungen (Krankenhäuser, ambulante Dienste und Pflegeheime) eine wesentliche Voraussetzung für einen gelungenen Theorie-Praxis Transfer darstellt.

Im Folgenden sollen fünf Punkte thematisiert werden.

1. In einem ersten Schritt geht es darum zu klären, was unter SCP verstanden werden soll. Bereits eine kurze Recherche in Bibliothekskatalogen und Datenbanken sowie im Internet zeigt eine unüberschaubare Vielzahl und Bandbreite von Publikationen – angefangen von der Auseinandersetzung mit Begriff und Bedeutung von SpC in verschiedenen Disziplinen, einer Verankerung des Konzepts in Leitbildern, Curricula und Kompetenzkatalogen sowie erste Hinweise zu Implementierungsstrategien für Gesundheitseinrichtungen. Dabei ist die internationale Debatte fortgeschritten; es gibt in den deutschsprachigen Ländern jedoch eine Tradition, auf die verwiesen werden soll. Aber was bedeutet SpC durch Gesundheitsberufe (vor allem die Pflege) – auch in Abgrenzung zur seelsorglichen SpC?[38]
2. Aufbauend auf dieser Begriffsklärung geht es um die Ergebnisse unserer Literaturanalyse. Ein Scoping Review war ursprünglich geplant; mit vorläufigen Ergebnissen eines Rapid Reviews[39] mussten wir uns (vorerst) zufriedengeben. Wir haben eine internationale Datenbankrecherche sowie eine Handsuche durchgeführt. Mit diesen Ergebnissen konnte zumindest ein erster Überblick über den Stand der Diskussion ermittelt werden. Dabei hat uns immer wieder der Bezug zur deutschsprachigen Forschung interessiert. Wir zeigen zunächst, dass SpC positive Auswirkungen auf den Gesundheitszustand hat. Ebenfalls wird deutlich, dass SCP nicht allein auf die Palliativ- und Hospizpflege beschränkt ist, sondern auch andere Settings, Lebensphasen und Krankheitsbilder umfasst. Am Ende wird deutlich, dass ein existenzieller Zugang – und darum handelt es sich bei SCP – nicht auf ein bestimmtes Setting, onkologische Erkrankungen oder eine spezifische Personen- oder Altersgruppe reduziert sein darf und an bestimmte qualifikatorisch-organisationalen Kontextfaktoren verbunden ist.

38 Zur Spiritualität der Sozialarbeit im Hospiz vgl. Graupner, 2008.

39 Anmerkung (11.05.2024): Aufgrund der begrenzten zeitlichen und personellen Ressourcen war die Durchführung eines vollständigen Rapid Reviews nicht möglich. Die Ergebnisse basieren daher auf einer selektiven Literaturauswahl, die aus den im Rahmen der initialen Datenbankrecherche bis zu einem festgelegten Stichtag gesichteten Volltexten getroffen wurde. Das konkrete Vorgehen wird in der Methodik detailliert beschrieben.

3. Ein dritter Schritt fasst die Ergebnisse eines Expertenpanels vom 19.12.2023 zusammen, bei dem Theolog:innen wie auch Pflegewissenschaftler:innen involviert waren. Diskutiert wurden nicht nur die Grundlagen von SCP, sondern auch die Relevanz und Umsetzung in der Pflege (sowohl für Gesundheit/Wohlbefinden der Betroffenen wie auch der Pflegenden). Ebenfalls ging es um die Frage welche Aufgaben- und Kompetenzprofile mit dem Thema in der Pflege konkret verbunden sind. Im Ergebnis wurde folgendes deutlich: Trotz überwiegend positiver Effekte, die in der Forschung herausgearbeitet wurden, muss auch auf Grenzen verwiesen werden. So legen neuere Untersuchungen nahe, dass mit der Einführung von SCP ein moralischer Anspruch entsteht, der unter den gegenwärtigen Rahmenbedingungen nicht bzw. kaum von den Pflegekräften eingelöst werden und Moral Distress evtl. sogar noch erhöhen kann (Wang et al., 2021; vgl. auch Frick et al., 2022; kontrovers dazu: Büssing et al., 2022, 2024).
4. Weiterführend thematisiert ein vierter Abschnitt den Transfer in die Praxis. Welche Erfahrungen liegen hier vor? Welche fördernden und hemmenden Faktoren müssen genannt und bearbeitet werden? Und vor allem – wie muss die Aus-, Fort- und Weiterbildung aufgestellt werden, dass sie einerseits die adäquaten Kompetenzen vermittelt (und erweitert), andererseits aber auch die geringe 'Didaktisierbarkeit' des Gegenstandsbereichs und die schwierigen Rahmenbedingungen der pflegerischen Praxis reflektiert (Giebel et al., 2014)? Vor allem die in den Experteninterviews und dem Panel formulierten Positionen kommen hier zur Geltung.
5. Das abschließende Resümée fasst die Kernpunkte zusammen, akzentuiert die Chancen der Einführung von SCP, adressiert (noch einmal) die Voraussetzungen, unter denen es gelingen kann: Klares Konzept, adäquate Fortbildung und systematische multiprofessionelle Unterstützung, pflegefreundliche Organisationsentwicklung. Und dazu gehört auch, dass am Ende eine gute Mischung zwischen einem strukturierten »Assessment« und einer Offenheit für nicht standardisierbare Begegnungen gefunden wird.

12.1 Spiritual Care und Pflege

Hermann Brandenburg & Daniela Kiefer-Fischer

12.1.1 Die eher verhaltene deutschsprachige Debatte

Wie bereits oben erwähnt gab es bereits – vor allem in den USA – eine lange Diskussion zu Spiritualität in einem breiten Sinne, aber auch speziell bezogen auf den Gesundheits- und Pflegebereich. In Deutschland wird die Debatte vor allem von der Theologie (z.B. Roser, 2017), der Medizin (z.B. Büssing, 2011) oder der Philosophie/Ethik (z.B. Storms & Woopen, 2023) geführt. In der deutschen Pflege ist das Thema eher randständig geblieben, frühe Versuche – denken wir z.B. an das Pflegelehrbuch der Schweizer Krankenschwester Liliane Juchli aus den

1970er/1980er Jahren – wurden nicht weiterverfolgt.[40] Auch die Arbeiten von Käppeli (1998, 2001), vor allem mit dem Fokus auf das Mit-Leiden, wurden nur ansatzweise zur Kenntnis genommen. Aber bereits Mayer (2009)[41] hatte ein professionspolitisches Argument formuliert, denn »[...] auch wenn in der Praxis – sowie in der Wissenschaft – momentan zweifelsohne eine Überbewertung technischer und forschungsbasierter Aspekte (im Sinne naturwissenschaftlicher Forschung) stattfindet, das die Grundlagen der pflegerischen Beziehung, den Gedanken der Ganzheitlichkeit des Menschen in der pflegerischen Begegnung in den Hintergrund drängt – heißt es nicht, dass es grundsätzlich ein Widerspruch zwischen der Entwicklung der Pflege als wissenschaftliche Disziplin und der Anerkennung einer spirituellen Dimension des pflegerischen Handelns geben muss.« (Mayer, 2009, S. 79)

Dieser wichtige Hinweis wurde in der fachlichen Diskussion und im berufspolitischen Diskurs nicht aufgegriffen.[42] Auch neuere Beiträge (z. B. Remmers, 2021) bleiben Ausnahmen. Vor allem aber wurde der internationale Diskurs in der deutschen Pflege(-wissenschaft) nicht wirklich rezipiert (vgl. insgesamt als Überblick für die neuere Literatur Städler (2013), zur Diskussion um SpC in der deutschsprachigen Pflegewissenschaft vgl. insbesondere Peng-Keller & Rettke, 2017[43]). Für diese Situation mag es unterschiedliche Gründe geben. Einerseits setzte der Professionalisierungsdiskurs in Deutschland, u. a. mit der Orientierung am Pflegeprozess, andere Akzente. Andererseits mag auch eine Skepsis gegenüber Unklarheit

40 Die Haltung von Liliane Juchli, ihr Berufsverständnis und ihre Ethik sind nach wie vor bedeutsam, aus der grundständigen Lehre allerdings verschwunden. Juchli fundierte ihr Pflegeverständnis im Sinne einer Ganzheitlichkeit, schärfte im Sinne einer Professionsentwicklung das Rollenverständnis Pflegender, öffnete Pflege als kreativen Prozess. In ihrem Werk *Heilen* thematisierte sie nicht nur Haltungen und die Perspektiven professioneller Pflege, sondern hinterlegte in den jeweiligen Kapiteln Anleitungen zur Selbstreflexion und Selbstpflege, um gesund im Beruf bleiben zu können. Im Mittelpunkt ihres Verständnisses stand nicht nur der Betroffene, sondern die Bedeutung der Gesundheit Pflegender im Berufsverständnis.

41 Mayer führt in dem o. g. Beitrag die geschichtliche Motivlage der Pflege aus, greift auf wesentliche Akteur:innen, u. a. Nightingale, zurück und analysiert die Pflegeliteratur der 90er Jahre des 20. Jahrhunderts unter dieser Überschrift. Dabei streift sie ebenfalls die Frage nach der Theoriebildung für die Pflege, welche diese Dimension der Spiritualität in der deutschen Rezeption noch offenlässt.

42 Ausnahmen bestätigen die Regel. Und vielleicht kann die Kompetenztheorie von Christa Olbrich (2018 bzw. 2023) so gelesen werden, denn für sie ist SPC Bestandteil der (Pflege)-Kompetenz: »Spirituelle (Pflege-)Kompetenz ist das Wissen um eine geistige Dimension und die Ausrichtung des Handelns auf diese Dimension« (Olbrich, 2018: 307). Und weiter heißt es: [...] Denn jeder Handgriff, sei er auch noch so gering, birgt universelle Werte des Menschen in sich. Dabei kommt es, [...] nicht nur darauf an, *was* (H.i.O.) gemacht wird, sondern *wie* (H.i.O.) es gemacht wird. »[...] Jede Berührung, jedes Wort, jede Kleinigkeit des Alltags kann der Ausdruck und das Leben von Spiritualität sein« (Rabe, 2011:10 zitiert in Olbrich, 2018: 333). Olbrich definiert in diesem Sinne als Grundlage somit eine Haltung, keine Verrichtung bzw. Tätigkeit. Insbesondere kommt hier dem leiblichen Zugang durch professionell Pflegende eine Schlüsselrolle zu (vgl. dazu auch Friesacher, 2008, 2009, 2019, 2022). Auch Kiefer-Fischer (2023) hat über das Berührungskonzept respectare® die leibphänomenologischen Zugänge der Berührungsarbeit und die Dimensionen für Pflegende auch im Zugang zur spirituellen Ebene und die innenliegenden Effekte für die »Selbstpflege« der Pflegepersonen aufgezeigt (▶ Kap. 8). Und Amekor (2019, 2023) argumentiert ähnlich und plädiert dafür – auch in der Auseinandersetzung mit der Einführung von KI in der Pflege – leibliche Resonanzen auch im Sinne von SPC als Kernelement pflegerischen Handelns weiter zu konkretisieren.

43 Die genannte Literaturrecherche zum Stand der Diskussion um Spiritual Care in der deutschsprachigen Pflegewissenschaft konnte u. a. feststellen, dass im Recherchezeitraum von 2010 bis 2017 kein einziger Beitrag zum Thema in der »Zeitschrift für Pflegewissenschaft«, der »Pflege« sowie der »Pflege & Gesellschaft« erschienen ist.

des Konzepts (und seiner angeblichen Nähe zur Esoterik) abschreckend gewirkt haben. Schließlich haben die in den letzten Jahren immer problematischer werdenden Rahmenbedingungen der Pflege vor Ort, insbesondere in der Langzeitpflege, Auswirkungen gehabt – die der Personalnot ist nur ein Hinweis dafür.

Im Ergebnis wurde jedenfalls der Diskurs weitgehend anderen Disziplinen (vor allem der Theologie und der Medizin) überlassen – interessanterweise genau jenen Akteuren und Instanzen, aus denen sich die Pflege ja zu befreien versucht(e). Andere – und nicht die Pflege-(wissenschaft) – haben darüber debattiert, welche Abgrenzungen, Überschneidungen und Spannungsfelder zwischen Seelsorge und SpC existieren (z. B. Büssing & Kohls, 2011, Büssing et al., 2024, Heller & Heller, 2018; Knoll, 2015; Nauer, 2015; Weiher, 2008), Patientenbedürfnisse erforscht und Assessments entwickelt (z. B. Büssing et al., 2022; Frick, 2019;) oder in Netzwerken, Praxisprojekten und Weiterbildungsangeboten das (christliche) Profil von Organisationen zu schärfen versucht (z. B. Gerundt et al., 2023; Linseisen et al., 2020; Lubatsch, 2012; Maidl et al., 2018; Reber, 2012; Utsch, 2010). In der Publikationslandschaft finden sich Forschungsarbeiten einschlägig bekannter Autorinnen und Autoren (z. B. Büssing, Frick, Giebel, Kloke, Peng-Keller), Positionspapiere von Kirchen, Verbänden und medizinischen Fachgesellschaften (z. B. Die Deutschen Bischöfe – Pastoralkommission, 2021; Evangelische Kirche Deutschland, 2020) oder Curricula (z. B. Giebel et al., 2014).

12.1.2 Unterscheidung von seelsorgerlicher und gesundheitsberuflicher Spiritual Care

Besonders stark ist SpC im Palliative-Care-Setting verortet, wozu Cicely Saunders Konzept vom »Total Pain« beigetragen haben dürfte (Chilian, 2022) und was sich u. a. in der viel zitierten WHO-Definition von Palliative Care (World Health Organisation) sowie der S 3-Leitlinie Palliativmedizin (Leitlinienprogramm Onkologie 2021) widerspiegelt, wo spiritueller Schmerz und spirituelle Bedürfnisse explizit Erwähnung finden. Unterstützt wurde die Verbreitung zusätzlich durch die Professuren für SpC in München (LMU: Roser, Frick, TU: Frick) und Zürich (Peng-Keller), durch Fachgesellschaften wie die IGGS (Internationale Gesellschaft für Gesundheit und Spiritualität), FISG (Forschungsinstitut für Spiritualität und Gesundheit) oder die Sektion SpC der Deutschen Gesellschaft für Palliativmedizin, bzw. Projekte wie SpECi (sehr präsent durch das Pflegenetzwerk des BMG: https://pflegenetzwerk-deutschland.de/spiritual-care-als-teil-ganzheitlicher-pflege-verstehen).
Als Ergebnis kann zusammenfassend eine eher engeren Sichtweise als individuelle Glaubenspraxis, »subjektive Dimension und Kern einer religiösen Tradition« (Heller & Heller, 2014) differenzieren von einer eher breiten Auffassung, die Spiritualität bestimmt als »einer Art zu leben (…), die Verbundenheit mit sich, anderen, der Natur und/oder Umgebung und/oder einer höheren Macht beinhaltet, in der ein Lebenssinn identifiziert werden kann sowie Menschen über sich, den Alltag und/oder das Leiden hinauswachsen können« (Weathers et al., 2016, zitiert nach Zumstein-Shaha & Alder, 2018, 283)[44].

44 In ihrer Konzeptanalyse, die aus Sicht der Pflegewissenschaft entwickelt wurde, identifizieren Weathers et al. (2016) drei Hauptelemente von Spiritualität, nämlich »Verbundenheit« (connectedness),

Für das unserem Beitrag zugrundliegende Verständnis ist zunächst eine Unterscheidung wichtig, die Peng-Keller (2019) getroffen hat. Er unterscheidet zwischen seelsorglicher und gesundheitsberuflicher SpC. Der zuerst genannte Bereich betont, dass der Seelsorge innerhalb des multiprofessionellen Betreuungsteams eine spezifische Rolle zukommt, die vor allem durch eine fachliche Expertise begründet wird. Seelsorger:innen – so Peng-Keller – stehen für die Glaubensgemeinschaft ein, der sie selbst angehören und die sie ggf. dafür beauftragt. Sie sind im besten Fall Vertrauenspersonen für all das, was Menschen mit dem Thema Spiritualität und Religion verbinden. Gesundheitsfachpersonen neigen im Unterschied dazu eher zu einer Privatisierung religiös-spiritueller Einstellungen und Haltungen.[45] Und zwar vor allem wegen einer Orientierung am biomedizinischen Paradigma. Insofern – so Peng-Keller (2019) – könne das gegenwärtige Bemühen eine spezifisch ärztliche, pflegefachliche oder psychologische SpC zu entwickeln, nicht darauf beschränkt sein, Angehörigen dieser Berufsgruppen einige neue Kenntnisse und Kompetenzen zu vermitteln. Die eigentliche Herausforderung dürfte in der Revision eines verfestigten professionellen Selbstbilds liegen. Und um spirituelle Aspekte in pflegerischen Aufgaben zu berücksichtigen, bedarf es anderer Kompetenzen, als wenn es darum geht, sie beispielsweise in eine psychoonkologische Begleitung oder eine ärztliche Diagnosemitteilung einzubeziehen. Mehr noch – SpC muss Bestandteil eines gesundheits- und sozialberuflichen Selbstverständnisses sein und darf nicht additiv verstanden werden, denn: »Es geht nicht um eine zusätzliche Aufgabe, die mit den schon bestehenden in Konkurrenz tritt, sondern um eine zusätzliche Kompetenz, die es ermöglicht, den primären Handlungsauftrag besser und patientenorientierter zu erfüllen« (Peng-Keller 2019, S. 130).

12.1.3 Erste Konsequenzen für ein pflegebezogenes Verständnis von SCP

Eine Zusammenschau konfessionell und nicht konfessionell gebundener Sicht- und Deutungsweisen zeigt, dass Spiritualität ein tiefes Verlangen nach Lebenssinn ausdrückt. Und glaubwürdige Antworten auf diese Frage können gegenwärtig »offensichtlich nur noch in sehr lockerer Verschränkung mit konfessionellen Deutungsmustern gegeben werden« (Remmers, 2021, S. 913). Auf zwei Konsequenzen verweist Remmers. Erstens betont er, dass der Fixpunkt einer Suche nach Lebenssinn sich nicht in somatischen und physischen Abläufen erschöpft. Und das

»Transzendenzen« (transcendences) sowie »Sinnfindung im Leben« (meaning in life). Erwähnenswert ist auch eine systematische Literaturanalyse von Zumstein-Shaha & Alder (2018) zu Spiritual Care bei Patientinnen und Patienten mit einer neuen Krebsdiagnose. Ergebnis und Schlussfolgerung: Spirituelle Bedürfnisse der Patient:innen lassen sich nachweisen, werden aber nicht systematisch erhoben. Und es wird auch kaum darauf eingegangen. Sie sind jedoch gesundheitsrelevant. Das Erfassen und Eingehen auf spirituelle Bedürfnisse kann von Fachpersonen im interdisziplinären Team erfolgen. Je nach Bedarf ist eine Überweisung an spezialisierte Fachpersonen notwendig. Insgesamt wünschen sich Patient:innen ein stärkeres Engagement der Gesundheitsfachpersonen.

45 Interessant sind in diesem Zusammenhang zwei empirische Erhebungen, die in der Westschweiz durchgeführt wurden. In der von Winter-Pfändler et al. (2011) realisierten Studie wurden über 230 Stationsleitungen auf ihre Einstellungen zu spirituellen Aspekten der Pflege befragt. Sie kommt zum Ergebnis, dass »Pflegende (…) mehrheitlich ein eher umfassendes Pflegeverständnis (…) haben, welches auch spirituelle/religiöse Aspekte einschließt« (Winter-Pfändler, 2011, S. 18). Zu demselben Ergebnis kommt auch die von Christoph von Dach durchgeführte Umfrage (von Dach & Osterbrink 2013), die einen spezifischen Ausbildungsbedarf betont.

ist aus unserer Sicht für die Pflege – in welchen Settings auch immer – bedeutsam. Und zweitens verweist er darauf, dass Spiritualität durch eine »›transformative‹ Verwirklichung des Ichs über die materiellen und dinglichen Gegebenheiten hinaus charakterisiert sei« (Weismayer & Rauch, 2005, zitiert nach Remmers, 2021, S. 914).

Wenn man Einbezug der spirituellen Dimension in die Pflege/durch die Pflege ernst nimmt, dann ist eine Orientierung an der im Jahre 2010 von der European Association for Palliative Care (EAPC) formulierten Definition von Spiritualität hilfreich. Dort heißt es: »Spiritualität ist die dynamische Dimension menschlichen Lebens, die sich darauf bezieht, wie Personen (individuell und in Gemeinschaft) Sinn, Bedeutung und Transzendenz erfahren, ausdrücken und/oder suchen, und wie sie in Verbindung stehen mit dem Moment, dem eigenen Selbst, mit Anderen/m, mit der Natur, mit dem Signifikanten und/oder dem Heiligen« (Nolan et al., 2011).

Drei Bereiche werden differenziert: *Existenzielle Herausforderungen, Wertfragen und religiöse Aspekte.* Die existentiellen Herausforderungen beziehen sich z. B. auf die Identitätsbildung, die Auseinandersetzung mit Leid und Tod sowie den Umgang mit Freiheit und Verantwortung. Wertfragen adressieren jene Aspekte, die von der Person als bedeutsam wahrgenommen werden. Es geht um das Verhältnis zur eigenen Person, zur Familie und Freunden sowie zu Materiellem, auch zur Natur, Kultur und Kunst. Und der dritte Bereich, d. h. die religiösen Aspekte und Grundlagen, umfasst den Glauben, insbesondere religiöse Inhalte und Praktiken sowie die Beziehung zu Gott oder dem Transzendenten (vgl. insgesamt Kloke et al., 2023; vgl. auch zur Verbindung von Pflege und (Altenheim)-Seelsorge die Debatten um das Transferforum »Pflege und Seelsorge«, ebenfalls die Beiträge in der Fachzeitschrift »Wege zum Menschen«).

Konkret für die Pflegearbeit hat der Pflegepädagoge und Theologe Knoll (2020) einen praktischen Zugang für Pflegende konkretisiert, in dem die Identifikation von Bedarfen bzw. Bedürfnissen mit dem Stufenmodell (nach Sinclair & Chochinov, 2012) berücksichtig wurden: Er unterscheidet zwischen der a) Haltungsarbeit im Rahmen einer ersten Kontaktaufnahme, b) der Herstellung von Vertrauen bei Gesprächen über Alltägliches, c) der Fokussierung auf das eigentliche Anliegen im Rahmen einer existenziellen Kommunikation, d) der Aktivierung spiritueller Ressourcen durch Unterstützung der Selbstorganisation der Betroffenen sowie e) der Einbindung weiterer Professionen, wenn es um eine Vertiefung und weitere Bearbeitung der Problematik geht bzw. gehen soll.

Und das setzt natürlich nicht nur Sensibilität bei den Pflegenden, sondern auch eine qualifikatorische Unterstützung bzw. Supervision der Beteiligten voraus. Denn Voraussetzung für ein Gelingen der Kommunikation ist ein Selbstverständnis und eine professionelle Rollenbestimmung der Pflege, die nicht über das Ziel hinausschießt. Denn im Bemühen, das »originär« Pflegerische zu bestimmen, sind pflege- und berufspolitische Bestimmungen häufig durch ein hohes Abstraktionsniveau und normativen Implikationen im Hinblick auf »umfassende« und »ganzheitliche« Pflege gekennzeichnet. Dieses idealtypische Bild kontrastiert mit der Realität, die es kaum erlaubt, diesen hohen Anspruch umzusetzen. Dieser Hinweis spricht also für eine gewisse Vorsicht bei der Integration spiritueller Aspekte in die Pflegedefinition. Umgekehrt besteht aber eben genau damit die Möglichkeit, eine Qualität der Pflegearbeit neu zu akzentuieren, die man als Resonanzkompetenz beschreiben könnte. Denn trotz aller Standardisierung, Maschinisierung und Taylorisierung des Pflegegeschehens – die Unverfügbarkeit (gerade auch in der Begegnung mit den Patient:innen) bleibt ein Element, für das die Pflege(-praxis) offen gehalten werden muss. Die Alternative wäre ihre Ersetzung durch technische Systeme. Es kommt hier auf das richtige Maß an.

12.2 Spiritualität in der Pflege ist ein weites Feld – Erste Ergebnisse einer Literaturanalyse[46]

Nicole Stöbich & Daniela Kiefer-Fischer

12.2.1 Ziel und Fragestellung

Das Ziel der Literaturanalyse bestand darin, Literatur zu identifizieren, die sich mit der Relevanz von SpC [47] in professionellen Pflegekontexten befasst. Um die Relevanz der Thematik darzustellen, wurden folgende Fragenstellungen formuliert:

- Welche spezifischen Themen und Aspekte im Bereich SpC werden im Kontext der professionellen Versorgung von Patient:-innen diskutiert und/oder untersucht?
- Inwieweit liegen Erkenntnisse vor, die die Bedeutung dieses Themas für die Qualität der Pflegepraxis belegen?
- Welche Interventionen werden im Rahmen von SpC beschrieben?
- Welche Ergebnisse (Outcomes, Auswirkungen) im Zusammenhang mit Interventionen liegen vor?

12.2.2 Methodisches Vorgehen

Die vorliegende Literaturrecherche lehnt sich aufgrund der Zeitlimitierung[48] und der eingeschränkten personellen Ressourcen an die Methode des Rapid Review[49] (Seidler et al., 2021; Tricco et al., 2020) an. Um die Recherche zu beschleunigen, werden verschiedene Methoden der Rationalisierung angewendet (Seidler et al., 2021, Tricco et al., 2020). Folgende Rationalisierungsmaßnahmen wurden in diesem Review angewendet:

- Begrenzung der Recherche auf eine Datenbank (Seidler et al., 2021). Ausgewählt wurde aufgrund der Relevanz für die Pflege die Datenbank CINAHL (via EBSCOhost).
- Parallelisierung von Volltext-Screening-Prozess und Datenextraktion.
- Wegfall vom 4-Augenprinzip im Screeningprozess und bei der Datenextraktion.

---

46 Eine umfassende Literaturliste (vor allem internationaler Literatur) und eine Handsuche-Recherche (vor allem deutschsprachiger Literatur) liegen vor, wurden aber aufgrund des begrenzten Umfangs dieser Expertise nicht eingefügt.

47 Die Grundsatzdebatten um eine mögliche Unterscheidung von Spiritual Care (SpC) und Existential Care sollen an dieser Stelle nicht geführt werden.

48 Der zeitliche Rahmen der Recherche (01.01.–14.02.2024) ergab sich aus einer fristgebundenen Antragstellung beim Deutschen Netzwerk für Qualitätsentwicklung in der Pflege (DNQP) zur Einreichung eines Themenvorschlags für die Entwicklung eines Expertenstandards. Die Datenbankrecherche wurde am 01.01.24 durchgeführt, das Title-Abstract-Screening erfolgte bis zum 28.01.2024.

49 »Ein Rapid Review ist eine Form der Wissenssynthese, die durch Vereinfachung oder Weglassen methodischer Schritte eines traditionellen systematischen Reviews auf schnelle und ressourceneffiziente Weise Evidenz für Stakeholder generiert« (Seidler et al., 2021, S. 175).

Tab. 12.1: Ein- und Ausschlusskriterien.

Einschlusskriterien	Ausschlusskriterien
Deutsche und englische Sprache	Kein Abstract oder Volltext verfügbar
Weltanschauliche Neutralität	Keine weltanschauliche Neutralität bzw. ausschließlich auf Religion bezogen
Auftrag professionelle/berufliche Pflege muss insgesamt vorhanden sein	Fehlender Bezug zu professioneller Pflege oder Pflegekontext
graue Literatur, qualitative, quantitative und gemischte Methoden aller Design (z. B. explorativ, beschreibend, experimentell)	Editorials, Kongresspublikationen
Publikationszeitraum Januar 2012 bis Januar 2024	Publikationszeitraum vor 2012

Tab. 12.2: Suchstrategie CINAHL (via EBSCOhost).

#_PCC	PCC-Schema	Suchbegriffe
S1	Population	patient* OR relatives OR »nursing home resident*« OR client* OR inpatient OR outpatient OR MM patients+ OR MM »extended family«
S2	Concept	»spiritual care« OR »spiritual nursing care« OR spiritual OR spirituality OR »existential care« OR MM »spiritual care« OR MM spirituality
S3	Context	nurs* OR »outpatient care« OR »long term care« OR »palliative care« OR »acute care« OR MM »nursing practice+« OR MM »ambulatory care« OR MM »terminal care« OR MM »palliative care« OR MM »hospice care« OR MM »residential care«
S4	P AND C AND C	#S1 AND #S2 AND #S3; Additional Filters: 2012–2024; Abstract available, Sprache: German/English, human

- Trennung von Handrecherche/Citation Tracking/Datenbankrecherche. Die dargestellten Ergebnisse beziehen sich auf die Datenbankrecherche.

Ein- und Ausschlusskriterien

Die Ein- und Ausschlusskriterien sind in ▶ Tab. 12.1 dargestellt. Der Publikationszeitraum von 2012–2024 wurde zum einen gewählt um die Aktualität der identifizierten Titel zu gewährleisten und zum anderen aufgrund der Herausgabe der Zeitschrift *Spiritual Care* seit dem Jahr 2012.

Suchstrategie Datenbankrecherche

Die Datenbankrecherche erfolgte am 01.01. 2024 in CINAHL (via EBSCOhost). Die Suchstrategie wurde nach dem PCC-Schema (Population – Concept – Context) entwickelt und ist in ▶ Tab. 12.2 dargestellt.

Screeningverfahren und Datenextraktion

Identifizierte Treffer wurde in Rayyan (Ouzzani et al., 2016) importiert und dort von einer Autorin (NSt) auf Eignung geprüft. Die Datenextraktion erfolgte überwiegend durch eine Autorin (NSt), zwei Volltexte wurden durch den weiteren Autor

Hermann Brandenburg (HB) extrahiert. Auf das Verfahren einer unabhängigen Überprüfung sowie Datenextraktion (also durch zwei Personen) musste, wie oben beschrieben, verzichtet werden.

12.2.3 Vorläufige Ergebnisse der Datenbankrecherche

Es wurden insgesamt 2127 Studien identifiziert. Nach Entfernung der Duplikate (n = 43) waren 2084 Beiträge für das Titel und Abstract Screening vorgesehen. Aufgrund des limitierten Zeitrahmens musste das Titel und Abstract Screening am 28.01.2024 unterbrochen werden, um vorläufige Ergebnisse aus Volltexten präsentieren zu können. Bis zu diesem Zeitpunkt wurden n = 388 der 2084 Studien gescreent (Einschluss n = 234; Ausschluss n = 154). Für die vorläufigen Ergebnisse wurde sich zunächst überwiegend auf die Identifizierung von systematischen Übersichtsarbeiten (aus den nach Titel/Abstract Screening n = 234 eingeschlossenen Studien) konzentriert. Nach Volltextanalyse und paralleler Datenextraktion konnten acht systematische Reviews eingeschlossen werden. Weiterhin wurden zwei Mixed-Methods-Studien und eine randomisierte kontrollierte Studie (RCT) als geeignet identifiziert[50]. Eine Übersicht über die eingeschlossenen elf Studien ist in ▶ Tab. 12.3 dargestellt.

Die elf eingeschlossenen Publikationen wurden im Zeitraum von 2019–2024 veröffentlicht. Am häufigsten vertretene Länder sind die USA und China (jeweils n = 3), jeweils eine Publikation ist aus den Niederlanden, dem Iran, Spanien, Malaysia und Canada.

Die vorliegenden systematischen Reviews befassen sich mit verschiedenen Aspekten von Spiritualität im Kontext von professioneller Pflege. Die eingeschlossenen systematischen Reviews thematisieren Spiritualität überwiegend settingübergreifend. Eine explizite Spezifizierung des Versorgungssettings erfolgte nur in zwei Reviews [2, 6][51], die sich auf Krankenhaus- und Langzeitpflegeeinrichtungen beziehungsweise auf das Akutkrankenhaus beziehen. Außerdem begrenzte sich die Suche bei Abusafia et al. (2021) auf den Raum Südostasien.

Aus den bisher untersuchten Studien lassen sich mehrere Schwerpunkte erkennen: Diagnose bzw. Screeningverfahren von spirituellen Bedürfnissen oder spirituellem Leiden [1, 7], Interventionen oder Konzepte zur Implementierung von SpC und Evaluation der Maßnahmen [3, 4, 6, 9, 10, 11]. Weiterhin stehen Kompetenzen [8] und die Rolle von Spiritualität in Bezug auf eine schwere Erkrankung und auf Gesundheitsoutcomes [5] im Zentrum des Interesses. Die relevanten Ergebnisse bezüglich dieser Schwerpunkte werden im Anschluss dargelegt.

Diagnostik und Screeningverfahren im Kontext Spiritual Care

Zwei systematische Reviews [1, 7] beschäftigen sich mit der Erfassung von spirituellen Bedürfnissen oder spirituellem Leiden. Im Mittelpunkt des Interesses stehen bei Wang et al. (2023) Instrumente zur Erfassung von *spirituellen Bedürfnissen* bei Patient:innen mit einer onkologischen Diagnose. Bei Bahraini et al. (2020) ist es das Ziel Screeningverfahren für spirituelles Leiden bei Erwachsenen

50 Bis zur Einreichungsfrist der Expertise konnten 11 Volltexte gescreent und extrahiert werden, die die festgelegten Einschlusskriterien erfüllten. Die Auswahl erfolgte selektiv, mit Fokus auf systematische Reviews sowie ergänzend auf andere Studiendesigns, wie Mixed-Methods-Studien und randomisierte kontrollierte Studien (RCTs), um eine größere methodische Bandbreite abzubilden.

51 Die Nummern beziehen sich im Folgenden auf die Nummerierung in Tab. 12.3

Tab. 12.3: Übersicht der eingeschlossenen Studien.

Nr.	Autor*innen	Journal	Land[a)]	Ziel	Studiendesign/ Anzahl eingeschlossene Studien bei Reviews (n)
1	Bahraini et al. (2020)	Palliative & supportive care	Kanada	Diagnostische Genauigkeit von Screeninginstrumenten für spirituelles Leiden (»spiritual suffering«) bei Erwachsenen im Gesundheitswesen + Genauigkeit der Messungen	Systematisches Review/ n = 5
2	Hennessy et al. (2020)	Journal of Clinical Nursing	USA	Erfahrungen von Familien mit spiritueller Betreuung im Akutkrankenhaus bei der Versorgung von Patient:innen am Lebensende	Systematisches Review (qualitativ)/ n = 9
3	Abusafia et al. (2021)	International Medical Journal	Malaysia	Identifikation von Studien die ein Modell, eine Intervention oder eine Schulung für Pflegefachpersonen oder Patient:innen zur spirituellen Betreuung in Südostasien beinhalten	Systematisches Review/ n = 7
4	Diego-Cordero et al. (2022)	Applied Nursing Research	Spanien	Wirksamkeit religiöser und spiritueller Interventionen in der Pflege zur Förderung psychischer, physischer und spiritueller Gesundheit	Systematisches Review +Metanalyse/ n = 18
5	Balboni et al. (2022)	Journal of the American Medical Association	USA	Rolle von Spiritualität bei schwerer Erkrankung und gesundheitliche Outcomes, verfügbare Evidenz, Interpretation und Synthese der Daten durch multidisziplinäres Expertengremium, Empfehlungen für die Integration in die Gesundheitsversorgung	Evidence Review + multidisciplinary Delphi panel/ Spiritualität bei schwerer Erkrankung n = 371 Spiritualität und Gesundheitsoutcomes n = 215
6	Dos Santos et al. (2022)	Journal of Palliative Medicine	USA	Identifikation pflegegeleiteter spiritueller Interventionen im Krankenhaus und Langzeitpflegekontext sowie deren Auswirkungen auf die Lebensqualität und physische, psychische, soziale und spirituelle Outcomes von Patient*innen	Systematisches Review/ n = 16
7	Wang et al. (2023)	Journal of Clinical Nursing	China	Identifizierung von Instrumenten zur Erfassung spiritueller Bedürfnisse bei Krebspatient:innen und Bewertung der psychometrischen Eigenschaften	Systematisches Review/ n = 16

Tab. 12.3: Übersicht der eingeschlossenen Studien. – Fortsetzung

Nr.	Autor*innen	Journal	Land[a]	Ziel	Studiendesign/ Anzahl eingeschlossene Studien bei Reviews (n)
8	Wang et al. (2024)	Nurse education today	China	Wahrnehmungen und Kompetenzen von Pflegefachpersonen bezüglich Spiritualität und spiritueller Versorgung sowie deren Synthese	Systematisches Review + Metanalyse/ n = 35
9	Kwan et al. (2019)	International Journal of Nursing Studies	China	Wirksamkeit und Prozessevaluation einer pflegegeleiteten Lebensrückblick-Intervention zur Förderung des spirituellen Wohlbefindens sowie zur Reduktion von Angst und Depression bei Patient*innen in palliativer Versorgung	Mixed Methods/ RCT + qualitative Interviews
10	Movahedimoghadam et al. (2022)	Iranian Journal of Nursing and Midwifery Research	Iran	Untersuchung der Wirkung eines spirituellen Versorgungsprogramms auf die Resilienz von Patient*innen mit Herzinsuffizienz	RCT
11	van Meurs et al. (2022)	Palliative Medicine	Niederlande	Evaluation der Effekte eines interaktiven Kommunikationstrainings für multidisziplinäre Palliativteams zur Berücksichtigung spiritueller Aspekte in der Versorgungsplanung	Mixed-Methods Prä-Posttest Design (Fragebögen, Analyse von Krankenakten)

[a] Erstautor:innen.

und die Genauigkeit der Messungen zu identifizieren. Die entscheidende Rolle der professionellen Pflege bei der Einschätzung der spirituellen Bedürfnisse [7] und die optimale Position der Evaluation durch die Pflegefachpersonen und Mediziner:innen [1] wurden einleitend hervorgehoben.

Auf der Basis von fünf Studien (mit insgesamt 3245 Patient:innnen) wurden bei Bahraini et al. (2020) n = 24 Screening Maßnahmen identifiziert. Spirituelles Leiden wird mit erhöhtem emotionalem Leid, schlechterer Lebensqualität und geringerem Funktionsstatus in Verbindung gebracht. Von allen identifizierten Maßnahmen wird das Meaning/Joy & Self-Described Struggle mit der höchsten Sensitivität auf (82–87%) und das überarbeitete »Rush-Protokoll« mit der höchsten Spezifität beschrieben (81–90%). Die methodische Qualität aller eingeschlossenen Studien wird als gering eingestuft. Auswahl und Verwendung erfordern daher kritische und klinische Beurteilungsfähigkeiten von Pflegefachpersonen bei der Auswahl und Verwendung der Instrumente (Bahraini et al., 2020).

In der Studie von Wang et al. (2023) wurden 16 Publikationen identifiziert, die die Erfassung der spirituellen Bedürfnisse von Krebspatient:innen einschließen, wobei 16 verschiedene Instrumente verwendet wurden. Alle Instrumente wiesen eine begrenzte Reliabilität und Validität auf. Als Ergebnis dieser Überprüfung wurden fünf Instrumente nicht empfohlen, und 11 wurden nur schwach empfohlen, was bedeutet, dass ihr Anwendungspotential weiter validiert werden muss (ebd.). Die SpC Needs Scale (SCNS) gehört zu dieser Gruppe der schwach empfohlenen Instrumente. Sie weist jedoch im Vergleich die beste Gesamtqualität (u.a. strukturelle Validität, interne Konsistenz und Zuverlässigkeit) auf und wurde daher vorläufig für Forschungszwecke und die klinische Anwendung empfohlen (Wang et al., 2023).

Kritisch wird in beiden Studien [1, 7] angemerkt, dass es keinen anerkannten Goldstandard für die Nutzung von Instrumenten zur Erfassung spiritueller Bedürfnisse und spirituellen Leidens gibt.

Interventionen oder Konzepte von Spiritual Care und Evaluation der Maßnahmen

Sechs Publikationen beschäftigen sich mit Interventionen, Konzepten und der Evaluation entsprechender Maßnahmen [3, 4, 6, 9, 10, 11]; davon sind drei systematische Reviews und zwei Mixed-Methods Studien [9, 11] sowie eine RCT [10]. In folgender ▶ Tab. 12.4 werden die Interventionen etc. und relevante Ergebnisse aufgeführt.

Diverse Instrumente wurden für die Messung von Outcomes verwendet, häufig wurde z.B. die Spiritual Well-Being Scale (SWBS) oder die Functional Assessment of Chronic Illness Therapy-Spiritual Well-Being 12 Item Scale (FACIT-Sp-12) verwendet [3, 4, 5].

Dos Santos et al. (2022) kategorisierten die Patient:innenoutcomes in »well-beeing an human spirituality« sowie »psychological outcomes«. Das am häufigsten erhobene Outcome der erstgenannten Kategorie war das spirituelle Wohlbefinden. Von den sieben Studien, die Instrumente zur Erfassung des spirituellen Wohlbefindens einsetzten, berichteten alle, bis auf eine Studie, über statistisch signifikante positive Veränderungen im Zusammenhang mit der Durchführung spiritueller Interventionen (Dos Santos et al., 2022). Es wurde angemerkt, dass eine Vergleichbarkeit der Ergebnisse zwischen den Studien nicht möglich war, da zur Erfassung des spirituellen Wohlbefindens unterschiedliche validierte Instrumente verwendet wurden (ebd.).

Die psychologischen Outcomes umfassten unter anderem Angst und Depression (Dos Santos et al., 2022). Angst wurde in drei Studien mithilfe des State-Trait Anxiety Inventory (STAI) erhoben; alle berichteten über einen statistisch signifikanten Rückgang des Angstniveaus (ebd.). Depressive Symptome wurden in drei weiteren Studien mit der Geriatric Depression Scale (GDS) erfasst, wobei nur eine Studie einen signifikanten Rückgang zeigte. Zwei weitere Studien, in denen die Hospital Anxiety an Depression Scale (HADS) eingesetzt wurde, berichteten über keine signifikanten Veränderungen hinsichtlich Angst und Depression (ebd.).

Die Outcomes zur Intervention der Lebensrückschau (short time life review) wurden erhoben durch die Erfassung des spirituellen Wohlbefindens mit dem Instrument: McGill Quality of Life Index-Hong Kong version (MQOL-HK); außerdem wurden Angst und Depression mit der Hospital Anxiety and Depression Scale (HADS) erhoben (Kwan et al., 2019).

Resilienz wurde in der Studie von Movahedimoghadam et al. (2022) als eng verbunden mit Spiritualität und Religion beschrieben. Spirituelle Betreuung wurde dabei als ein wesentlicher Aspekt der Pflege bezeichnet und umfasse verschiedene Maßnahmen, die Menschen dabei unterstützen, eine Krise besser zu bewältigen (ebd.). Resilienz wurde mit der Connor and Davidson Resilience Scale (CD-RISC) erhoben und die

Tab. 12.4: Interventionen, Konzepte und Outcomes im Kontext SCP.

Nr.	Autor:in (Jahr)	Intervention(en)/Konzepte etc.	Berichtete relevante Ergebnisse
3	Abusafia et al. (2021)	• Pflegemodelle und Pflegeprozess als Leitprinzip für Gesundheitsdienstleister • Bildungs- und Schulungsprogramme • Religiöse Perspektiven – buddhistisch basierte Modelle (n = 2) – islamisch basiertes Modell (n = 1) • Kommunikation • Gebetstherapie	**Eingeschlossene Studien:** n = 7 **Population:** • Patient:innen (n = 5) • Pflegefachpersonen (n = 1) • nicht berichtet (n = 1) **Effekte:** • Positive Auswirkungen spiritueller Interventionsprogramme in allen Studien beschrieben • Stärkung des Bewusstseins für spirituelle Bedürfnisse bei Patient:innen • Schulungs- und Bildungsangebote als förderlich für Wissen, Einstellungen und Praxis von Pflegefachpersonen beschrieben
4	Diego-Cordero et al. (2022)	• Physical Activity with Spiritual Strategies (PASS) • Active listening, supporting religious rituals, using supportive systems, and arousing hope • Individual and choral praying • Retreats • Hope-promoting interventions based on religious beliefs • Mantram repetition program (MRP) • Pray • Reiki • Spiritual support intervention • Training in existential issues • Transcendental Meditation • Broadcast of the Holy Quran • Short-term life review • Spiritual Care program • Spiritual history	**Eingeschlossene Studien:** n = 18 (davon n = 9 in der Metaanalyse) **Positive Effekte auf:** • psychische Gesundheit • Spiritualität • Wohlbefinden • physische Outcomes **Methodische Einschränkungen:** • hohes Verzerrungsrisiko in mehr als der Hälfte der Studien • erhebliche Heterogenität der Interventionen und Outcomes
6	Dos Santos et al. (2022)	• Existential-based interventions; n = 10 (Existenzielle Interventionen z. B. Auseinandersetzung mit Sinn, Lebensbedeutung, existenziellen Fragen) • Religious-based interventions; n = 2 (Religiös basierte Interventionen z. B. religiöse Praktiken oder religiös geprägte Unterstützungsangebote) • Mixed interventions; n = 4 (Kombination existenzieller und religiöser Interventionselemente)	**Eingeschlossene Studien:** n = 16 **Setting:** • Krankenhaus • Langzeitpflegeeinrichtungen **Effekte:** • Verbesserung der spirituellen Gesundheit • Verbesserung psychologischer Outcomes • Insgesamt Hinweise darauf, dass unterschiedliche spirituelle Interventionen positive Effekte auf

Tab. 12.4: Interventionen, Konzepte und Outcomes im Kontext SCP. – Fortsetzung

Nr.	Autor:in (Jahr)	Intervention(en)/Konzepte etc.	Berichtete relevante Ergebnisse
			Patient:innen in den genannten Settings haben **Methodische Einschränkungen:** • In mehr als der Hälfte der Studien hohes Verzerrungsrisiko in mind. einer Bewertungsdimension • Ausgeprägte Heterogenität der Interventionen und der berichteten Outcomes
9	Kwan et al. (2019)	**IG**[a)]: Kurzfristige Lebensrückschau (short-term life review[b)]): • Zwei strukturierte Kommunikationssitzungen à ca. 45 Minuten • Leitfadengestützte Lebensrückschau (8 Leitfragen) • Dokumentation der Antworten und Erstellung eines personalisierten »Life Review Booklets« • Gemeinsame Durchsicht des Booklets in einer zweiten Sitzung • Pflegegeleitete Intervention **KG:** Routineversorgung	**Studiendesign:** Mixed-Methods-Studie **Population:** Personen in palliativer Versorgung **Effekte:** • Verbesserung des spirituellen Wohlbefindens in der IG • Keine signifikanten Gruppenunterschiede bei Angst und Depression. **Prozessevaluation:** • Positive Rückmeldungen der Teilnehmenden • Intervention als akzeptabel und hilfreich bewertet **Voraussetzungen für die Umsetzung:** • Erfahrene Pflegefachpersonen • Hohe kommunikative Kompetenzen • Entsprechende Schulung zur Durchführung der Intervention
10	Movahedimoghadam et al. (2022)	**SpC Programm:** • Schulung (2 × 90 Minuten) und anschließende spirituelle Begleitung via WhatsApp (1 Monat) • Ausrichtung auf vier Dimensionen menschlicher Beziehung: Beziehung zu Gott (Gebet, Koranlesen, Dankbarkeit) Beziehung zu sich selbst (Selbstwert, Geduld) Beziehung zu anderen (Vergebung, Wohltätigkeit) Beziehung zur Natur (Naturwahrnehmung, Farben, Pflanzen) **Ergänzend:** Gebetstherapie, Musik (CDs mit Mozart und Naturklän-	**Studiendesign:** RCT[c)] Population: Patient:innen mit Herzinsuffizienz **Effekte:** Subdimensionen individuelle Kompetenz und Toleranz gegenüber negativen Emotionen signifikanter Anstieg IG im Vergleich KG ➔Signifikanter Anstieg des Gesamtwerts der Resilienz Insgesamt Hinweise auf einen positiven Effekt des spirituellen Versorgungsprogramms auf die Resilienz der Patient:innen

Tab. 12.4: Interventionen, Konzepte und Outcomes im Kontext SCP. – Fortsetzung

Nr.	Autor:in (Jahr)	Intervention(en)/Konzepte etc.	Berichtete relevante Ergebnisse
		gen) **KG:** Routineversorgung	
11	van Meurs et al. (2022)	• Interaktives Kommunikationstraining zu Spiritual Care • Schulungsintervention für multidisziplinäre Palliativteams[d)] • Basierend auf einer nationalen interdisziplinären Leitlinie[e)] Inhalte des **Trainings:** • Wahrnehmung von Signalen zur spirituellen Dimension • Gesprächsführung zur Exploration spiritueller Bedürfnisse • Integration spiritueller Aspekte in die Versorgungsplanung	**Studiendesign:** Mixed-Methods-Studie **Zielgruppe:** multidisziplinäre Teams in der palliativen Versorgung **Effekte:** Signifikante Verbesserungen in: • patienten- und familienzentrierter Kommunikation • spiritueller Kompetenz (mehrere Subskalen) Videoanalysen: stärkere Berücksichtigung von Patientenzielen und -bedürfnissen Dokumentationsanalyse: • stärkere Antizipation nicht-somatischer Aspekte Hinweise auf eine verbesserte Integration spiritueller Aspekte in die multidimensionale, proaktive Versorgungsplanung.

[a)] KG = Kontrollgruppe; IG = Interventionsgruppe.
[b)] Life review unterstützt die emotionale und existenzielle Reflexion von Lebensrollen, Lebenssinn und Einstellungen zum Lebensende bei Menschen in palliativer Versorgung (Kwan et al. 2019).
[c)] Randomisierte kontrollierte Studie.
[d)] Patientendarsteller simulierten Palliativpatienten während der Intervention (Zwei Trainingseinheiten von jeweils 3,5 h) (van Meeurs et al. 2022).
[e)] Niederländische Leitlinie »Existenzielle und spirituelle Aspekte der palliativen Versorgung« Quelle: IKNL (2018). Existential and Spiritual Aspects of Palliative Care. National guideline. 30 September 2018. https://palliaweb.nl/getmedia/35a8c9d9-2fc8-4931-b2ed-1e7d8fa5bbd1/rl_Existential_and_spiritual_aspects_of_palliative_care.pdf (letzter Zugriff am: 17.02.2026).

Spiritualität mit dem Parsian and Dunning Spirituality Questionnaire (ebd.).

In der Mixed-Methods-Studie von van Meurs et al. (2022) wurden die selbsteingeschätzten Kompetenzen von Fachpersonen der Palliativversorgung im Rahmen der oben (▶ Tab. 12.4) beschrieben Intervention erhoben. Die Auswirkungen auf die selbsteingeschätzte Kompetenz unterschieden sich zwischen Pflegefachpersonen und Ärzt:innen (ebd.). Pflegefachpersonen verzeichneten einen signifikanten Anstieg in allen erfassten Spiritual Care Competence Scale (SCCS)-Bereichen (Kommunikation; Beurteilung und Umsetzung; Überweisung) (ebd.). Die Autor:innen wiesen zudem auf einen möglichen Zusammenhang zwischen verbesserter Kommunikationskompetenz und einer Reduktion von Burnout hin und empfahlen, die Identifizierung, vertiefende Erkundung und Integration der spirituellen Dimension systematisch in Aus-, Weiter- und Fortbildungsangebote zu integrieren (ebd.).

Kompetenzen von Pflegefachpersonen und Spiritual Care

Neben der eben beschriebenen Studie von van Meurs et al. (2022), welche sich auf die Relevanz der kommunikativen Kompetenz von u. a. Pflegefachpersonen im Kontext von SpC bezieht, wurden die Wahrnehmung und Kompetenzen von Pflegefachpersonen in Bezug auf Spiritualität und SpC in dem systematischen Review von Wang et al. (2024) untersucht. 35 Studien konnten in den Review eingeschlossen werden. Eingeschlossen wurden Studien, in denen Verständnis und Einstellungen professionell Pflegender mit der Spirituality and Spiritual Care Rating Scale (SSCRS) sowie Kompetenzen mit Spiritual Care Competency Scale (SCCS) erhoben wurden (ebd.). Beide Instrumente wurden als valide und zuverlässig beschrieben. Insgesamt wurden die Wahrnehmungen und Kompetenzen der Pflegefachpersonen in Bezug auf Spiritualität und spirituelle Betreuung auf mittlerem Niveau beschrieben und für beide Bereiche Verbesserungspotenzial gesehen, dies betraf insbesondere Pflegende ohne Religionszugehörigkeit und mit niedrigem Bildungsniveau. So wurde festgestellt, dass Pflegefachpersonen mit einem Master-Abschluss oder höher über die größten spirituellen Pflegekompetenzen verfügten, während Pflegende mit einem Associate-Abschluss[52] die geringsten hatten (ebd.). Der Bedarf an effektiveren Ausbildungsstrategien für SpC wurde formuliert, um die Wahrnehmung und Kompetenzen von Pflegefachpersonen in Bezug auf Spiritualität und SpC zu verbessern (ebd.).

Rolle von Spiritualität in Bezug auf eine schwere Erkrankung und auf Gesundheitsoutcomes

Die Rolle von Spiritualität bei schweren Krankheiten und für die gesundheitlichen Outcomes ist thematischer Schwerpunkt der Studie von Balboni et al. (2022). Um die Rolle der Spiritualität zu klären wurde eine systematische Überprüfung der verfügbaren Evidenz zu Spiritualität in Bezug auf schwere Erkrankungen und Gesundheitsoutcomes durchgeführt. Die Daten aus diesen Studien wurden von einem interdisziplinären Experten-Delphi-Panel interpretiert und synthetisiert und anschließend Implikationen zur Integration von Spiritualität in die Gesundheitsversorgung vorgeschlagen (ebd.). Diese Implikationen sollten dazu beitragen, eine personenzentrierte und wertesensible pflegerische Versorgung zu unterstützen. In Bezug auf Spiritualität und schwere Erkrankung erstellte das Delphi-Panel acht Evidenzaussagen und schlug drei Hauptimplikationen (Top 3 Ranking) für schwere Erkrankungen vor: (1) Routinemäßige Integration von spiritueller Betreuung in die Patientenversorgung. (2) Einbeziehung spiritueller Betreuung in die Ausbildung interdisziplinärer Teams. (3) Berücksichtigung von Fachkräften für spirituelle Betreuung in der Patientenversorgung (Balboni et al., 2022).

Im Hinblick auf die Gesundheitsoutcomes wurden die drei bestplatzierten Implikationen wie folgt festgestellt: (1) die Anerkennung und Berücksichtigung evidenzbasierter, gesundheitsfördernder Zusammenhänge zwischen der Beteiligung an spirituellen Gemeinschaften und der Verbesserung der patientenzentrierten Versorgung sowie der Bevölkerungsgesundheit; (2) die stärkere Sensibilisierung von Fachperso-

52 In den USA können Pflegefachpersonen bereits im Rahmen ihrer Ausbildung einen ersten akademischen Abschluss unterhalb des Bachelor-Niveaus erwerben (z. B. Associate of Science in Nursing, ASN), der zur Registrierung als Registered Nurse berechtigt (Wieschowski 2013).

nen im Gesundheitswesen und Studierenden für die gesundheitsfördernden Effekte spiritueller Gemeinschaften; (3) die Einordnung von Spiritualität als sozialer Gesundheitsfaktor in Forschung, kommunalen Bedarfsanalysen und der Umsetzung von Gesundheitsprogrammen (Balboni et al., 2022). Unter Beachtung sowohl der positiven als auch der negativen Aspekte von Spiritualität kann nach Balboni et al. (2022) eine personenzentrierte und auf Lebensqualität ausgerichtete Versorgung bei schweren Erkrankungen begünstigt werden.

12.2.4 Limitationen, Zusammenfassung und Fazit

Limitationen der Literaturanalyse umfassen die fehlende kritische Bewertung der Studien, außerdem konnte der Empfehlung einer Doppelsichtung im Screening Prozess (von etwa 50 Abstracts und 5–10 Volltexten durch zwei Personen) sowie einer stichprobenartigen Kontrolle der Datenextraktion im Rahmen von Rapid Reviews nicht entsprochen werden (Seidler et al., 2021). Ein Bias ist wahrscheinlich, da das Screening vorzeitig abgebrochen wurde und sich die Auswahl der Volltexte ausschließlich auf die bis dahin gesichteten Artikel stützt. Zudem wurde lediglich eine Datenbank berücksichtigt, und die Forschungsfragen waren zu breit gefasst, um im gegebenen Zeitraum adäquat bearbeitet zu werden. Es ging uns nicht darum, die gesamte multidisziplinäre Debatte zu SpC abzubilden. Da der Screening Prozess nicht abgeschlossen ist, sind die Ergebnisse vorläufig und beziehen sich ausschließlich auf die bislang eingeschlossenen Volltexte.

Zusammenfassend konnte ein erster Überblick zu Publikationen und den spezifischen Themen- und Fragestellungen von Spiritualität und SpC im Zusammenhang mit professioneller Pflege gegeben werden. Die Verwendung von Begriffen und Definitionen im Bereich SpC variiert und es existiert keine einheitliche Definition von SpC. In allen Studien wird Spiritualität jedoch über bloße Religiosität und Glauben hinaus betrachtet und beinhaltet z. B. existenzielle Aspekte wie Sinnfragen, Verbundenheit mit der Natur und Mitmenschen. Deutlich wird insgesamt die Notwendigkeit, dass Pflegefachpersonen über gezielte Kompetenzen und Wissen in den Bereichen der spirituellen Bedürfnisse, des spirituellen Leidens, spiritueller Maßnahmen und Evaluationsmöglichkeiten verfügen und die Entwicklung dieser Kompetenzen in Aus-, Fort- und Weiterbildung berücksichtigt werden. Die Vergleichbarkeit von Outcomes zwischen den verschiedenen Studien ist kaum möglich aufgrund der Heterogenität der Messinstrumente in Quantität und Qualität. Daher ist es dringend erforderlich, valide und zuverlässige Instrumente und darauf aufbauend einen Goldstandard für die Anwendung in der Praxis zu entwickeln. Weitere Forschung von hoher methodischer Qualität in allen genannten Bereichen ist unerlässlich.

Als Fazit kann formuliert werden, dass SpC *kein* zusätzliches Leistungsangebot darstellt, sondern vielmehr einen Baustein für das Fundament einer professionellen pflegerischen Versorgung und Beziehungsgestaltung bildet bzw. bilden muss.

12.3 Expertenpanel Spiritualität in der Pflege: Statements und Diskussionen

David Leopold

Im Folgenden werden die Ergebnisse des Expertenpanels vom 19. 12. 2023 dargestellt. Das Expertenpanel wurde als Online-Veranstaltung durchgeführt und es beteiligten sich 10 Expert:innen aus den Disziplinen der Pflegewissenschaft und Theologie. Involviert waren u. a. Herr Prof. Dr. Simon Peng-Keller (Theologe), Frau Prof. Dr. Christa Olbrich (Pflegewissenschaftlerin), Fr. Annette Berggötz (Kinderkrankenschwester, Gründerin von respectare ®). Einen Input leisteten Frau Prof. Dr. Meussling-Sentpali (Pflegewissenschaftlerin) sowie Frau Dr. Gwendolin Wanderer (Medizinethikerin). Darüber hinaus wurden das Forschungsteam sowie Frau Dr. Kloke (Medizinerin) und Frau Dr. Giebel (Theologin) einbezogen. Die Moderation lag bei Frau Dr. Giebel und Herrn Prof. Dr. Brandenburg. Ergebnisse wurden in Form eines Ergebnisprotokolls festgehalten. Zudem wurde auch ein Audiomitschnitt erstellt, welcher teiltranskribiert wurde. Zur Auswertung wurde das Verfahren der zusammenfassenden Inhaltsanalyse nach Mayring (2022) gewählt. Methodik und Ergebnisse können an dieser Stelle nur *auszugsweise* dargestellt werden. Das Kategoriensystem wurde aus dem Material heraus entwickelt und durch Abstraktion in eine überschaubare Form überführt, dass dem Abbild des Grundmaterials entspricht. Entscheidend sind am Ende Narrative, die aus Sicht der Expert:innen wesentliche Aspekte aus den ersten beiden Kapiteln erläutern, vertiefen, weiterführen.

12.3.1 Inhalte von spiritueller Pflege

Derzeit wird ein Umbruch hinsichtlich der Spiritualität in der Gesellschaft wahrgenommen. Die Veränderungen bedingen jedoch nicht eine verringerte Relevanz im Wertesystem der Menschen, sondern zeigen sich in einer Individualisierung der Auslebung. Es wird benannt, dass Spiritualität nun auch mehr losgelöst von der Religion eingeordnet werden muss.

> *»Spiritualität gehört zu unserem kulturellen Outfit, dass uns ein Leben lang begleitet.« (EX5)*[53] *[0:49]*

> »Es geht um den Begriff der mündigen Spiritualität, es gibt viele Austritte aus den Kirchen, das heißt aber nicht, dass die Menschen jetzt weniger spirituell sind. Ich glaube, es ist eher so, dass es gesellschaftlich so gesehen werden kann, dass die Menschen für sich mehr aufgefordert sind: Was heißt denn Spiritualität jetzt für mich?« (EX5) [0:51]

SpC wird von den Expert:innen als Teil einer ganzheitlichen Pflege gesehen. Hieraus bildet sich eine Kernaufgabe der Pflege, die Menschen dazu befähigen soll, ihre eigene Spiritualität selbst wahrnehmen zu können und dies als gesundheitliche Ressource zu nutzen. Es wird benannt, dass Menschen sich aufgrund einer spirituellen Hilflosigkeit in einer Notsituation befinden, welche im pflegerischen Kontext wahrgenommen werden muss, um hier Ressourcen zur Selbsthilfe zugänglich zu machen. Pflege besteht nicht nur aus behandlungspflegerischen Tätigkeiten, vielmehr muss Pflege ganzheitlich, im Sinne der Bedürfnisse der Pflegebe-

53 Im Weiteren sind die Expert:innen-Zitate (EXP) aus dem Panel anonymisiert geführt.

dürftigen gesehen werden. Zudem besteht der Konsens, dass hierzu das Umfeld der Pflegebedürftigen miteinbezogen werden muss, um die Spiritualität im sozialen Kontext zu erschließen, quasi als vermittelnde Funktion. Ein entscheidender Effekt ist es auch, eine Sprache und Sprechfähigkeit innerhalb des sozialen Systems über wesentliche spirituelle Themen wiederherzustellen.

> *»Wie kann ich das denn so übersetzen, dass Menschen verstehen, was da mit ihnen passiert und was sie auch tun können und sich selber ein Stück weit helfen zu können. Das finde ich schon wichtig, diese Übersetzungsfunktion.«* (EX6) [54:56]

SpC wird nicht auf die palliative Versorgung reduziert, vielmehr wird die Notwendigkeit in den alltäglichen Pflegesituationen gesehen, um Zugänge zur Selbsthilfe zu erschließen. Die spirituelle Versorgung wird gleichberechtigt neben den körperlichen Nöten eingeordnet.

> *»Das wird schon einen Effekt auf die Ressourcen Aktivierung haben. Zu gucken, wo liegen eigentlich die Stärken dieses Menschen, denn das ist ja das Prinzip der Pflege.«* (EX5) [1:25]

Die pflegerischen Interventionsmöglichkeiten erfordern hierbei eine bestimmte Haltung und erstrecken sich sowohl auf das persönliche Handeln und die Entwicklung von Lösungsansätzen im interdisziplinären Team. Ebenso werden die positiven Aspekte auf die Pflegenden benannt, die sich aufgrund von herausfordernden Situationen ebenfalls in spirituellen Krisen befinden können, welche mit entsprechenden Konzepten aufgefangen werden können.

Die Relevanz der Profilierung des Konzeptes und der Begrifflichkeit (SpC) in Abgrenzung, und zwar in der Differenz zu sozialen, medizinischen und psychologischen Verständnissen von Spiritualität im Hinblick auf die pflegerische Tätigkeit, wird als entscheidend wahrgenommen.

12.3.2 Nutzen in der Praxis

Die Expert:innen verweisen auf die aktuelle Studienlage zu SCP und deren positivem Outcome für die Pflegebedürftigen. Die Studienlage zeigt auf, dass es therapeutisch relevant ist, SpC in der Pflege fest zu verankern. Zudem wird auf das evidenzbasierte Handeln in der Pflege hingewiesen und dessen Unabdingbarkeit für eine entsprechende Qualität in der Pflege.

> *»Wenn man evidenzbasierte Pflege beansprucht zu tun, muss man auch dieses Forschungswissen berücksichtigen.«* (EX1) [1:17]

SPC wird zudem als Instrument zur Enttabuisierung von herausfordernden Pflegesituationen angesehen, die spirituelle Dimension eröffnet andere Perspektiven im Speziellen auf leidgeprägte Lebenssituationen. Hier können Akzente auf die Person gesetzt werden mit der Sachlogik, dass was getan werden muss. Als ein entscheidender Faktor werden das systematische Vermitteln von Trost und die Beziehungsgestaltung wahrgenommen, dies stärkt zudem die Autonomie und Würde der Menschen.

> *»Es tut sich mit dieser spirituellen Dimension einfach noch mal ein weiteres Feld auf, man bekommt etwas in den Blick, was man sonst tendenziell tabuisieren würde oder nicht von alleine schon im Blick hat und dann die andere Seite würde ich auch nennen, die Behinderung von Distress.«* (EX1) [1:26]

Ein weiterer Aspekt ist das Aufzeigen in welchen pflegerischen Handlungen bereits Spiritualität enthalten ist und dies entsprechend zu transportieren. Daraus erfolgt eine Erweiterung der Profession auf die Dimension der Spiritualität. Es wird aufgezeigt, dass das pflegerische Handeln nicht nur auf die Verrichtung von medizinischen Tätigkeiten beschränkt ist, sondern vielmehr auch die psychische und spirituelle Komponente des »da seins« für den Pflegebedürftigen von hoher Bedeutung ist.

»Pflege handelt ja, indem sie nichts macht, sondern einfach nur da ist, und im da sein passiert ganz viel und das ist die spirituelle Dimension.« (EX4) [1:36]

Für die Pflegenden ist es relevant, den Nutzwert selbst zu erkennen, im Hinblick auf die eigene Entwicklung ihrer Identität und die daraus gewonnene Handlungsfähigkeit. Dies wird im Umkehrschluss auch als Ressource für die Pflegenden im Umgang mit Stress eingeordnet. Das Konzept SpC kann die Pflegenden niederschwellig bei Interaktionsphänomenen, die Achtsamkeit erfordern, in ihrer Arbeit unterstützen.

»Ein Beispiel wäre für mich zum Beispiel der schwierige Patient und ich zentriere mich kurz, bevor ich in das Zimmer hineingehe, also im Sinne einer kurzen Meditation und Achtsamkeit des Innehaltens.« (EX2) [1:19]

12.3.3 Herausforderungen des Theorie-Praxis Transfers

Eine besondere Notwendigkeit wird in der Etablierung einer Sorgekultur in den Unternehmen gesehen. Seitens der Organisationen muss eine Sensibilisierung und Wissensvermittlung für eine erfolgreiche Implementierung von SpC erfolgen. Die Möglichkeit der Umsetzung in den Organisationen muss strukturell verankert werden. Es geht hierbei um die Übersetzung der Theorie in die Praxis.

»Aber es geht doch darum, das Menschenbild, das wir in Theorie haben, in die Praxis zu übersetzen.« (EX3) [1:21]

Den Pflegeteams müssen Räume geschaffen werden, um ihr eigenes Verständnis von Spiritualität erleben, erfahren und diskutieren zu können, speziell im Hinblick auf multikulturelle Teams. Ebenso müssen Wege gefunden werden, um aufzuzeigen, in welchen pflegerischen Handlungen bereits die spirituellen Aspekte enthalten sind, da diese oft nicht bewusst wahrgenommen werden. Als auch diese auszubauen und in Handlungskonzepten zu überführen.

Pflegende brauchen diese Kompetenz, um die Spiritualität der Pflegebedürftigen zu erschließen. Eine Religionszugehörigkeit bedingt nicht automatisch die individuelle Spiritualität. Eine undifferenzierte Ansprache dahingehend könnte auch negative Auswirkungen hervorrufen. Die Pflegenden müssen befähigt werden, die Komplexität der Thematik zu erfassen, um entsprechend handeln zu können. Im Hinblick auf die Qualifikation müssen unterschiedliche Level angeboten werden, die den entsprechenden Niveaus der Mitarbeiter:innen angepasst sind.

Erschwerend werden diesbezüglich die derzeitigen Rahmenbedingungen in der Pflege wahrgenommen. Explizit ist hierbei der Personalnotstand benannt, welcher mit Versorgungsengpässen und einer Verdichtung der Tätigkeiten einhergeht. Ebenso müssen Wege für eine Refinanzierung (SGB XI) gefunden werden, um SpC als reguläre Pflegeleistung zu verankern und Qualifizierungsangebote zu schaffen.

Durch die problematischen Rahmenbedingungen besteht die Gefahr, dass der moralische Anspruch der Pflegenden in der Praxis nur schwer umzusetzen ist. Dieser *moral distress* kann für die Pflegekräfte als sehr belastend empfunden werden, da durch die Rahmenbedingungen die Umsetzung der SpC als zusätzlicher Druck wahrgenommen werden kann.

12.3.4 Auswirkungen auf die Profession Pflege

Die Expert:innen verweisen auf die aktuelle Logik des Gesundheitssystems, mit dem Kriterium der Machbarkeit – das Reparieren der Maschine. Durch SpC wird eine neue Dimension erschlossen, der Akzent wird wieder mehr auf die Person gesetzt. Dieser

Ansatz wird als Element der Professionalisierung des Pflegeberufes verstanden, im Hinblick auf die Abgrenzung zur Profession der Medizin.

> *»Ich habe Lust auf eine Erweiterung der Profession um diese Dimension, die mehr ist als körperlich, seelisch und geistig, sondern in der Richtung spirituell. Und da ist die Heilkunde im Sinne von einem fehlenden Aspekt, der dazu kommt, denn die Heilkunde ist ja dennoch in der Gesamtheit und genau das vertritt die Pflege explizit gegenüber den anderen Heilberufen wie die Medizin.«(EX3) [1:30]*

Gefordert wird zudem auch die Miteinbeziehung des Lebenssinns und nicht nur der Lebensqualität. Speziell Menschen in lebensbedrohlichen Situationen benötigen den Zugang zur Sinnhaftigkeit des Lebens, um diese Krisen bewältigen zu können. Das unterscheidet den Pflegeberuf wesentlich von den anderen Heilberufen.

Des Weiteren wird kritisiert, dass die Pflege von dem Diskurs um SpC weitgehend ausgeschlossen ist. Dies wird als besonders bedenklich interpretiert, da die Deutungshoheit den Professionen wie der Medizin und Theologie überlassen wird, obwohl deutlich wurde, dass es sich hierbei um Kernaufgaben der Pflege handelt.

Der Konsens besteht dahingehend, dass die Fokussierung auf die spirituellen Dimensionen Trost, Beziehungsgestaltung, Bindung und Identitätsstiftung das Verständnis der Profession Pflege schärfen kann und deren Relevanz in den Reihen der Heilberufe verdeutlicht.

12.4 Transfer in die Praxis – fördernde und hemmende Bedingungen

David Leopold

Ergänzend zum Panel wurden Expert:inneninterviews in Anlehnung an Meuser & Nagel (1991) durchgeführt, um zu erfassen, welche Erfahrungen mit SpC vorliegen, welche Relevanz die Thematik derzeit aufweist und wie der zukünftige Umgang damit aussehen könnte. Auch hier können Methodik und Empirie nur *auszugsweise* ausgeführt werden. Es wurde ein (offener) Leitfaden erstellt, damit pragmatisch in kurzer Zeit das exklusive Wissen der Expert:innen erfasst werden konnte. Beteiligt waren vier Expert:innen, die alle langjährige Praxiserfahrung aufweisen. Die Interviews dauerten zwischen 25 und 45 Minuten und sie wurden digital aufgezeichnet. Im Gegensatz zur einzelfallinteressierten Interpretation orientiert sich die Auswertung von Experteninterviews an der übergeordneten Thematik des Forschungsinteresses. Damit erhält der »Funktionskontext«, d. h. die Äußerungen der Expert:innen im Kontext ihrer organisatorischen Handlungsbedingungen und – optionen, an Gewicht.

Das Sample der Untersuchung setzt sich wie folgt zusammen:

12.4.1 Was ist Spiritual Care?

SpC wird von den Expert:innen sehr heterogen beschrieben und wahrgenommen. Deutliche Unterschiede lassen sich hier im Setting und der Trägerschaft verorten.

> ***A:*** *»Spiritualität hat bei uns in der Einrichtung einen hohen Stellenwert, das gehört auch zu unse-*

Tab. 12.5: Sample der am Interview teilnehmenden Expert:innen.

N	Interview	Funktion	Setting	Trägerschaft	Berufserfahrung	Geschlecht
1	A	Pflegedienstleitung	Altenpflegeheim	Kirchlich-konfessionell	25 Jahre	Weiblich
2	B	Teamleitung	KH – Onkologische Station	Landesträgerschaft	16 Jahre	Weiblich
3	C	Pflegedienstleitung	Altenpflegeheim	Privat	12 Jahre	Männlich
4	D	Pflegefachkraft	Stationäres Hospiz	Kirchlich-konfessionell	4 Jahre	Weiblich

rem Leitbild der Stiftung. Wir leben das quasi täglich und wird auch von unseren Mitarbeitern so erwartet (...) die Bewohner sind bei uns in der Regel auch noch sehr gläubig, ich würde sagen die meisten sind katholisch (...) wir bieten regelmäßig Gottesdienste an und die sind immer gut besucht. (...) ja die Mitarbeiter leben das auch in ihrer Arbeit, manche natürlich mehr und andere weniger. Also da wird schon mal zusammen während der Pflege oder Betreuung was aus der Bibel vorgelesen oder kurz gebetet oder solche Sachen. Das tut den Bewohnern schon gut, habe ich den Eindruck.«

D: *»Spiritualität ist natürlich schon wichtig bei uns, weil also bei uns sterben ja die Menschen (...) das ist schon was anderes, da müssen wir auch schon darauf eingehen (...) Zu uns kommen auch oft die Pfarrer und Menschen von der Seelsorge von unterschiedlichen Religionen. Das wird schon gut angenommen dieses Angebot (...) Wir reden natürlich auch mit unseren Menschen hier viel über das Leben und Sterben natürlich, das ist immer Thema, eigentlich jeden Tag. Aber wir reden da nicht nur über Religion und so, sondern eher Sachen auf die Person bezogen, was die gerade aktuell so bewegt oder erlebt hat. Das ist halt auch ein Teil unserer Pflegeaufgabe hier, das ist ja schon etwas anderes als im Pflegeheim oder so, das ist für unsere Arbeit hier schon wichtig.«*

Bei den kirchlich-konfessionellen Einrichtungen steht deutlich der religiöse Aspekt im Vordergrund, der auch strukturell in der Organisation verankert ist. Zudem werden aber auch die individuellen spirituellen Bedürfnisse der Bewohner:innen wahrgenommen und darauf eingegangen. Ebenfalls ist eine Integration der Spiritualität bei den Pflegetätigkeiten erkennbar. Spirituelle Begleitung wird als Aufgabe der Pflegetätigkeit gesehen.

C: *»Ich glaube Spiritualität ist jetzt nicht das große Thema hier, ich glaube auch bei der Geschäftsleitung ist das jetzt nicht unbedingt das Thema Nr. 1. Das wird eher von den Bewohner:innen sehr privat ausgelebt, wer also in die Kirche geht oder was die Lesen (...) Wir haben hier auch viele unterschiedliche Kulturen im Haus, da kann man glaube auch nicht auf jeden, also jedem das geben was man braucht. Da kennen wir uns glaube auch nicht in jedem Bereich aus, das ist ja schon sehr unterschiedlich. Aber klar die Mitarbeiter reden da schon mit den Bewohner:innen darüber, vor allen wenn aus einem ähnlichen Kulturkreis kommen.«*

B: *»Krankheit und Sterben ist schon eine allgegenwärtige Sache bei uns, auch bei uns im Team natürlich, das ist schon manchmal eine große Belastung für alle. Wir setzen uns viel mit dem Sterben auseinander. Ich glaube spirituelle Begleitung ist bei uns schon wichtig auch im Team (...). Wir reden viel damit mit unseren Patienten, was die Krankheit mit denen so macht. Religion ist schon eine Sache aber da können wir oft nicht viel dazu sagen, das machen eher die Angehörigen. Wir hören uns eher die Sorgen an und trösten eher und so. Aber das ist hier schon wichtig und auch unsere Aufgabe, aber jeder Kollege macht das auf seine Art und anders (...). Wir haben da kein Konzept oder eine Vorgabe oder so was.«*

Bei den nicht konfessionellen Einrichtungen wird die Religion als zentraler Bestandteil der Spiritualität verstanden, jedoch nicht als Kern ihrer Tätigkeit wahrgenommen. Hier stehen eher die individuellen Bedürfnisse der Pflegebedürftigen im Vordergrund. In den Settings, bei denen das Thema Sterben eine hohe Relevanz hat, wird auch die spirituelle Begleitung als relevanter eingestuft und in die Pflege integriert. Auch der Aspekt innerhalb des Teams hat hier einen anderen Stellenwert.

12.4.2 Welche Bedürfnisse liegen bei den Pflegebedürftigen vor?

Die spirituellen Bedürfnisse der Pflegebedürftigen werden ebenfalls sehr unterschiedlich wahrgenommen und interpretiert.

> **C:** *»Unsere Bewohner:innen beten schon viel für sich und gehen auch teilweise zu religiösen Veranstaltungen. Aber uns gegenüber äußern die nicht so viel. Klar, wenn es jemanden schlecht geht, brauchen die schon, dass wir die abholen müssen (…). Die Mitarbeiter reden dann schon mit denen über ihre Probleme, aber ich glaube nicht, dass das spirituell ist.«*

> **A:** *»Gerade in Krisensituation oder auch beim Einzug brauchen die Bewohner viel Begleitung und Unterstützung. Ich glaube die ist auch spirituell. (…) Das Spirituelle zieht sich ja durch alles ein bisschen, das ist ja nicht nur Beten und so Sachen. Wir reden über alle Probleme auch mit den Angehörigen, die brauchen das wahrscheinlich manchmal mehr als die Bewohner, da reden wir über Ausnahmesituationen und begleiten die, geben Rat oder müssen Trösten, gerade wenn die Bewohner versterben, das ist schon wichtig.«*

> **B:** *»Bei uns brauchen die Patienten viel Zuspruch und Trost, weil – manche sterben einfach gerade im Moment oder wissen, dass sie sterben müssen, bald. Wir versuchen das schon aufzufangen aber wir haben halt auch nicht immer so viel Zeit, obwohl die das schon brauchen. Aber wir können das halt so wie es jetzt gerade ist, nicht immer leisten, wie die das brauchen; auch bei dem Besuch, die auch oft ganz fertig sind mit der Situation.«*

Seitens der Mitarbeiter:innen werden die spirituellen Bedürfnisse der Bewohner:innen nicht immer als diese wahrgenommen. Der religiöse Aspekt ist hier noch stark verankert und wird nicht immer auf die individuelle Spiritualität heruntergebrochen, obwohl diese Begleitung in Form von Trost stattfindet. Ebenso werden die spirituellen Notlagen der Angehörigen erkannt und in die Begleitung miteinbezogen. Die Bedeutung des »da seins« als psychische und spirituelle Komponente wird erkannt, jedoch wird die Umsetzung aus zeitlichen Gründen als schwierig empfunden.

12.4.3 Welche Kompetenzen brauchen die Mitarbeit:innen?

> **A:** *»Die Mitarbeiter kommen ja auch mit unterschiedlichen Haltungen zu dem Thema her. Die einen sind besonders religiös und manch einer kann damit überhaupt nichts anfangen. Das ist auch irgendwie eine Charaktersache: die einen machen die Begleitung während der Pflege und andere sprechen lieber über das Wetter und können das gar nicht so. Da sollte es glaube schon Schulungen geben wie man das integrieren kann. Aber ich weiß gar nicht, ob man das lernen kann, (…) das ist schon Typsache.«*

> **D:** *»Wir haben hier schon viele Schulungen dazu, wie man mit dem Sterben und so umgeht. Ich glaube wir sind auch ein besonderer Schlag von Pflegemenschen hier. Wir wollen die Menschen bis in den Tod begleiten, wir wissen ja was auf uns hier zukommt und was unsere Aufgabe ist, (…) aber man muss das hier schon wollen.«*

> **B:** *»Wir arbeiten hier schon eher medizinisch geprägt (…) Spiritualität gehört wohl nicht zu unseren Kernaufgaben. Manche Kollegen wollen das glaube auch gar nicht (…) wir haben hier immer einen großen Wechsel von Patienten, da kann man auch nicht immer eine Beziehung aufbauen. Wir haben ja auch keine Zeit, wenn wir mehr Zeit hätten, wäre das bestimmt was anderes, aber so.«*

> **C:** *»Fortbildungen in der Begleitung machen wir schon, aber da geht es eher um Gesprächsführung. Gerade aber bei Personen mit Migrationshintergrund sehe ich noch Bedarf, wie man mit den Bewohner:innen umgehen kann, die sind ja ganz verschieden die Bedürfnisse, da fehlt es uns glaube noch.«*

Es wird ersichtlich, dass die Kompetenzen für eine SCP eher im Charakter der Mitarbeiter:innen verortet werden. Je nach Setting werden auch schon die Voraussetzungen erwartet, in palliativen Einrichtungen wird davon ausgegangen, dass die Mitarbeiter:innen die Kompetenzen mitbringen und durch Schulungen erweitern. Die Didaktisierung der Kompetenzen wird allgemein kritisch empfunden, jedoch wird eine Qualifikation als sinnvoll angesehen.

12.4.4 Was braucht es für eine gelingende Umsetzung?

B: *»Wir brauchen einfach mehr Personal und mehr Zeit für die Patienten. Wir laufen schon am Anschlag. Ebenso haben wir keine Konzepte hierzu, viele wissen einfach gar nicht was SCP überhaupt ist und was man da machen soll.«*

C: *»Man braucht einfach Verständnis für die unterschiedlichen Bedarfslagen der Bewohner:innen, jeder ist ja anders. Ich glaube auch der Team-Mix bei den Qualifikationen macht einen Unterschied. Auch die kulturellen Hintergründe. Aber das kann man auch lernen, (...) wenn man will. Ich weiß nicht ob ein Konzept hier wirklich 'was bringt, aber Weiterbildungen und so fände ich schon hilfreich.«*

A: *»Man muss auf die Menschen zugehen und ihre Bedürfnisse erkennen, nur so funktioniert das. Und verstehen, um was es bei der Pflege geht, da geht es um den Menschen (...), auch das spirituelle Wesen Mensch. Wir müssen den Mitarbeitern das nahe bringen, und zeigen, wie wir das in unsere Pflege und Pflegeverständnis integrieren (...), das Leitbild und die Führung ist hier auch wichtig und gefragt. Das muss auch von oben gelebt werden.«*

D: *»Hier haben wir vielleicht auch mehr Zeit für die Menschen als wo anders und können das so machen. Ich glaube man muss das wollen und Zeit dafür haben. Wir sind halt auch noch gut geschult dazu, das darf man nicht vergessen, das ist glaube nicht so ganz der Standard überall. Ich glaube das hilft auch da besser anzuwenden.«*

Ein wesentlicher Faktor sind die zeitlichen Ressourcen in den unterschiedlichen Einrichtungen, dieser wird als Kernfaktor erlebt für eine gelingende Umsetzung der SCP. Zudem wird es als sinnvoll erachtet, dass die SCP in der Konzeption der Organisation verankert ist und entsprechend durch das Management vorgelebt wird. Schulungen, Weiterbildungen und eine Konzeption werden zumeist als nützlich empfunden, aber auch die Grenzen hinsichtlich dieser Maßnahmen aufgezeigt. Jedoch ist auch der Skill- und Grade-Mix innerhalb des Personals eine Ressource. SCP wird als originäre Aufgabe der Pflege wahrgenommen, allerdings ist das Konzept nicht immer für alle Mitarbeitenden ersichtlich.

12.5 Abschließende Worte

Hermann Brandenburg, Nicole Stöbich, Daniela Kiefer-Fischer & David Leopold

Insgesamt wird deutlich – sowohl in der Literaturrecherche, in den Expert:inneninterviews wie auch beim Hearing – dass SCP ein in der deutschen Pflegewissenschaft bislang eher randständig verhandeltes Thema mit großem Potenzial darstellt. Bei den internationalen Studien wurde hohe Bedeutsamkeit der Thematik erkennbar. Mit Blick auf einen Expertenstandard (vgl. auch die Hinweise von Beckert, 2024). Der Stand der Erkenntnisse lässt sich wie folgt auf den Punkt bringen:

1. Es wurde darüber berichtet, dass Spiritualität positive Auswirkungen auf Gesundheit und Wohlbefinden haben kann (vgl. auch die Arbeiten Weiher, 2008 und Richter, 2021). Gleichzeitig

muss aber auch zur Kenntnis genommen werden, dass diese Effekte nicht einfach automatisch auftreten, sondern an Qualifikation, Supervision und systematische Begleitung von Pflegenden gebunden sind.

2. Insbesondere Wang et al. (2021) haben darauf verwiesen, dass die Spiritualität mit *moral distress* verbunden sein kann.[54] Und zwar gerade deswegen, weil spirituell sensible Pflegende besonders hohe Anforderungen an eine professionelle Arbeit formulieren. Die von den Krankenhäusern initiierten Programme, z. B. das Mindful Ethical Practice oder die Resilience Academy, wirken eher bei Pflegepersonal mit geringerer Erfahrung und bei jenen, die nicht in Intensivstationen involviert sind. Das bedeutet im Umkehrschluss, dass gerade die am stärksten vulnerable Pflegegruppe besonderer Aufmerksamkeit bedarf.
3. Die Erfahrungen der Pandemie, die Diskussion um die Einführung robotischer Systeme und der KI in der Pflege erfordern aktuell eine Standortbestimmung und ggf. Neuausrichtung der Pflegeprofession. Unserer Einschätzung nach kann SCP ein Schritt in die richtige Richtung sein. Es wurde bereit oben Hanna Mayer erwähnt, die bereits vor über 20 Jahren auf die Gefahr einer zunehmenden Technisierung der Pflegearbeit verwiesen, hatte. Nicht zuletzt um der Attraktivität des Berufs willen, gilt es, den verdichteten und technisierten Beschleunigungsprozessen (vgl. Rosa, 2013) – auch im Gesundheitssektor – etwas entgegen zu setzen. Nicht um ein Idealbild von »Ganzheitlichkeit« zu rekonstruieren, welches so nie existiert hat, sondern um einen Schritt weiterzugehen, das »Originäre der Pflege« (vgl. Deutscher Verein für Pflegewissenschaft e.V., 2003) wieder neu zu konturieren.
4. Nach den vorliegenden Studien kann SCP weder auf ein bestimmtes Krankheitsspektrum, ein bestimmtes Setting, noch auf eine spezielle Pflegefachgruppe begrenzt werden. Es geht nicht nur um Palliativversorgung; auch Mütter mit Brustkrebs können Adressatinnen von SCP sein – so jedenfalls unsere Literaturrecherche. Und nicht nur das Krankenhaus muss in den Blick genommen werden; auch die Langzeitpflege (und vielleicht gerade die) muss von SCP profitieren können. Und schließlich sollte der Fokus der pflegerischen Zielgruppen breit gefasst werden: Altenpfleger:innen, Gesundheits- und Krankenpfleger:innen sowie Pflegefachfrauen/Pflegefachmänner mit und ohne akademischen Grad müssen gleichermaßen adressiert werden.
5. Vor allem die Literaturrecherche hat eindeutig darauf verwiesen, dass Assessments und diagnostische Verfahren zur Erfassung von Spiritualität (in der Pflege) vorliegen. Ebenfalls gibt es einen Forschungsstand zu Interventionen, sodass bereits auf ein Erfahrungsspektrum zurückgegriffen werden kann. Die Hinweise zu den Kompetenzlevel sollten ebenfalls beachtet werden. Denn Absolvent:innen mit einem breiten Qualifikationsspektrum (und ggf. einem akademischen Abschluss) verfügen in der Regel über gewisse Grundlagen für spirituelle Pflegekompetenzen. An diesem Forschungsfundus ist in Deutschland anzuknüpfen. Er sollte auch für die

54 Die entscheidende Konklusion eines aktuellen Scoping Reviews lautet: »Spirituality is not sufficient to develop the confidence to cope with ethically critical situations. Our results demonstrate that spirituality is ambivalent and can both reduce and increase moral distress. It depends whether critical care staff are supported by their institution to use their spirituality, to reflect on their work, and to find meaning in their care« (Kubitzka et al., 2023, S. 8).

Entwicklung eines entsprechenden Expertenstandards genutzt werden.

6. Vielleicht wäre es auch nicht die schlechteste Idee, mit einem Expertenstandard SCP an den 2019 publizierten Expertenstandards zur »Beziehungsgestaltung in der Pflege von Menschen mit Demenz« anzuknüpfen. Hier wurde bereits ein Richtungswechsel vorgenommen – von pflegerischen Verrichtungen hin zum Beziehungs- und Begegnungsprozess als Ausgangspunkt pflegerischen Handelns. Wie anspruchsvoll die Erstellung und der Konsensus-Prozess waren, lässt sich eindrücklich dem Vorwort zur Publikation entnehmen (DNQP, 2019). Der Expertenstandard führt vielfältige Zugänge und kreative Möglichkeiten für Pflegepersonen auf, um die »Personzentrierung« zu ermöglichen. Pflegende sind hier gefragt, durch Intuition, Inspiration und kollegialen Austausch dies für Bewohnerinnen und Bewohner, z. B. in Langzeitpflegeeinrichtungen, zu realisieren. Das Blütenblatt des »Trostes« der Kitwood-Blume (vgl. grundlegend: Wils, 2023) konnte in den Empfehlungen des DNQP nicht weiter konkretisiert werden, hätte möglicherweise den Rahmen des Expertenstandards gesprengt. Aber diesen Aspekt aufzunehmen verlangt Mut. Und das DNQP ist nun gefragt, neue Resonanzräume für Pflegende zu eröffnen.
7. Expertenpanel und Interviews verweisen darauf, dass die Umsetzung von SCP nicht nur möglich, sondern dringend erforderlich ist. Die entsprechenden Stellungnahmen machen aber auch deutlich, dass angesichts der aktuellen Herausforderungen in den Krankenhäusern und Pflegeeinrichtungen eine organisatorisch-institutionelle Unterstützung unabdingbar ist. Die Wohlfahrtsverbände insgesamt müssen das Thema auf ihre Agenda nehmen und hier eine Perspektive entwickeln. Erste Ansätze in diese Richtung sind bereits unternommen worden.
8. Am 13.03.2024 fand ein parlamentarischer Abend mit den Spitzen von Caritas und Diakonie zum Thema *»Spiritual Care geht uns alle an! – Spiritualität in der gesundheitlichen Versorgung«* in Berlin statt, u. a. mit Hr. Hermann Gröhe und Fr. Dr. Kirsten Kappert-Gonther. (Abrufbar ist die Aufzeichnung des Abends über den youtube-Kanal der Diakonie Deutschland unter: https://www.youtube.com/watch?v=iWtga4BnrF0).
9. Die Handlungsempfehlungen des Modellprojekts SpECi (vgl. Kloke et al., 2023, 2024) bieten diesbezüglich eine Chance für eine Organisationsentwicklung und den Theorie-Praxis Transfer, und zwar auf personaler, struktureller und organisatorischer Ebene. Hierzu gehört die Qualifizierung im Hinblick auf Spiritual (bereits in der Grundausbildung), der Aufbau und die faire Kooperation in multiprofessionellen Teams sowie die Schaffung von Arbeitsbedingungen, welche nicht nur die Perspektive von heute auf morgen beinhaltet. Die Veränderung der Organisationskulturen insgesamt ist dabei das entscheidende Stichwort. Klar sollt aber auch sein, dass das Thema Spiritualität nicht durch Krankenhäuser oder Pflegeheime instrumentalisiert werden darf, die sich im Wettbewerb neu aufstellen möchten (vgl. insgesamt Lubatsch, 2013).
10. Betont wird immer wieder der Transfer in die Praxis. Aber bis auf persönliche Erfahrungen mit Fortbildungskonzepten (vgl. z. B. Wierzbicki, 2022) liegen keine Studien zum Transfer im engeren Sinne vor. Vor allem theoretisch und empirisch gestützte Hinweise aus der implementierungs- und disseminationswissenschaftlichen Perspektive sind Mangelware. Die dennoch vorhandenen Erfahrungen zu systematisieren, bleibt eine Daueraufgabe, erste Hinweise kön-

nen aus unseren Expert:inneninterviews und den Ergebnissen des Panels gewonnen werden, die weiterführend sind.

Fazit

Ein monodisziplinär ausgerichteter Expertenstandard ist aus unserer Sicht sinnvoll. Wenn er richtig und nachhaltig eingeführt wird, dann ist mit ihm eine Qualitätssteigerung der Pflegepraxis zu erwarten. Darüber hinaus sind Synergieeffekte im gesamten Gesundheits- und Versorgungssektor zu erwarten; von daher sollten von vorneherein eine Engführung auf die Alten-, Hospiz- oder Palliativpflege vermieden werden. Dies setzt aber voraus, dass SpC als weltanschaulich und religiös breit aufgestelltes Konzept aufgefasst wird und fernab von jedem Missionsverdacht allein dem Menschsein selbst verpflichtet ist. Die Rahmenbedingungen sollten beachtet werden; daher muss die Verantwortung der Wohlfahrtsverbände insgesamt (nicht nur der konfessionell gebundenen Träger) angemahnt werden. Sie müssen durch Fortbildung und Organisationsentwicklung den Resonanzraum schaffen, damit es gelingt, das Moment der Unverfügbarkeit (Rosa, 2023) in der Pflegepraxis dauerhaft zu stabilisieren.

12.6 Literatur

Abusafia, A.H., Mamat, Z., Rasudin, N.S. et al. (2021). Spiritual Care in Southeast Asia: A systematic review of the evidence for spiritual care models, interventions, and outcomes. In: *International Medical Journal 28* (5): 547–551.

Amekor, L. (2019). *Dazwischen. Das Phänomen der Zwischenleiblichkeit aus der Perspektive beruflich Pflegender.* Masterarbeit. PTH Vallendar.

Amekor, L. (2023). *Dazwischen. Das Phänomen der Zwischenleiblichkeit aus der Perspektive beruflich Pflegender.* Baden-Baden: Tectum (Reihe Young Academics).

Amekor, L. (2023). Die Anwesenheit von Menschen. Eine kritische Auseinandersetzung mit KI und ein Plädoyer für eine lebendige Pflege. In: *Pflege & Gesellschaft 28*(1): 41–56.

Bahraini, S., Gifford, W., Graham, I. et al. (2020). The accuracy of measures in screening adults for spiritual suffering in health care settings: A systematic review. In: *Palliative & supportive care 18* (1): 89–102. DOI: 10.1017/S1478951519000506.

Balboni, T., Van der Weele, T.J., Doan-Soares, S. et al. (2022). Spirituality in Serious Illness and Health. In: *JAMA 328* (2): 184–197. DOI: 10.1001/jama.2022.11086.

Beckert, G. (2024). Umsetzung Spiritual Care analog den Expertenstandards? In: Büssing, A., Giebel, A. & Roser, T. (Hrsg.). *Spiritual Care & Existential Care interprofessionell. Handbuch spiritueller und existentieller Begleitung in der Gesundheitsversorgung.*

Brandenburg, H.; Kautz, H.; Kiefer-Fischer, D. (2023). Altern – Herausforderung bei Vulnerabilität. In: *Diakonia 52*, (4): 265–273.

Brichetti, K. (2019). Unterstützung von Spiritual Care durch räumliche Gestaltung von Gesundheitsbauten. In: *Spiritual Care, 8* (1): 3–10

Büssing, A. & Kohls, N. (2011) (Hrsg.). *Spiritualität transdisziplinär. Wissenschaftliche Grundlagen im Zusammenhang mit Gesundheit und Krankheit.* Berlin-Heidelberg: Springer.

Büssing, A., Scheer, K., Tewes, M. et al. (2022). Erfassung existenzieller und spiritueller Bedürfnisse in der palliativen Betreuung – Erste Erkenntnisse zur Implementierung des Spiritual Needs Screeners. In: *Spiritual Care, 11*, (3): 278–281.

Büssing, A., Giebel, A. & Roser, T. (2024) (Hrsg.). *Spiritual Care & Existential Care interprofessionell. Handbuch spiritueller und existentieller Begleitung in der Gesundheitsversorgung.* Heidelberg: Springer.

Chilian, L. (2022). *Ethik und Spiritualität im Gesundheitswesen. Spiritual Care in theologisch-ethischer Diskussion* (Ethik – Grundlagen und Handlungsfelder, Bd. 17, 1. Auflage). Stuttgart: Kohlhammer. Verfügbar unter http://www.content-select.com/index.php?id=bibview&ean=9783170420595

Deutscher Verein für Pflegewissenschaft e.V. (2003) (Hrsg.). *Das Originäre der Pflege entdecken. Pflege beschreiben, erfassen, begrenzen.* Frankfurt a. Main: Mabuse.

Deutsches Netzwerk für Qualitätsentwicklung in der Pflege (2019) (Hrsg.). *Expertenstandard Beziehungsgestaltung in der Pflege von Menschen mit Demenz.* Schriftenreihe des DNQP: Osnabrück.

Die Deutschen Bischöfe – Pastoralkommission. (2021). »Bleibt hier und wacht mit mir!« (Mt 26,38). *Palliative und seelsorgliche Begleitung von Sterbenden* (Nr. 51). Bonn.

Diego-Cordero, R. de, Suárez-Reina, P., Badanta, B. et al. (2022). The efficacy of religious and spiritual interventions in nursing care to promote mental, physical and spiritual health: A systematic review and meta-analysis. In: *Applied nursing research : ANR 67:*151618. DOI: 10.1016/j.apnr.2022.151618.

Dos Santos, F.C., Macieira, T.G.R., Yao, Y. et al. (2022). Spiritual Interventions Delivered by Nurses to Address Patients' Needs in Hospitals or Long-Term Care Facilities: A Systematic Review. In: *Journal of Palliative Medicine*, 25(4): 662–677. DOI: 10.1089/jpm.2021.0578.

Evangelische Kirche Deutschland. (2020). *Spiritual Care durch Seelsorge. Eine Handreichung der Ständigen Konferenz für Seelsorge in der EKD.* https://www.ekd.de/handreichung-spiritual-care-durch-seelsorge-60948.htm (Abruf 20.02. 2025).

Frick, E. & Schütte-Nütgen, K. (2022). *Moral Distress und spirituelle Ressourcen in der Intensiv- und Notfallmedizin* (MD_INSpir). In:Spiritual Care, 11 (1): 99.

Frick, E. (2019). Spirituelle Anamnese. In: Roser, T. (Hrsg.), *Handbuch der Krankenhausseelsorge* (5., überarbeitete und erweiterte Auflage, S. 291–300). Göttingen: Vandenhoeck & Ruprecht.

Friesacher, H. (2008). *Theorie und Praxis pflegerischen Handelns. Begründung und Entwurf einer kritischen Theorie der Pflegewissenschaft.* Universitätsverlag: Osnabrück.

Friesacher, H. (2009). Professionalisierung der Pflege – vom Hilfsberuf zur evidenzbasierten Heilkunde? In: *Intensiv: Fachzeitschrift für Intensivpflege und Anästhesie, 17* (4): 177–181.

Friesacher, H. (2019). Arbeit, die Würde schafft. Ein Plädoyer für die Wertschätzung der Körperpflege. In: *CNE Magazin, 5* (19): 6–8.

Friesacher, H. (2022). Neue Technologien im Blick des Anerkennungs- und des Resonanzparadigmas. In: Hülsken-Giesler, M., Kreutzer, S. & Dütthorn, N. (Hrsg.). *Neue Technologien für die Pflege.* Universitätsverlag: Osnabrück. S. 57–77.

Gerundt, M., Büssing, A. & Giebel, A. (2023). SpECi – Spiritual und Existential Care interprofessionell: Kurzvorstellung eines Modellprojekts zur Spirituellen Begleitung am Lebensende, seiner Ziele und erwarteten Effekte. In: *Zeitschrift für Palliativmedizin, 24* (02): 76–84.

Giebel, A., Lubatsch, H. & Meussling-Sentpali, A. (2014). *DiakonieCare. Existenzielle Kommunikation, Spiritualität und Selbstsorge in der Pflege. Curriculum und Arbeitshilfe zur Organisationsentwicklung.* Göttingen: Vandenhoeck & Ruprecht. Verfügbar unter https://ebookcentral.proquest.com/lib/kxp/detail.action?docID=6027299

Graupner, T. (2008). *Die Spiritualität der Sozialarbeit im Hospiz.* Wuppertal: Hospizverlag.

Heller, B. & Heller, A. (2014). *Spiritualität und Spiritual Care. Orientierungen und Impulse.* Bern: Huber (Reihe Palliative Care, 1. Aufl.). Verfügbar unter http://elibrary.hogrefe.de/9783456953526/U1

Heller, B. & Heller, A. (2018). *Spiritualität und Spiritual Care*, 2. Aufl. Bern: Hogrefe.

Hennessy, N., Neenan, K., Brady, V. et al. (2020). End of life in acute hospital setting-A systematic review of families' experience of spiritual care. In: *Journal of Clinical Nursing 29* (7–8): 1041–1052. DOI: 10.1111/jocn.15164.

Hiebl, N. et al. (2021). Gibt es die »resiliente Persönlichkeit«? In: *Spiritual Care, 10* (2): 117–127.

Hinzmann, D., Schütte-Nütgen, K., Büssing, A., Boenisch, O., Busch, H.-J., Dodt, C. et al. (2022). Critical Care Providers' Moral Distress: Frequency, Burden, and Potential Resources. In: *International journal of environmental research and public health, 20* (1).

Huber, W. (2019): *Dietrich Bonhoeffer. Auf dem Weg zur Freiheit.* München: C.H.Beck.

Juchli, L. (1985). *Heilen durch Wiederentdecken der Ganzheit.* Stuttgart: Kreuz-Verlag.

Käppeli, S. (1998). *Zwischen Leiden und Erlösung. Religiöse Motive in der Leidenserfahrung von krebskranken Juden und Christen*. Bern: Huber.

Käppeli, S. (2001). Mit-Leiden – eine vergessene Tradition der Pflege? In: *Pflege 14*(4): 293–306.

Kiefer-Fischer, D. (2023). *Das Berührungskonzept respectare® aus pflegewissenschaftlicher Perspektive. Unveröffentlichte Masterarbeit an der VPU Vallendar.*

Kloke, M. et al. (2023). Handlungsempfehlungen zur spirituellen Begleitung alter und/oder schwerst-kranker Menschen – Langfassung. In: Büssing, A., Giebel, A. & Roser, T. (Hrsg.). *Spiritual Care & Existential Care interprofessionell. Handbuch spiritueller und existentieller Begleitung in der Gesundheitsversorgung.* Berlin / Heidelberg: Springer.

Kloke, M., Alt-Epping, B., Büssing, A. et al. (2024). Handlungsempfehlungen zur spirituellen Begleitung alter und/oder schwerst-kranker Menschen – Kurzfassung. In: *Zeitschrift f. Palliativmedizin, 25*, 13–17

Kloke, M., Alt-Epping, B., Büssing, A. et al. (2024). Handlungsempfehlungen zur spirituellen Begleitung alter und/oder schwerst-kranker Menschen – Langfassung. In: Büssing, A., Giebel, A. & Roser, T. (Hrsg.). Spiritual Care & Existential Care interprofessionell. *Handbuch spiritueller und existentieller Begleitung in der Gesundheitsversorgung.* Berlin / Heidelberg: Springer.

Knoll, F. (2015). *Mensch bleiben! Zum Stellenwert von Spiritualität in der Pflege.* Stuttgart: Kohlhammer.

Knoll, F. (2020). *Mensch bleiben! Lehrbuch Anthropologie, Ethik und Spiritualität für Pflegeberufe.* Stuttgart: Kohlhammer.

Kubitza, J., Große, G., Schütte-Nütgen, K. & Frick, E. (2023). Influence of spirituality on moral distress and resilience in critical care staff: A scoping review. In: *Intensive & critical care nursing 76:* 103377. DOI: 10.1016/j.iccn.2022.103377.

Kwan, C., Chan, C.W.H., Choi, K.C. (2019). The effectiveness of a nurse-led short term life review intervention in enhancing the spiritual and psychological well-being of people receiving palliative care: A mixed method study. In: *International journal of nursing studies 91:* 134–143. DOI: 10.1016/j.ijnurstu.2018.12.007.

Landespflegekammer Rheinland-Pfalz. *Berufsordnung.* Verfügbar unter: https://pflegekammer-rlp.de/pflege-als-heilberuf/berufsordnung/ (zuletzt geprüft 12.02.2024).

Lubatsch, H. (2013). Existentielle Begleitung, Spiritualität und Selbstsorge (DiakonieCare) in christlichen Einrichtungen – eine Antwort auf die Herausforderungen der Gegenwart. In: Diakonie Deutschland – Evangelischer Bundesverband, J. Stockmeier, A. Giebel & H. Lubatsch (Hrsg.). *Geistesgegenwärtig pflegen. Existentielle Kommunikation und spirituelle Ressourcen im Pflegeberuf. Bd. 2: Studien und Projektergebnisse.* Göttingen: NeukirchenerTheologie, S. 115–134.

Linseisen, E., Frick, E. & Mächler, R. (2020). MUTASPIR – Stärkung der Menschen in Pflege- und Gesundheitsberufen. In: *Spiritual Care, 9* (2): 201–203.

Maidl, L., Frick, E., Mayr, B. & Voll, K. (2018). Entwicklung eines Moduls zu »Spiritualität und Gesundheitsfürsorge« für den Arbeitsschutz. In: *Spiritual Care,* 7 (3): 305–308.

Mayer, H. (2009). Die spirituelle Dimension pflegerischen Handelns. In: Körtner, U., Müller, S., Kletecka-Pulkeret, M. et al. (Hrsg.). *Spiritualität, Religion und Kultur am Krankenbett.* Springer: Wien New York.

Mayring, P. (2022). *Qualitative Inhaltsanalyse. Grundlagen und Techniken.* 13. Überarbeitete Auflage. Weinheim/Basel: Beltz.

Monteverde, S. (2019). Komplexität, Komplizität und moralischer Stress in der Pflege. In: *Ethik in der Medizin, 31* (4): 345–360.

Movahedimoghadam, F., Naderi, N., Shabani, F., Fathollahi, M.S. (2022): Effect of Spiritual Care Program on Resilience in Patients with Heart Failure: A Randomized Controlled Clinical Trial. In: *Iranian Journal of Nursing and Midwifery Research* 27 (4): 266–273. DOI: 10.4103/ijnmr.ijnmr_61_21.

Nauer, D. (2015). *Spiritual Care statt Seelsorge?* Stuttgart: Kohlhammer Verlag. Verfügbar unter http://nbn-resolving.org/urn:nbn:de:bsz:24-epflicht-1288567

Nolan, S., Saltmarsh, P. & Leget, C. (2011). Spiritual care in palliative care: working towards an EAPC Task Force. In: European *Journal of Palliative Care 18*(2): 86–89.

Olbrich, Ch. (2018). *Pflegekompetenz.* 3. Überarbeitete und ergänzte Auflage. Bern: Hogrefe.

Olbrich, Ch. (2023). *Pflegekompetenz.* 4., überarbeitete und erweiterte Auflage. Bern: Hogrefe. Online verfügbar unter https://elibrary.hogrefe.com/book/10.1024/86244-000.

Ouzzani, M., Hammady, H., Fedorowicz, Z. et al. (2016): Rayyan-a web and mobile app for systematic reviews. In: *Systematic reviews 5*(1): 210. DOI: 10.1186/s13643-016-0384-4.

Peng-Keller, S. & Rettke, H. (2017). Spiritual Care und Pflegewissenschaft. Ein Beitrag zum aktuellen Diskussionsstand im deutschsprachigen Raum. In: *Spiritual Care; 6*(4): 405–410.

Peng-Keller, S. (2019). Spiritual Care im Gesundheitswesen des 20. Jahrhunderts. In: Peng-Keller, S. & Neuhold, D. (Hrsg.), *Spiritual Care im globalisierten Gesundheitswesen. Historische Hintergründe und aktuelle Entwicklungen.* Darmstadt: WBG academic, S. 13–71.

Peng-Keller, S. (2020). Spiritual Care: Grundgestalten, Leitmodelle und Entwicklungsperspektiven. In: *Spiritual Care, 9,* (2): 127–135.

Remmers, H. (2021). Palliative Care und Spiritual Care. In: J. Pantel, C. Bollheimer, A. Kruse, J. Schröder, C. Sieber & V.A. Tesky (Hrsg.), Praxishandbuch Altersmedizin. Geriatrie – Gerontopsychiatrie – Gerontologie. Stuttgart: Kohlhammer, S. 911–919.

Richter, C. (2021) (Hrsg.). *An den Grenzen des Messbaren. Die Kraft von Religionen und Spiritualität in Lebenskrisen.* Stuttgart: Kohlhammer.

Rosa, H. (2013). *Beschleunigung. Die Veränderung der Zeitstrukturen in der Moderne.* Frankfurt a. Main: Suhrkamp.

Rosa, H. (2023). *Unverfügbarkeit.* Frankfurt a. Main: Suhrkamp.

Roser, T. (2017). *Spiritual Care. Der Beitrag von Seelsorge zum Gesundheitswesen.* 2. erw. u. aktualisierte Auflage. Stuttgart: Kohlhammer.

Seidler, A., Nußbaumer-Streit, B., Apfelbacher, C. & Zeeb, H. (2021). Rapid Reviews in Zeiten von COVID-19 – Erfahrungen im Zuge des Kompetenznetzes Public Health zu COVID-19 und Vorschlag eines standardisierten Vorgehens. In: *Gesundheitswesen 83* (3): 173–179. DOI: 10.1055/a-1380-0926.

Sinclair, S. & Chochinov, H. (2022). The role of chaplains within oncology interdisciplinary teams. In: *Current Opinion in Supportive and Palliative Care 6*, S. 259–268.

Städler, K. (2013). Neuere Literatur zum Thema Spiritualität und Pflege im deutschsprachigen Raum – ein Auszug: In: Diakonie Deutschland – Evangelischer Bundesverband, Stockmeier, J., Giebel, A. & Lubatsch, H. (Hrsg.). *Geistesgegenwärtig pflege. Existentielle Kommunikation und spirituelle Ressourcen im Pflegeberuf. Bd. 2: Studien und Projektergebnisse.* Göttingen: NeukirchenerTheologie, S. 181–195.

Storms, A. & Woopen, C. (2023). Spiritualität und Alter – Spiritualität im Alter. In: Hank, K., Wagner, M. & Zank, S. (Hrsg.). *Alternsforschung. Handbuch für Wissenschaft und Studium.* 3., aktualisierte und erweiterte Auflage. Baden-Baden: Nomos: S. 603–628.

Tricco, A., Garritty, C.M., Boulos, L. et al. (2020). Rapid review methods more challenging during COVID-19: commentary with a focus on 8 knowledge synthesis steps. In: *Journal of clinical epidemiology 126:* 177–183. DOI: 10.1016/j.jclinepi.2020.06.029.

van Meurs, J., Wichmann, A.B., van Mierlo, P., van Dongen, R., van de Geer, J., Vissers, K., Leget, C. and Engels, Y. (2022). Identifying, exploring and integrating the spiritual dimension in proactive care planning: A mixed methods evaluation of a communication training intervention for multidisciplinary palliative care teams. In: *Palliative medicine 36* (10), S. 1493–1503. DOI: 10.1177/02692163221122367.

von Dach C. & Osterbrink, J. (2013). Spiritualität der Pflege. In: *Spiritual Care 2* (3): 21–30.

Wang, W., Yang, J., Bai, D. et al. (2023). Instruments for assessing the spiritual needs of cancer patients: A systematic review of psychometric properties. In: *Journal of Clinical Nursing 32* (23–24): 7956–7969. DOI: 10.1111/jocn.16888.

Wang, W., Yang, J., Bai, D. et al. (2024). Nurses' perceptions and competencies about spirituality and spiritual care: A systematic review and meta-analysis. In: *Nurse education today 132:* 106006. DOI: 10.1016/j.nedt.2023.106006.

Wang, Z., Al Zaben, F., Koenig, H. G. & Ding, Y. (2021). Spirituality, moral injury and mental health among Chinese health professionals. In: *BJPsych open*, 7 (4): e135.

Weathers, E., McCarthy G., & Coffey, A. (2016). Concept analysis of spirituality: an evolutionary approach. In: *Nursing Forum 51: 79–96.*

Weiher, E. (2008). *Das Geheimnis des Lebens berühren. Spiritualität bei Krankheit, Sterben und Tod. Eine Grammatik für Helfende.* Stuttgart: Kohlhammer.

Weismayer, J. & Rauch, F. (2005). Spiritualität. In: Baer, H., Gasper, H., Müller, J. & Sinabell, J. (Hrsg.*). Lexikon neureligiöser Gruppen, Szenen und Weltanschauungen.* Freiburg: Herder. S. 1231–1233.

Wierzbicki, D. (2022). *Spiritual Care in der Praxis. Wie die Implementierung in den Klinikalltag erfolgreich gelingt.* Stuttgart: Kohlhammer.

Wieschowski, S. (2013): Die Akademisierung fängt schon vor dem Bachelor an., In: *PADUA, 8*(5): 312–316. DOI: 10.1024/1861-6186/a000153.

Winter-Pfändler, U. (2011). Vernetzung als Schlüssel zu einer guten Zusammenarbeit. In: *Krankenpflege, 3:* 18–21.

Zumstein-Shaha, M. & Alder, J. (2018). Welche Fachpersonen zeigen sich in der Literatur zuständig für die spirituellen Bedürfnisse von Patientinnen und Patienten mit einer neuen Krebsdiagnose? In: *Spiritual Care, 7* (3): 281–291.

12.7 Anhang

Vorläufige Zusammenfassung/Übersicht Handrecherche SpC (Stand: 12.02.2024)[55]

55 Auf die Darlegung der umfangreichen internationalen Literatur wird aus Platzgründen verzichtet.

Titel	Band/Zeitschrift	Autor:in	Verlag	Jahr	Schwerpunkt
Die spirituelle Dimension pflegerischen Handelns	Spiritualität, Religion und Kultur am Krankenbett	Hanna Mayer	Springer	2009	Sammelband (Hrsg: Körtner, Müller, Inthorn, Kletecka-Pulker)
Spiritualität in der Pflege II	Kongressband No. 5: 2. Internationaler Pflegekongress	(Hrsg.) Rolf Heine		2002	Sammelband
Spiritualität der Pflege	Spiritual Care	Von Dach; Osterbrink	DeGruyter	3/2013 (S. 21–30)	Online-Befragung der deutsch. Schweiz (n=533)
Spiritualität in der Pflege	Spiritual Care	Constanze Giese	DeGruyter	3/2016 (215–219)	Spirituelle Sorge für den Menschen als selbstverständlicher Aspekt pflegerischer Versorgung
Über das leibliche Erleben von Spiritualität im Pflegekontext	Spiritual Care	Barbara Wolf	DeGruyter	3/2016 (167–173)	Leibliche Dimension von Spiritualität; Leibliche Kommunikation/Leibphänomenologie; vgl. 172/173
Auch Trauer braucht Zeit und Raum	Krankenpflege	Rahel Naef, S. Peng-Keller et al.		02/2023 (19–21)	Bedürfnisse von Angehörigen / Bereavement Care
Spiritualität in der Pflege – ein existentieller Zugang	Spiritual Care	Dorothee Bürgi	DeGruyter	1/2012 (10–23)	Zugang über die Existenzanalyse, Sinnfrage (V. Frankl)
Spiritualität im Krankenhaus	Wege zum Menschen: Zeitschrift für Seelsorge und Beratung, heilendes und soziales Handeln	Renate Ebling	Vandenhoeck & Ruprecht	1994 (46) (389–439)	Theologische Perspektive der Krankenhausseelsorge, Zugang über leibliches Erleben von Ritualen
Validierung einer deutschsprachigen Spiritual Care-Kompetenz-Skala	Spiritual Care	Frick, Theiss, Büssing & Rodrigues Recchia	DeGruyter	2/2019 (193–207)	Einschätzung der spir. Kompetenz der Gesundheitsberufe mittels SCCQ
Du bist es wert. Menschenwürde im Gesundheitswesen	Tagungsband des 7. Christ. Gesundheitskongresses Kassel			2020	Sammelband ökumenischer Perspektiven, multidisziplinär; Würzburger Thesen

Titel	Band/Zeitschrift	Autor:in	Verlag	Jahr	Schwerpunkt
	Interdisziplinäre Palliativmedizin	Groß & Demmer (Hrsg.)	Springer	2021	Sammelband; Interkulturalität und Interreligiösität thematisiert
Klinikleitfaden Pflege	Kapitel 6, Palliativpflege	Beate Augustyn	Elsevier	2012, 7. Aufl.	Thematisiert Palliativpflege und Trauer bzw. Abschiednahme, aber keine Spiritualität
Christliche Heilkunde: Zugänge		Hrsg: Christen im Gesundheitswesen e.V. / Köller, Schiffner	Verlag Frank Fornacon	2011	Sammelband multidisziplinär (Pflege, Theologie, Medizin, Diakonie, Weltkirche, Psychologie)
Resilienz im Kontext von Spiritual Care	Spiritual Care	Richter, Peng-Keller	DeGruyter	2/2021 (115–116)	Editorial
Theorieentwicklung in der Pflege in Deutschland – Überblick und Perspektiven	Padua	Stephan Dorschner	Hogrefe	3/2022 (119–124)	Pflege als Disziplin mit Leiborientierung; historische Entwicklung; Hervorhebung L. Juchlis; spirituelle Dimension nicht identifiziert
Spiritualität, Krankheit und Heilung – Bedeutung und Ausdrucksformen der Spiritualität in der Medizin	Tagungsband	Büssing, Ostermann, Glöckler, Matthiessen (Hrsg.)	VAS	2006	Sammelband; multidisziplinär gestaltet: Krankenpflege unter der Perspektive des Erlebens von Berührung und Wärme
Spiritualität transdisziplinär		Büssing, Kohls	Springer	2011	Sammelband; Pflege nicht explizit thematisiert, dennoch Anschlüsse in den Beiträgen
Spiritualität in der Pflege	Tagungsband zu »Spiritualität in der Pflege«	Diak. Werk der EKD; Kottnik, Giebel (Hrsg.)	Neukirchner	2010	Vorläuferband zum Projekt *DiakonieCare* 2010–2012
Geistesgegenwärtig pflegen	Existenzielle Kommunikation und spirituelle Ressourcen im Pflegeberuf; Band 2: Studien und Projektergebnisse	Diak. Werk der EKD;	Neukirchner	2013	Aufsatzsammlung, Curriculum, Evaluation, Organisationsentwicklung

Titel	Band/Zeitschrift	Autor:in	Verlag	Jahr	Schwerpunkt
Geistesgegenwärtig pflegen	Band 1: Grundlegungen und Werkstattberichte	Diak. Werk der EKD	Neukirchner	2013	Aufsatzsammlung bietet alle nötigen Grundlagen für eine fundierte Bearbeitung des Themas in der Pflege
Spiritualität in den Gesundheitsberufen		Harold A. Koenig	Kohlhammer	2012	Übersetzung des Buches »Spirituality in Patient Care«; multidisziplinäre Perspektiven; Pflege ist in einem eigenen Kapitel thematisiert
Spiritualität		Bubmann, Allolio-Näcke	Kohlhammer	2022	Thematisiert vielfältig, auch Medizin bzw. Gesundheitswesen; sehr theologisch, Pflege nicht direkt adressiert
Spiritualität und Medizin	Münchner Reihe Palliative Care	Frick, Roser	Kohlhammer	2011	»Standardwerk zum Thema Spiritualität und Medizin«; mulitperspektivisch, Pflege hat eigenes Kapitel
Logotherapeutische Gedanken in der Palliative Care	Zeitschrift für Palliativmedizin	Michaela Punzenberger	Thieme	2023; 24 (295–300)	Möglichkeiten der PFK im Umgang mit Leid
Mensch bleiben! Lehrbuch Anthropologie, Ethik und Spiritualität für Pflegeberufe		Franziskus Knoll OP	Kohlhammer	2020	Aktuelles Grundlagenwerk im Anschluss an Pflegetheorien, Pflegeethik für die grundständige Aus- und Weiterbildung; 3 Stufen-Modell
An den Grenzen des Messbaren	Reihe Religion und Gesundheit	Cornelia Richter (Hrsg.)	Kohlhammer	2021	Sammelband der aktuellen Resilienzforschung mit interdisziplinären Perspektiven auf individuelle Krisen, die in der Gesundheitsversorgung auftreten können: »...dabei fragen die Autoren nach dem Resilienzpotential von Religion und Spiritualität und den Kompetenzen des Fachpersonals, immer bezogen auf den ganzheitlichen Umgang mit gesundheitlichen Krisen und den existenziellen Fragen, die diese aufrufen können.« (Quelle Kohlhammer)

Titel	Band/Zeitschrift	Autor:in	Verlag	Jahr	Schwerpunkt
Anklang. Die Resonanz der Seele – über ein Grundprinzip therapeutischer Beziehung.		Barbara Gindl	Junfermann	2002	Dissertationsschrift; Querschnitt zu Musiktherapie; Kinder-, Jugend – und Erw. Psychatire (u. a. Psychologin, Psychotherapeutin)
Pflegekompetenz		Christa Olbrich	Hogrefe	2023 4., erw. Aufl.	Spirituelle Kompetenz ist selbstverständlicher Teil des pfleg. Professionsverständnisses nach C. Olbrich »das Wissen um eine geistige Dimension und die Ausrichtung des Handelns auf diese Dimension«
div. Beiträge der Zeitschrift	Spiritual Care	u. a. Knoll, Peng-Keller, Bauer, Dach/Zumstein-Shaha, Ehm, Haußmann, Walker/Breitsameter			
Weitere Autor/innen		Kumbruck, Sauter, Schärer-Santchi (Sammelband)			

13 Ausblick

Hermann Brandenburg, Astrid Giebel & Daniela Kiefer-Fischer

13.1 Konsequenzen und Perspektiven einer künftigen Spiritual Care der Pflege

Das vor Ihnen liegende Buch hat das Thema »Spiritualität in der Pflege« aus multidisziplinären Perspektiven analysiert. Sowohl grundlegende Fragen wie auch die konkrete Praxis des Theorie-Praxis-Transfer wurden reflektiert. Ergebnisse eines Expertenpanels wurden eingearbeitet, auch Befunde einer systematischen Literaturanalyse vorgestellt. Hintergrund war der Vorschlag an das »*Deutsche Netzwerk für Qualitätsentwicklung in der Pflege* (DNQP) hinsichtlich der Erstellung eines entsprechenden Expertenstandards. Die Argumente dafür und dagegen bilden das Spektrum der Positionen aus.

Einerseits wird argumentiert, dass (reorientierend) eine Profilbildung der deutschen Pflege – auch in Ergänzung zu einer klinischen Fokussierung – durch Erweiterung der Perspektive auf existenzielle Fragen des Lebens sinnvoll sei. Andererseits wird Skepsis dahingehend geäußert, dass eine solche Profilbildung nur inter- und multidisziplinär möglich und eine rein pflegespezifische Akzentsetzung problematisch sei.

Die Herausgebenden dieses Buches sind der Meinung, dass mit dem Thema »Spiritualität in der Pflege« die Chance einer eigenständigen Perspektive für die Pflege in Deutschland verbunden ist. Dabei ist die Notwendigkeit einer »fairen Kooperation« (John Rawls) mit anderen Disziplinen und Professionen unbestritten. Denn ohne Auseinandersetzungen mit Philosophie, Theologie, Medizin und Psychologie kann diese Position nicht gewonnen werden; sie kann nur im Dialog und der Differenzbildung zu anderen erfolgen. Dieser Anforderung muss sich die Pflege stellen! Die Argumente dafür werden mit dem hier vorgelegten Buch präsentiert.

Es ist bereits thematisiert worden, dass ein Expertenstandard zum Thema nicht grundlegend abgelehnt worden ist. Und der Hinweis des DNQP, auch über Alternativen nachzudenken, ist wichtig. Auf der einen Seite gilt: Ein Expertenstandard würde die verbindliche Einführung in Praxiskontexte fördern, auch eine entsprechende Refinanzierung sicherstellen. Aber das ist nur eine Seite der Medaille, die andere betrifft gesetzliche Vorgaben, geregelte Kostenübernahme, klare Verbindlichkeiten und Ressourceneinsatz – ohne die geht es nicht. Die Vermittlung von spiritueller Kompetenz und der Befähigung zur existenziellen Kommunikation gehört zudem in die Ausbildung der Pflegeberufe und die interprofessionelle Fort- und Weiterbildung der Gesundheitsberufe. Aber auf der anderen Seite ist auch klar, dass gerade bei dem hier zu verhandelnden Thema der Hinweis auf die »Unverfügbarkeit« (Hartmut Rosa) ernst genommen werden muss. Man kann und muss nicht alles regeln, muss Spielräume offenlassen, individuelle Entscheidungen ermöglichen; sonst erstickt jedes Engagement. Diese Offenheit muss gewahrt werden. Denn letztlich – damit der Kern der Pflege nicht in den Logiken von Abrechnungstechnik und Verrichtungsorientierung verloren geht, sondern als existenziell notwendige Care-Aufgabe für Leib und Seele sichtbar bleibt – ist mit dem Thema »Spiritualität der Pflege« ein Kulturwandel verbunden, der die Bereitschaft zum Umdenken und ein umfangreiches Bündel an Veränderungsmaßnahmen erfordert.

Der Hinweis auf die Auseinandersetzung mit Sterben und Tod soll diese These nur erläutern. Es bedurfte eines Bündnisses auf breiter Basis und zahlreicher gesellschaftlicher, ehrenamtlicher wie berufspolitischer Initiativen, um dagegen zu opponieren, dass man Sterbende im Krankenhaus ins Badezimmer schiebt oder die Praktikantin im Pflegeheim zur Sterbebegleitung auffordert – alles noch nicht so lange her und manchmal immer noch Realität. Aber dass sich hier etwas grundlegend geändert hat, dies hat (auch) damit zu tun, dass der Blick auf das Thema »Tod und Sterben« erweitert wurde. Damit sind qualifikatorische, organisationale Änderungen verbunden; auch die Rahmenbedingungen – denken wir nur an die Hospizbewegung und Palliativmedizin – haben sich gewandelt. Heute können wir uns die oben skizzierte Praxis kaum mehr vorstellen, aber warum? Hier hat sich ein sozialer Wandel ergeben, dafür waren »change agents« aus vielen Professionen verantwortlich.

13.2 Was sind die Konsequenzen und Perspektiven?

Das Gesundheitssystem verändert sich, die existenziellen Fragen bleiben: Pflege ist systemrelevant, dies ist nicht erst seit der Covid-19-Pandemie eine zentrale Erkenntnis in Politik und Gesellschaft. Pflege genießt hohe Anerkennung und großen Respekt in der Bevölkerung – insbesondere bei der Erfahrung von eigener Pflegebedürftigkeit oder von Pflegeerfordernissen im familiären Umfeld, wenn z. B. eine gute Qualität der Versorgung in der Langzeitpflege ein zufriedenes Alter ermöglicht. Die aktuellen Entwicklungen unseres Landes lassen vermuten, dass die Aufgaben in der gesundheitlichen Versorgung nicht weniger werden, sondern zunehmen und Prozesse in den Versorgungsabläufen sich weiterhin verdichten werden. Personalmangel wird weiter steigen. Dabei werden die Bedarfe der Menschen zwar komplexer werden, aber ihre existenziellen Bedürfnisse nach Sinn, Halt, Quellen der Kraft, nach Trost und Hoffnung werden im Erleben von akuter oder chronischer Krankheit, Schmerzen, Leid, Endlichkeit, Verlust und Trauer bleiben. Und: vergessen wir die existenzielle-spirituelle-resiliente Seite der beteiligten Pflegepersonen nicht! Auch sie sind Menschen und wollen eine menschliche Versorgung gewährleisten. Daran ändern auch robotische Systeme und KI nichts, denn sie werden existenziell-spirituell-resiliente Ressourcen nicht kompensieren können. Physical Assistance oder Telemedizin kommen nicht ohne systematische Krankenbeobachtung aus. Auch dafür wird weiterhin Personal benötigt. Daher sind wir bei der Vision, dass Pflege spirituell werden darf und muss, sonst bleibt sie in der Materie verhaftet.

Paradigmenwechsel im Pflegeleitbild: Es geht nicht allein um Mikroprozesse zur Optimierung des Bestehenden, es geht um nichts Geringeres als um einen Paradigmenwechsel im Pflegeverständnis, um den Blick auf den ganzen Menschen, um ein (altes) neues ganzheitliches Pflegeleitbild. So halten wir das Thema 'Ganzheitlichkeit' in der Antwort des DNQP auf die eingereichte Expertise für unteradressiert! Spiritualität der Pflege berührt das Eigentliche, das Selbstverständnis von Pflege, die »Seele der Pflege«. Tangiert sind die grundlegenden Fragen der Pflegeprofession selbst! Und Motor für diesen Paradigmenwechsel sollte die Profession der Pflege selbst sein. Sollte Pflege sich nicht selbst aufstellen und sich wieder auf ihre ureigene Expertise besinnen, besteht die Gefahr, dass sie sich auflöst. Während andere Berufsgruppen (Soziolog:innen, Pädagog:innen, Mediziner:innen) die Zuständigkeit für existenzielle Fragen von Patientinnen und Bewohnern durchaus bei der Pflege sehen – denn diese ist vor allem im stationären Kontext 24/7 vor Ort – sehen Pflegende dies häufig selbst nicht so. Der Berufsverständnisproblematik, vor existenziellen Fragen und spirituellen Bedarfen zu flüchten, ist entgegenzusetzen: Pflege ist zentrale Instanz! Diese Chance und Notwendigkeit sollten nicht ignoriert werden.

13.3 Die Bedeutung ganzheitlicher Betreuung und spiritueller Unterstützung als integralen Bestandteil der Pflegepraxis durch Kompetenzverbesserung anerkennen

a) *Selbsterfahrungskompetenz* ist eine zentrale Spiritual Care (SpC) Kompetenz, da sie die bewusste Auseinandersetzung mit eigenen Gefühlen, Werten und existenziellen Fragen ermöglicht. Ihre Stärkung hilft Pflegenden, achtsamer mit sich selbst umzugehen, persönliche Grenzen zu erkennen und Ressourcen zu aktivieren. Dies wiederum schützt vor Überforderung im Umgang mit Leid, Sterben und spiritueller/existenzieller Not. So trägt sie wesentlich zur professionellen Haltung und zur eigenen Gesundheit bei.
b) Die Steigerung von *Empowerment-Kompetenzen* ermöglicht es, eine einfühlsame und ganzheitliche Betreuung zu gewährleisten, die individuelle spirituelle Bedürfnisse berücksichtigt. Diese Kompetenzen fördern das Empfinden von Kontrolle und Würde bei den Patientinnen/Bewohnern und tragen zur Verbesserung ihrer Lebensqualität während der Krankheitsphasen und im Sterbeprozess bei. Darüber hinaus unterstützen sie die Entwicklung eines professionellen Arbeitsumfelds, das die Bedeutung ganzheitlicher Betreuung und spiritueller Unterstützung als integralen Bestandteil der Pflegepraxis anerkennt. Gleichzeitig wird die Selbstwirksamkeit der Pflegenden selbst gefördert. Durch die bewusste Stärkung dieser Kompetenzen erleben sie mehr Klarheit, Handlungsspielraum und innere Stabilität – zentrale Faktoren wirksamer Self-Care. Somit wird nicht nur das Gegenüber unterstützt, sondern auch die eigene berufliche Zufriedenheit.
c) *Dokumentationskompetenz* ist entscheidend, um den Gesundheitszustand und die Bedürfnisse der begleiteten Personen genau zu erfassen und angemessene Maßnahmen zu ergreifen. Eine sorgfältige Dokumentation der spirituellen Bedürfnisse ermöglicht es den Mitarbeiten-

den, Pflege und Betreuung effektiv zu planen und auf die individuellen Bedürfnisse der Patienten/Bewohnerinnen anzupassen. Hier darf die Berufsgruppe selbst ihre Vorbehaltsaufgaben umfassend verstehen.

Generell gilt, dass nicht nur kognitives, sondern erfahrungsorientiertes und selbstgesteuertes Verbessern der eigenen Kompetenzen unter Einbeziehung der Berufsbiographie der Pflegeperson nachhaltiger wirken als reine Fachinformationen.

Sektorenübergreifende SpC: Ein wesentliches Ziel der »Spiritualität der Pflege« ist es, »niemand zurücklassen«! In allen Versorgungseinheiten muss auf mögliche Potenziale geschaut werden und die spirituelle Unterstützung auch bei Überleitungen sichergestellt werden. Existenzielle Fragen hören nicht an den Grenzen vom Setting auf! Kompetenz von Spiritualität zu entwickeln und vorzuhalten wird überall gebraucht; an den Sektorengrenzen sollte niemand scheitern und durch Beschleunigungs- bzw. Entfremdungsprozesse einsam zurückbleiben.

Die Verantwortung der Organisationen: Der von uns betonte Kulturwandel zeigt, was für eine innovative und visionäre Kraft in dem Thema SpC und speziell in der »Spiritualität der Pflege« steckt. Die Haltungsänderung der Individuen selbst ist betont worden, die kritischen Reflexion der Organisationen ist ebenfalls einzufordern.[56] Beides muss zusammenkommen, denn sonst droht eine Grenzüberschreitung beim Einzelnen und die Instrumentalisierung der Thematik durch institutionelle Imperative.

Schluss: Aus Sicht der Herausgebenden ist es nun dringend notwendig, der Berufsfeldentwicklung Aufmerksamkeit zu schenken und dies mit den nötigen, strukturellen Entwicklungen zu bündeln. Die Attraktivität des Pflegeberufes ist von hoher Relevanz, denn wir alle sind auf das Kulturgut Pflege angewiesen, von der Wiege bis zur Bahre. Das hat dieses Feld zu einem stolzen Beruf werden lassen. Um auch künftigen Generationen dies noch zur Verfügung stellen zu können, gilt es nun die richtigen Schritte hin zu einer flächigen, berufsständischen Organisation zu tun und die Stimme zu erheben, dass nicht jeder pflegen kann, aber jeder Pflege braucht.

Astrid Giebel

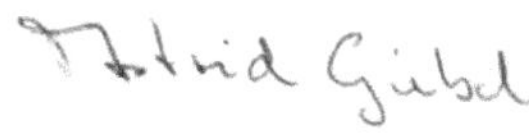

Daniela Kiefer-Fischer

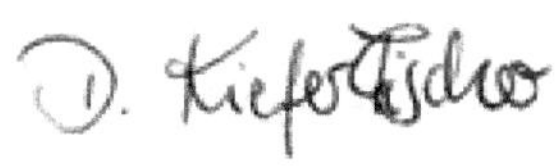

Hermann Brandenburg

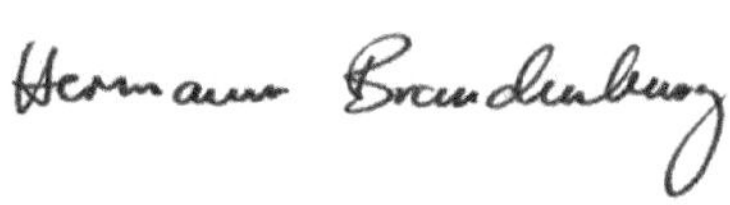

56 Zur vertieften Reflexion und Weiterentwicklung von Care-Konzepten und deren Implementierung in die Unternehmenskultur und gesundheitliche Praxis befasst sich in den Jahren 2025 bis 2027 ein Projekt der Diakonie Deutschland – erneut in Kooperation mit der Universität Witten/Herdecke und weiteren Fakultäten – mit *Sorgender Unternehmenskultur.* https://www.diakonie.de/informieren/infothek/2025/dezember/projekt-gemeinsam-stark-fuereinander-sorgen-miteinander-handeln.

Anhang

Die Autorinnen und Autoren

Beckert, Gabriele, Dr. phil, Dipl. Pflegepädagogin, ist Studienleitung an der Bundesakademie für Kirche und Diakonie

Eberl, Inge, Prof. Dr. rer. Medic, zunächst Stabsstelle Pflegewissenschaft und Pflegedirektion im Klinikum der Universität München, ist seit 2016 Professorin für Pflegewissenschaft, Fakultät für Soziale Arbeit an der katholischen Universität Eichstätt-Ingolstadt und Vorstandsvorsitzende der Deutschen Gesellschaft für Pflegewissenschaft e.V. (DGP) und Mitglied im Deutschen Pflegerat (DPR)

Friesacher, Heiner, Dr. phil., Diplom-Berufspädagoge und Pflegewissenschaftler, Fachkrankenpfleger für Intensivpflege, Autor, Herausgeber, freier Hochschuldozent, lehrt an der Alice-Salomon-Hochschule in Berlin.

Klapper, Bernadette, Dr. phil, Soziologin, war im Bereich Telemedizin der Robert Bosch Healthcare GmbH tätig, Leiterin des Bereichs Gesundheit der Robert Bosch, und war von 2021 bis 2025 Bundesgeschäftsführerin des Deutschen Berufsverbandes für Pflegeberufe e.V., Berlin. Seit September 2025 Leitung der Forschungsstelle Pflegeversicherung des Spitzenverbandes der Gesetzlichen Krankenversicherung (GKV).

Kloke, Marianne, Dr. med., ist Fachärztin für Innere Medizin mit Zusatzbezeichnung Spez. Schmerztherapie und Palliativmedizin, Klinische Ethikberaterin, Direktorin i. R. der Klinik für Palliativmedizin und des Instituts für Palliative Care und Leiterin i. R. des Netzwerks Palliativmedizin Essen. Hauptarbeitsschwerpunkt der letzten Jahre war die Umsetzung der Charta zur Betreuung Schwerkranker und Sterbender Menschen in Deutschland in der Region Ruhr.

Kumbruck, Christel, Prof. Dr. habil., Dipl. Psychologin, in Arbeitswissenschaft an der Universität Bremen habilitiert. Von 2008 bis 2019 Professur für Wirtschaftspsychologie an der Hochschule Osnabrück, inzwischen emeritiert. Forschungsschwerpunkte waren die arbeitswissenschaftlichen Besonderheiten von Dienstleistungsarbeit, v. a. im Zusammenhang mit deren Veränderungen durch Digitalisierung. Praktische, qualitative Forschungsarbeit in Kooperationsprojekten zwischen der Universität Bremen (Artec) und dem Sozialwissenschaftlichen Institut der Evangelischen Kirche Deutschlands zum Ethos fürsorglicher Praxis am Beispiel Pflege. Seit 2021 Unterstützung einer Initiativgruppe aus Pflege- und Arbeitswissenschaftler:innen zur Situation der Angehörigenpflege und Durchführung von Tagungsveranstaltungen.

Leopold, David, ist akademischer Mitarbeiter an der Katholischen Hochschule Freiburg i. Br., Forschungsprojekt DiBiWohn – Digitale Bildungsprozesse für ältere Menschen in seniorenspezifischen Wohnformen der institutionalisierten Altenhilfe.

Meussling-Sentpali, Annette, Prof. Dr. rer. cur., ist Krankenschwester, Dipl.-Pflegewirtin, Pflegewissenschaftlerin M.Sc., Professorin für Pflegewissenschaft an der OTH Regensburg, Fakultät Sozial- und Gesundheitswissenschaften.

Olbrich, Christa, Prof. em. Dr. phil., Krankenschwester, Pflegepionierin, selbständig, professionelle Speakerin, Supervisorin, Expertin für Kommunikation und Lebensfragen.

Peng-Keller, Simon, Prof. Dr. theol., ist seit 2015 Professor für Spiritual Care an der Theologischen und Religionswissenschaftlichen Fakultät der Universität Zürich. Von 2016 bis 2020 war er Seelsorger am Kompetenzzentrum Palliative Care des Universitätsspitals Zürich. Er ist Begleiter kontemplativer Exerzitien in St. Peter im Schwarzwald und dem Lassalle-Haus bei Zug. https://www.theologie.uzh.ch/de/faecher/spiritual-care.html.

Postel, Sandra, Gesundheits- und Krankenpflegerin, Dipl. Berufspädagogin und Pflegewissenschaftlerin, war von 2016 bis 2020 Vizepräsidentin der Landespflegekammer Rheinland-Pfalz, seit 2018 Mitglied des Präsidiums der Bundespflegekammer, von 2020 bis 2022 Vorsitzende des Errichtungsausschusses der Pflegekammer Nordrhein-Westfalen und ist aktuell die Präsidentin der Pflegekammer Nordrhein-Westfalen.

Schuch, Rüdiger, Pfarrer, ist seit 2024 Präsident der Diakonie Deutschland und Vorstandsvorsitzender des Evangelischen Werkes für Diakonie und Entwicklung.

Stöbich, Nicole, B. Sc., M. Sc. ist Pflegewissenschaftlerin und Pflegefachperson. Als Doktorandin und wissenschaftliche Mitarbeiterin ist sie in der Abteilung für Allgemeinmedizin und Versorgungsforschung, Bereich Pflegewissenschaft und interprofessionelle Gesundheitsversorgung an der Universität Heidelberg/Universitätsklinikum Heidelberg tätig. Sie ist Promotionsstipendiatin der HBG-Stiftung.

Wanderer, Gewendolin, Dr. phil., Theologin und Medizinethikerin, Referentin für Caritasprofil und Ethik beim Caritasverband für die Diözese Limburg e.V. Von 2009 bis 2023 war sie wissenschaftliche Koordinatorin der Arbeitsstelle Medizinethik in der Klinikseelsorge an der Goethe-Universität Frankfurt. Sie ist Lehrbeauftragte im Masterstudiengang Sozialethik im Gesundheitswesen an der Goethe-Universität Frankfurt am Main und Vorsitzende des Frankfurter Ethiknetzwerk e. V.